Sophie Rosentreter

Wir lieben dich, auch wenn du uns vergisst

Wie wir besser mit demenzkranken Menschen leben

Unter Mitarbeit von Marion Seigel

Piper München Zürich

Mehr über unsere Autoren und Bücher:
www.piper.de

Soweit dies möglich ist, haben wir im Buch geschlechtsneutrale
Formulierungen verwendet. Ansonsten nutzen wir aus Gründen der
besseren Lesbarkeit nur die männliche Form. Falls nicht ausdrücklich
anders angegeben, beziehen sich also alle Aussagen sowohl auf weibliche als auch auf männliche Personen. Wenn es gewünscht war, haben
wir die Namen von genannten Personen verändert.

MIX
Papier aus verantwor-
tungsvollen Quellen
FSC® C083411

Ungekürzte Taschenbuchausgabe
Piper Verlag GmbH, München
Juni 2014
© 2012 Westend Verlag GmbH, Frankfurt/Main
Titel der Originalausgabe: »*Komm her, wo soll ich hin?*«
Warum alte und demenzkranke Menschen in die Mitte
unserer Gesellschaft gehören.
Umschlaggestaltung: semper smile, München
Umschlagabbildung: Jens Umbach
Satz: Publikations Atelier, Dreieich
Gesetzt aus der CharterITC
Druck und Bindung: CPI books GmbH, Leck
Printed in Germany   ISBN 978-3-492-30349-1

Inhalt

Für meine Großmutter Ilse und meine Mutter Trini,
meinen Vater Michi und für Ingo

Vorwort

Viel zu häufig wird das Thema Demenz auf seine medizinischen Aspekte beschränkt, dabei tritt die soziale Seite mittlerweile immer deutlicher hervor und wird immer wichtiger. Die enorm großen Aufgaben, mit denen uns die Demenz konfrontiert, werden wir daher nur bewältigen, wenn wir unsere humanen und zivilgesellschaftlichen Kräfte mobilisieren.

Das ist aber gar nicht so einfach, denn die Demenz eignet sich zum Entwurf von Horrorszenarien. Das ist ein Missbrauch, denn tatsächlich steckt im Thema Demenz eine schöne Aufforderung an uns alle: Wir brauchen eine wärmende Gesellschaft, in der auch die Menschen mit Demenz ihren Platz »am gemeinsamen Herdfeuer« finden. Die Menschen mit Demenz erinnern uns an Fehlentwicklungen: zunehmende Einsamkeit, zunehmende Hektik, zunehmende Innovationsbesessenheit, zunehmender Konkurrenzdruck. Wir alle können das kaum noch ertragen. Die Menschen mit Demenz machen uns deutlich, wie unbewohnbar unsere Gesellschaft zu werden droht.

Das Buch, das Sie, liebe Leserinnen und Leser, in der Hand halten, ist ein vorzügliches, ein besonders gelungenes Beispiel für die neuen Töne, die angeschlagen werden müssen, wenn von Demenz die Rede sein soll.

Es ist kenntnisreich und zukunftsweisend. Sophie Rosentreter und Marion Seigel wissen, wovon sie reden. Inmitten der vielen veröffentlichten Erfahrungsberichte, der professionellen Demenzliteratur und der Demenzratgeber, die ihr Recht haben und das Thema Demenz endlich in die öffentliche Diskussion bringen, ist dieses Buch ein weißer Rabe: Es verbindet die drei genannten, aber bislang getrennten Bereiche. So ist ein hilfreiches

Buch entstanden, dem zu wünschen ist, dass es viele in die Hand nehmen. Der Fortgang ist dann ohnehin klar: Wer das Buch aufschlägt, wird weiterlesen.

Prof. Dr. Dr. Reimer Gronemeyer
Theologe und Soziologe an der Universität Gießen und erster Vorsitzender der Aktion Demenz e. V.

Einleitung

Den Titel dieses Buches trage ich seit dem Sommer 2010 mit mir herum. Damals war ich in einem Pflegeheim und schaute mit einer kleinen Gruppe an Demenz erkrankter Damen einen meiner Filme an. Ich saß neben einer Frau mit weit fortgeschrittener Demenz. Sie hatte starke Wortfindungsstörungen und war vollkommen auf die Hilfe von Pflegekräften angewiesen. Da saß ich also an ihrer Seite, hielt ihre Hand, als eine andere Frau zum Fernseher ging, um die Ziege zu streicheln, die gerade zu sehen war. Für mich war das ein unglaublich bewegender Moment, und die Dame neben mir spürte wohl, dass ich mit meiner Aufmerksamkeit nicht mehr ganz bei ihr war. Deshalb erschrak ich fast, als sie plötzlich mit lauter, klarer Stimme sprach: »Komm her, wo soll ich hin?« Sie klang dabei ebenso hilflos wie drängend. Treffender kann man den Zustand, in dem sich Menschen mit Demenz befinden können, kaum beschreiben. Und sie brauchen uns, damit sie ihren Platz finden. Diesen Menschen helfen zu können, ist für mich zur Berufung geworden.

Ich habe selbst die Demenzerkrankung meiner Oma Ilse erlebt und mit ihr durchlebt. Meine Schwierigkeiten, mit ihr zu kommunizieren, als sie schon ihre Sprache verloren hatte, haben mich dazu gebracht, für Menschen mit Demenz Beschäftigungsmöglichkeiten zu finden, die es vorher noch nicht gab. Ich habe angefangen, Filme ganz speziell für Menschen mit Demenz zu produzieren und daraus ein interaktives Beschäftigungskonzept zu entwickeln. Das hilft inzwischen auch vielen Menschen dabei, einen Weg in die Welt ihrer demenzkranken Angehörigen zu finden.

Und das ist enorm schwer, denn unser heutiges Altersbild ist geprägt von Erwartungen, die eigentlich gar nicht zum Altwerden passen: Wir sprechen von »jungen Alten« oder »best agern«, und die haben gefälligst ein permanentes Anti-Aging-Programm zu absolvieren: sportlich aktiv, immer auf Achse, unternehmungslustig.

Die Fallhöhe ist deshalb enorm, wenn ein alter Mensch und seine Angehörigen dann mit der Realität konfrontiert werden: abnehmende körperliche Leistungsfähigkeit, altersbedingte Erkrankungen, chronische Schmerzen. Diese völlig natürlichen Begleiterscheinungen des Alters empfinden heutige »Senioren« angesichts der übersteigerten Erwartungshaltung viel stärker als Verlust von Lebensqualität, als das früher der Fall war.

Nimmt neben der körperlichen auch noch die geistige Leistungsfähigkeit rapide ab, ist das Entsetzen besonders groß. Wenn die Demenz kommt, geht die Lebensqualität. So stellen wir uns das jedenfalls vor. Deshalb begegnen uns in den Medien dann auch Schlagzeilen wie »Horror Demenz« (SWR), »Abschied auf Raten« (*Stern, WAZ*), »Dämon Demenz« (*Ruhr Nachrichten*), »Die unheimliche Krankheit« (SWR).

Aber wie erlebt ein Mensch mit fortgeschrittener Demenz sein Dasein? Fühlt er sich womöglich doch zufriedener, als wir es uns vorstellen können? Diesen Eindruck gewinnen oft diejenigen, die den Betroffenen jeden Tag nahe sind.

So jedenfalls, wie wir in unserer Gesellschaft heute mit diesem Rückgang geistiger und körperlicher Fähigkeiten umgehen, passiert vor allem eines: Wir stigmatisieren die Betroffenen sowie ihre Angehörigen und lassen sie allein damit.

Stattdessen müssen wir dringend neue Wege einschlagen und Denkweisen ändern. Wir müssen lernen, die altersbedingte Abnahme vieler Fähigkeiten als etwas Normales anzunehmen. Alt und/oder demenziell verändert sein, ist ein ebenso unvollkommenes Dasein wie Kind sein, Jugendlicher sein, Erwachsener sein. Wir müssen nicht nur die Betroffenen anhören und ihre Situation verbessern, sondern auch ihre Angehörigen auffangen und uns um sie kümmern. Wir müssen ganz neue Konzepte für

Quartiere in Großstädten ebenso wie für kleine Gemeinden entwickeln.

Seit meiner ersten Begegnung mit Dr. Jens Bruder, dem Mitbegründer der Deutschen Alzheimer Gesellschaft, am Grab meiner Großmutter Ilse habe ich das große Glück, Menschen zu begegnen, die das Gleiche machen wie ich: Sie suchen neue Wege, um die Situation für Menschen mit Demenz, ihre Angehörigen, ehrenamtlich Betreuende und professionell Pflegende zu verbessern. Nur so haben wir alle eine gesellschaftliche Zukunft: Die wachsende Zahl von Demenzbetroffenen und die immer weniger werdenden Nachkommen.

Sophie Rosentreter
Hamburg, Mai 2012

1 Ist das noch normal?

In unserer Kindheit wachsen wir gewöhnlich mit den Regeln unserer Eltern und Großeltern auf, später richten wir uns zunehmend nach Mitschülern und gleichaltrigen Freunden. Wir orientieren uns also am Verhalten unserer Mitmenschen und nennen das »normal«. Sobald jemand Dinge tut, die aus diesem bekannten und allseits akzeptierten Rahmen fallen, finden wir das unnormal, befremdlich. Wir distanzieren uns.

Ich bin mit meiner Großmutter Ilse und meinen Eltern aufgewachsen. In einem Mehrfamilienhaus in Hamburg wohnten Omi im zweiten Stock und wir zu dritt im Erdgeschoss. Unser Verhältnis war sehr herzlich und innig. Meine Großmutter war eine sehr schöne, stolze, lustige und gesellige Frau, ihr Mann war kurz vor meiner Geburt an einem Herzinfarkt gestorben. Der Zusammenhalt war sehr groß in unserer Familie. Die gemeinsamen täglichen Stunden am Mittagstisch mit anschließendem gemeinsamem Mittagsschlaf haben mir ein Urvertrauen geschenkt, von dem ich bis heute zehre.

Als meine Großmutter 82 Jahre alt war, ging von dieser gewohnten und gelebten »Normalität« ein Stück verloren. Unser Familienoberhaupt Ilse Bischoff stand auf einmal vor der Kaffeemaschine und stellte sie an, ohne Wasser eingefüllt zu haben. Eine Kleinigkeit? Natürlich, so was ist mir auch schon mal passiert. Aber schon bald darauf vergaß sie ihren Schlüssel und die Geldbörse an den unterschiedlichsten Orten. Und zwar mehrmals täglich – mal im Keller, mal an der Kasse im Supermarkt. Wenn wir sie aus der Küche zu uns riefen, lief sie ins Wohnzimmer. Und im Winter stand sie frierend im dünnen Kleid vor unserer Tür.

Anfangs konnten wir solche Begebenheiten noch mit Humor auffangen, aber das änderte sich schnell: Ilses Fehler, Irrtümer, Erinne-

rungslücken wurden immer häufiger. Es waren nur unsere Reaktio-
nen, die ihr diese Ausfallerscheinungen überhaupt ins Bewusstsein
brachten. Bald spürten wir ihre wachsende Verzweiflung, denn eines
wurde ihr klar: Was ich tue, ist nicht mehr normal!

Der Arzt gab dann dem Unnormalen einen Namen: Alzheimer.
Nun hatten wir zwar eine Bezeichnung für das, was mit Omi pas-
sierte, aber keine Ahnung, was Ilse und uns erwartete.

Neun Jahre haben wir meine Großmutter durch diese Krankheit
begleitet. In dieser Zeit hat sich Ilse immer weiter von dem entfernt,
was wir »Normalität« nennen. Aber mir kam sie immer näher. Die-
ser scheinbare Widerspruch hat mich stark beschäftigt und war si-
cher ein wichtiger Grund dafür, dass ich mich nach Ilses Tod ent-
schlossen habe, mich künftig ausschließlich der Arbeit für und mit
demenzkranken Menschen zu widmen. Und deshalb habe ich die
Firma »Ilses weite Welt« gegründet.

Ich habe in dieser ganzen Zeit vor allem eines gelernt: Wir können
Demenzkranke nur erreichen, wenn wir ihnen in ihrer und nicht in
unserer Welt begegnen. Was einem Menschen in dieser Krankheit
noch bleibt, wirkt auf den ersten Blick kümmerlich. Wer aber hin-
geht, genauer hinschaut, mitfühlt, der erkennt jedoch viel: die Indi-
vidualität dieses Menschen, geprägt durch seine Erfahrungen und
Werte.

Menschen mit Demenz leben in ihrer Welt, mit dem, was aus ih-
rem bisherigen Leben übrigbleibt: Erinnerungen und Gefühle. Und
die sind absolut normal und real. Wir haben also keine andere
Wahl, als unsere Regeln im Umgang mit Normalität neu zu definie-
ren. Dazu müssen wir Mauern durchbrechen und eine Reise in eine
andere Welt wagen. Es ist ein tägliches Abenteuer, das viel Geduld,
Verständnis und Mitgefühl von uns verlangt. Die Belohnung? Wir
verstehen, was es heißt, Mensch zu sein. Und zu bleiben.

Hohes Alter gilt als größter Risikofaktor für eine Demenz. Die Le-
benserwartung steigt aber immer weiter, und ein heute etwa
40 Jahre alter Mann wird durchschnittlich erst mit 86 Jahren
sterben, eine Frau im Schnitt mit 90 Jahren. »Durchschnittlich«
bedeutet aber: Es werden sehr viele Menschen dieser Alters-

gruppe auch wesentlich älter. Ein Ende dieser Entwicklung ist gar nicht abzusehen – wer um die Jahrtausendwende geboren wurde, wird im Schnitt auch noch die nächste Jahrhundertwende erleben.

Wissenschaftler gehen inzwischen davon aus, dass etwa ein Drittel aller Menschen über 80 Jahre demenzielle Symptome aufweist. Grund genug also für die Forscher, die medizinischen Ursachen von Demenz genauer zu untersuchen. Zudem müssen sie Methoden und Mittel finden, die uns davor bewahren können, eine Demenz zu entwickeln.

Was aber ist Demenz eigentlich? Den Begriff der »senilen Demenz« für schleichenden Gedächtnisverlust, Wortfindungsstörungen, Verwirrtheit, Angstzustände, Orientierungslosigkeit und Verständigungsprobleme bei 70- bis 80-Jährigen hatte der Psychiater Emil Kraepelin bereits im Jahre 1890 eingeführt. Alois Alzheimer, ebenfalls Psychiater, erkannte diese Symptome jedoch bei einer Frau, die mit gerade mal 50 Jahren dafür eigentlich viel zu jung war. Weil er sich fragte, ob die Ausfallerscheinungen seiner Patientin eine eigenständige Krankheitsform sein könnten und warum ihr Leiden schon so früh einsetzte, untersuchte er nach ihrem Tod ihr Gehirn. Dabei entdeckte er Eiweißablagerungen und abgestorbene Nervenzellen, wie er und seine Kollegen sie bereits in den Gehirnen von hochaltrigen Patienten mit seniler Demenz gefunden hatten. Zwar konnten Alzheimer und sein Lehrmeister Kraepelin beide Demenzformen nicht klar voneinander trennen; dennoch erklärten sie die präsenile, also vorzeitige Demenz zu einer eigenständigen und von der senilen Demenz unterscheidbaren Krankheit. Später fasste man beide degenerativen Hirnleistungsstörungen dann doch unter einer Bezeichnung zusammen: Alzheimer.

Bis heute forschen Mediziner nach den Ursachen für den massiven Hirnsubstanzabbau, nach Heilungsmöglichkeiten, vorbeugenden Impfungen oder nach Medikamenten, die den Abbau der Nervenzellen im Hirn aufhalten oder wenigstens verzögern können. Deshalb landen weltweit Forschungsgelder in Milliardenhöhe in immer mehr wissenschaftlichen Projekten in diesem

Bereich – auf nahezu 1 000 Alzheimerpatienten kommt ein Wissenschaftler. Prof. Konrad Beyreuther, Gründungsdirektor und Leiter des Heidelberger Netzwerks für Alternsforschung (NAR), sieht die gegenwärtige Forschungsarbeit jedoch durchaus kritisch: »Alzheimer ist natürlich ein Thema, das viele Wissenschaftler anzieht. Für den einen ist es sein Lebensthema, für den anderen ist es eine Gelegenheit, schnell eine Publikation zu machen und sich dann aus diesem doch sehr durch Konkurrenz geprägten Feld wieder zurückzuziehen. Man muss einfach auch feststellen, dass die meisten Arbeiten, die diese 25 000 Alzheimerforscher publizieren, sich im Wesentlichen um ein einziges Eiweiß drehen.«[1]

Der Effekt dieser einseitigen Forschung ist verblüffend: Die altersbedingte Abnahme von körperlichen, emotionalen und kognitiven Fähigkeiten, also wahrnehmen, denken, erinnern, orientieren, planen, wird fast nur noch als krankhafter Abbau von Hirnzellen durch Ablagerungen von Eiweißmolekülen begriffen – und damit zu einem Problem auf der Ebene von Molekülen reduziert. Andere Faktoren spielen da kaum noch eine Rolle. Unverdrossen hoffen die Forscher, das Zellsterben im Hirn durch Vorbeugung zu verhindern oder durch Tests und Untersuchungen möglichst frühzeitig erkennen und wirksam bekämpfen zu können. Doch in einem älter werdenden Körper altern nun mal alle Organe, und ihre Leistungsfähigkeit lässt deutlich nach. Unser Denkorgan ist da keine Ausnahme.

Dabei ist es gar nicht sicher, dass Eiweißablagerungen und absterbende Nervenzellen im Hirn tatsächlich Demenz verursachen. Grund zu dieser Annahme gibt beispielsweise eine Langzeitstudie in einer Ordensgemeinschaft in den USA: 678 Nonnen der »School Sisters of Notre Dame« aus Kongregationen in Baltimore, Chicago, Dallas, Mankato, Milwaukee, St. Louis und Wilton haben sich dafür zur Verfügung gestellt. Ein Forscherteam der Universität von Kentucky um Professor David Snowdon darf seit 1986 Klosterarchive nutzen, regelmäßige Tests und Befragungen durchführen und die Gehirne der Nonnen nach deren Tod untersuchen.

Bei diesen Zelluntersuchungen entdeckten die Wissenschaftler tatsächlich Alzheimer-typische Veränderungen in den Gehirnen von im hohen Alter verstorbenen Nonnen. Allerdings waren diese Frauen, als sie noch lebten, nicht durch demenzielles Verhalten aufgefallen. Vielmehr waren sie bis zuletzt geistig rege gewesen. Die bei ihrem Tod 105 Jahre alte Schwester Matthia zum Beispiel kam ihren Aufgaben in der Krankenstation bis zuletzt ohne Beeinträchtigungen nach. Und dem Gehirn von Schwester Bernadette wurde Demenzgrad 6 bescheinigt, also Alzheimer im Endstadium. Allerdings schnitt die akademisch gebildete Nonne in sämtlichen Test über all die Jahre hinweg bis zu ihrem Tod durch Herzstillstand im Alter von 85 Jahren stets überdurchschnittlich gut ab.[2]

Auch Untersuchungen in England, Wales und den USA, bei denen die Gehirne von Menschen im Alter zwischen 70 und 103 Jahren obduziert wurden, ergaben, dass die Alzheimer-typischen Veränderungen genauso häufig bei psychisch gesunden wie bei Menschen mit Demenz auftraten.[3] Die Ergebnisse dieser Untersuchungen wurden bereits 2001 und 2006 veröffentlicht. Und dennoch: Gehirnschwund und Eiweißablagerungen gelten den meisten Medizinern bis heute als eindeutiger Beweis für eine Demenz.

Als meine Oma Ilse seltsam wurde, dachte ich an alles – nur nicht an Eiweißablagerungen und Zellschwund in ihrem Gehirn. Das mag für Mediziner von hohem Interesse sein, aber für Angehörige und Mitmenschen stellen sich doch ganz andere Fragen. Und seit ich mich immer intensiver mit dem Thema Demenz auseinandersetze, frage ich mich vor allem auch, was das Nachlassen von körperlichen und geistigen Fähigkeiten in unserer Gesellschaft überhaupt bedeutet. Empfinden wir solche Verluste heute anders als noch vor 100 oder vor 50 Jahren? Wo hört nach unserem Verständnis heute »normales« Verhalten auf? Ab wann empfinden wir, dass ein alter Mensch seltsam und auffällig wird? Und: Ab welchem Zeitpunkt wird ein bestimmtes Verhalten nach unseren heutigen Begriffen krankhaft und damit ein Fall für die ärztliche Untersuchung?

Interessant ist hierzu eine Studie aus dem Jahre 1996: Menschen im Alter von 65 bis 85 Jahren wurden zur Art ihrer subjektiv empfundenen Gedächtnisstörungen befragt. 40 Prozent gaben allgemeine Gedächtnisprobleme an, ebenso viele hatten Wortfindungsstörungen und verlegten Dinge. 38 Prozent schrieben sich Zettel, 23 Prozent empfanden, dass sie langsamer im Denken wurden, 13 Prozent vergaßen die Namen von Freunden und Verwandten, 14 Prozent schätzten sich als vergesslich ein, acht Prozent gaben Konzentrationsprobleme an und vier Prozent hatten sich schon mal in der Nachbarschaft verlaufen. Bemerkenswert an dieser Studie ist, dass sie ausdrücklich mit »nicht dementen Personen« durchgeführt wurde.[4]

Schaut man sich heute, 16 Jahre später, die subjektiven Aussagen über Wortfindungsstörungen, Gedächtnis- und Orientierungsprobleme an, drängt sich schnell die Frage auf: Würde man diese Antworten nicht längst als Selbsteinschätzungen von Demenzkranken deuten? Und: Müssten sich die Studienteilnehmer heutzutage nicht längst schon einem Mini-Mental-Status-Test zur Erkennung einer Demenz (siehe Seite 23) unterziehen?

Natürliche Altersbegleiterscheinungen wie das Nachlassen von Gedächtnisleistungen werden heute angesichts einer übersteigerten Erwartungshaltung an die Vitalität im Alter viel stärker als krankhafter Verlust empfunden. Und die unzähligen im Internet angebotenen Selbsttests helfen Senioren auch nicht gerade dabei, gelassen alt zu werden.

Formen der Demenz

Die Leistungsfähigkeit unseres Hirns nimmt im Alter nicht automatisch ab, sondern wandelt sich. Angeborene Fähigkeiten wie zum Beispiel die Auffassungsgabe lassen allmählich nach. Fähigkeiten, die wir im Laufe unseres Lebens erworben haben – wie sprachlicher Ausdruck etwa –, bleiben weitgehend erhalten und können durch Lernen sogar noch erweitert werden. Es ändert sich allerdings die Art und Weise, wie wir lernen, weil unsere Auffassungsgabe eben nachlässt.

Schwindende Merkfähigkeit und Erinnerungslücken werden im Alltag zunächst einmal dem natürlichen Alterungsprozess zugeschrieben, das ist auch richtig so. Eine Demenz sollte man erst dann vermuten, wenn die Hirnleistungen so stark abnehmen, dass berufliche, soziale und ganz alltägliche Fähigkeiten spürbar beeinträchtigt sind. Und wenn die demenziellen Symptome nicht nur durch eigenes Empfinden belegt werden, sondern auch durch die Beobachtungen von Menschen im Umfeld.

Demenz ist keine eigene Krankheit, sondern ein Sammelbegriff für unterschiedliche Erkrankungen mit teils völlig unterschiedlichen Ursachen. Grundsätzlich wird unterschieden zwischen primären (90 Prozent) und sekundären (zehn Prozent) Formen der Demenz.

Primäre Demenzen beginnen direkt im Gehirn und sind nach heutigem Kenntnisstand irreversibel. Weniger als drei Prozent der primären Demenzerkrankungen treten bereits im Alter unter 65 Jahren auf – in Deutschland sind davon rund 20 000 Menschen betroffen.[5] Diese Fälle werden aber überdurchschnittlich häufig in den Medien dokumentiert, denn solange ein Mensch noch mitten im Familien- und Berufsleben steht, wirkt der geistige Verfall besonders schockierend – und ist damit medienwirksamer als eine 85-jährige Alzheimer-Oma, die mit 20 weiteren demenzbetroffenen Bewohnern auf der Station eines Pflegeheims lebt. Bei 60 Prozent der demenziellen Veränderungen handelt es sich übrigens um eine Demenz vom Typ Alzheimer.

15 bis 20 Prozent der primären Demenzen machen vaskuläre Demenzen aus, deren Ursache Durchblutungsstörungen im Gehirn sind. Man schätzt, dass etwa ein Drittel der Menschen, die einen Schlaganfall überlebt haben, später an einer vaskulären Demenz leiden. Häufig gehen einem Schlaganfall mehrere Mini-Schlaganfälle voraus, sogenannte transitorisch-ischämische Attacken (TIA). Die direkten Auswirkungen einer solchen TIA – Taubheitsgefühle in Armen oder Beinen, unvermittelte Seh- oder Sprachstörungen, plötzliche Unfähigkeit zu lesen, zu rechnen oder zu schreiben – bilden sich meist wieder zurück. Die TIA können aber demenzielle Veränderungen hervorrufen.

Sekundäre Demenzformen entstehen als Folge von anderen Grunderkrankungen wie etwa Stoffwechselerkrankungen oder Infektionen. Diese Grunderkrankungen sind zumindest zum Teil behandelbar, manchmal ist auch eine Rückbildung der Demenzsymptomatik möglich.[6]

Die Auslöser und Ursachen für Demenzen oder demenzähnliche Symptome sind vielfältig und müssen durch sogenannte Differentialdiagnosen ermittelt oder ausgeschlossen werden:

- Durchblutungsstörungen
- Stoffwechselerkrankungen wie Schilddrüsenüberfunktion oder -unterfunktion, Unterzuckerung bei Menschen mit Typ-2-Diabetes, gestörter Natrium- und Kalziumhaushalt
- Sauerstoffmangel durch Herz- oder Lungenerkrankung
- Schädel-Hirnverletzungen
- Autoimmunkrankheiten (zum Beispiel Multiple Sklerose)
- Alkoholismus (zum Beispiel Korsakow-Syndrom)
- Tumore oder die Fernwirkungen von Karzinomen
- Infektionen (zum Beispiel virale oder bakterielle Gehirn- oder Hirnhautentzündungen)
- Mangelernährung (zum Beispiel Mangel an Vitamin B1, Vitamin B12, Folsäure oder Vitamin B6)
- Vererbung (genetische Prädisposition)
- Schwermetalle wie Blei bei dauerhaftem Kontakt über Jahre hinweg
- Gifte (darunter Insektengifte und Lösungsmittel)
- Medikamente (darunter Antidepressiva, Hypnotika, Sedativa, Wirkstoffe gegen Herzrhythmusstörungen, Bluthochdruck und Epilepsie)

Wenn die Diagnose Demenz heißt

Schon die Vielzahl der möglichen Auslöser erschwert also eine klare Diagnose; zudem kann es zu Verwechslungen kommen, denn die Symptome einer Demenz ähneln auch behandelbaren Erkrankungen wie einer Depression oder einem Delirium (akuter Verwirrtheitszustand). Ein Delirium kann ausgelöst werden durch eine Vergiftung mit Medikamenten oder durch Drogen (Alkohol), aber auch durch Flüssigkeitsmangel, Elektrolytverschiebungen oder durch Narkosen.[7] Es gibt also nicht nur eine Fülle möglicher Ursachen für demenzielle Veränderungen, sondern auch viele Symptomähnlichkeiten, die zwar für eine Demenz sprechen, aber auch Ursachen haben können, die gar nichts mit Demenz zu tun haben. Das Fatale daran aber ist: Je älter ein Patient mit typisch demenziellen Symptomen ist, desto naheliegender und für alle nachvollziehbar scheint die Diagnose Alzheimer-Demenz.

»Viele Menschen mit einer vermeintlichen Demenz sind gar nicht oder jedenfalls nicht ausreichend diagnostiziert«, sagt Prof. Dr. Hans-Georg Nehen, Klinikdirektor des Geriatrie-Zentrums Haus Berge im Elisabeth-Krankenhaus in Essen. Er legt deshalb bei einer Diagnose besondere Maßstäbe an: Die Untersuchungen und Tests mit seinen Patienten werden von einem vierköpfigen Gremium durchgeführt, das aus einem Nervenarzt, einem Facharzt für Geriatrie, einem Diplom-Gerontologen und einem Diplom-Pädagogen besteht. Außerdem fordert Nehen, in dessen Memory-Klinik auch Ex-Schalke-Manager Rudi Assauer behandelt wird: »Der Hausarzt sollte bei einem Demenzverdacht Voruntersuchungen durchführen und zur weiteren speziellen Differentialdiagnose den Patienten in eine Spezialambulanz überweisen.«

Um einer Demenz auf die Spur zu kommen oder sie ausschließen zu können, sind zahlreiche Untersuchungen nötig: Blut- und Urintests sowie Blutdruck- und Pulsmessung geben Hinweise auf eventuelle Mangelerscheinungen. Mit Seh- und Hörtests lassen sich mögliche Ursachen für demenzähnliche Symptome ergründen. Bildgebende Verfahren wie die Magnetresonanztomografie (MRT) und die Computertomografie (CT) können vor allem behandelbare Demenzursachen nachweisen, etwa Gefäßverengungen oder -verletzungen und Mikroblutungen.

Schließlich lässt sich mit sogenannten psychometrischen Testverfahren ermitteln, wie stark Hirnleistungen und Fähigkeiten eingeschränkt sind:

- Demenz-Detektionstest (DEMTECT): Fünf Aufgabenblöcke zu den Funktionen, die schon im Frühstadium einer Demenz beeinträchtigt sein können: Neugedächtnisbildung, mentale Flexibilität, Sprachproduktion, Aufmerksamkeit und Gedächtnisabruf.
- Mini-Mental-Status-Test (MMST), auch Mini-Mental State Examination (MMSE): Eignet sich zur Messung des genaueren Schweregrades bei mittleren bis schweren Demenzen. Der Test umfasst diese Aufgabenkomplexe: zeitliche, örtliche, situative und personelle Orientierung, Merk- und Erinnerungsfähigkeit, Aufmerksamkeit, Sprache und Sprachverständnis, Lesen, Schreiben, Zeichnen und Rechnen.
- Uhrzeit-Zeichnen-Test (UZT): Alltagspraktischer Test, der sich besonders gut zur Erfassung visuell-räumlicher und konstruktiver Defizite eignet.
- Test zur Früherkennung von Demenzen mit Depressionsabgrenzung (TFDD): Gemischtes Verfahren aus alltagsrelevanten Wissensfragen und Aufgaben, zusätzlich sind die Einschätzung der Stimmungslage und die orientierende Abgrenzung von kognitiven zu depressiven Störungen möglich.[8]
- Mit dem ADAS-cog-Test (Alzheimer's Disease Assessment Scale, cognitive subscale) lässt sich das Fortschreiten der Alzheimer-Krankheit bestimmen.[9]

Die AFI (Alzheimer Forschung Initiative e. V.) empfiehlt die Kombination verschiedener Tests, da so die Aussagefähigkeit erhöht wird. Für eine gesicherte Diagnose ist meist eine Überweisung zum Neurologen oder Gerontopsychiater erforderlich, denn dort stehen neuropsychologische Tests, ausführliche neurologische Untersuchungsmöglichkeiten und bildgebende Verfahren eher zur Verfügung als beim Hausarzt.

Wie sinnvoll diese Empfehlungen sind, zeigt eine Untersuchung des Instituts für Allgemeinmedizin der Uniklinik Hamburg-Eppendorf: Die Studie beschäftigte sich mit »Inanspruchnahme und Kosten der ärztlichen und pflegerischen Versorgung von Patienten mit degenerativer Demenz in der Gesetzlichen

Krankenversicherung«. Ergebnis: Bei der großen Mehrheit der Patienten mit neu diagnostizierter Demenz wird nicht gründlich nach den Ursachen gesucht.[10]

Gibt es auch andere Gründe für Demenz?

Je länger ich mich mit demenzkranken Menschen beschäftige, umso mehr bin ich davon überzeugt, dass die Auslöser für eine Demenz häufig dort liegen, wo sie bislang nur wenige Experten vermuten. Es gibt offenbar Lebensbedingungen, die die Entwicklung einer Demenz begünstigen. Die seelische Gesundheit eines alten Menschen scheint dabei eine Schlüsselrolle zu spielen. Eine Reihe von Lebensumständen können das seelische Befinden mit fortschreitendem Alter jedoch ganz plötzlich oder auch schleichend aus dem Takt bringen: Das Gefühl, nutzlos zu sein und von keinem mehr gebraucht zu werden, gehört sicherlich dazu. Solche Gefühle können zum Beispiel leicht entstehen, wenn man in Rente geht, ohne sich rechtzeitig darauf vorbereitet zu haben. Auch der Tod des Partners – plötzlich und unerwartet oder nach langer Pflegebedürftigkeit – kann eine Rolle spielen. Oder wenn ein Mensch bereits viele Jahre seines Lebens alleine gewohnt hat und nach der beruflichen Phase die Kontakte zu anderen Menschen immer seltener werden.

Wer nur noch schwer gehen kann, schränkt ebenfalls seine sozialen Kontakte zunehmend ein. Wer schlecht sieht und hört, nimmt immer weniger von seiner Umwelt war, tauscht sich mit anderen kaum noch aus, ist häufig verunsichert und zieht sich zurück. Wer mit den eigenen altersbedingten gesundheitlichen Einschränkungen kaum zurechtkommt, unter Schmerzen leidet und daran verzweifelt, kapselt sich ab. Das Ergebnis ist im Prinzip immer das Gleiche: soziale Isolation, Einsamkeit, Traurigkeit, Unglücklichsein. So etwas kann schwermütig machen und schließlich in eine Altersdepression münden – und zwar nicht gerade selten. Der ärztliche Leiter des Zentrums für Geriatrie und Gerontologie Prof. Dr. Michael Hüll stellt fest, dass jeder zehnte Patient über 60 Jahre im Wartezimmer beim Hausarzt unter einer Depression leidet.[11] Die Dunkelziffer wird höher geschätzt, weil viele Depressionen gar nicht erst erkannt werden. Sicher ist aber: Bis zum 80. Lebensjahr erkranken mehr Menschen an Depressionen als an Demenz.[12]

Aber auch verdrängte traumatische Erlebnisse oder Schuldgefühle können im Alter zurück ins Bewusstsein dringen und die psychische Verfassung eines alten Menschen nachhaltig beeinträchtigen. Die Unfähigkeit, sich mit dem Unverarbeiteten auseinanderzusetzen, kann letztlich ebenfalls in die Depression führen.

Dass allein zellbiologische Ursachen für eine Demenz verantwortlich sind, ist daher mehr als fraglich. Unsere Biographie, unsere vergangenen und aktuellen Lebensumstände, unsere Lebenszufriedenheit scheinen mir genauso damit zu tun zu haben wie unser aller Umgang mit Menschen, die aus der Leistungsgesellschaft »herausfallen«, weil sie nicht mehr gebraucht werden. Vielleicht sollten wir die weltweite rapide Zunahme an Demenzerkrankungen in den vergangenen Jahren unter anderem auch als gesellschaftliches Phänomen betrachten? Und die Demenz möglicherweise als eine regelrechte Flucht ins Vergessen? Als einen letzten Ausweg, den jemand nimmt, weil er überfordert ist mit seinen unverarbeiteten Seelenqualen oder unterfordert, weil niemand ihn mehr braucht und er sich überflüssig fühlt?

Soziale Kontakte zu haben und zu pflegen, erhält nicht nur Menschen ohne Demenz seelisch gesund, auch für Demenzkranke bleiben schöne Erlebnisse mit anderen Menschen lebenswichtig. Ich erlebe es oft: Viele Familien, die einen Menschen mit Demenz zu Hause betreuen, isolieren sich immer mehr, vereinsamen. Demenzsymptome können sich auf diese Weise verstärken und die pflegenden Angehörigen selbst leiden oft so sehr, dass sich bei ihnen Depressionen entwickeln können. Dabei sehnen sich viele von ihnen nach Abwechslung und Erlösung aus der Patient-Pfleger-Situation – auch wenn es nur für kurze Zeit ist.

Kürzlich habe ich ein Projekt kennengelernt, das genau hier ansetzt und Menschen mit Demenz und ihren Angehörigen die Teilnahme am gesellschaftlichen Leben und damit Normalität ermöglicht – und dabei eigentlich noch mehr kann.

»Das Herz wird nicht dement ...«

Pure Lebenslust empfinden und aus der Demenz zurückfinden in die Welt, die einem immer so vertraut war – würde eine gute Fee Menschen mit Demenz und ihren Angehörigen drei Wünsche gewähren, stünde dieser an erster Stelle.

Hans-Georg Stallnig sieht nicht aus wie eine Fee. Stefan Kleinstück auch nicht. Aber die beiden erfüllen seit 2009 vielen Menschen genau diesen Wunsch. Stallnig, Inhaber einer Tanzschule in Köln, und Kleinstück, Koordinator des Demenz-Servicezentrums für die Region Köln und südliches Rheinland, haben eine bundesweit einzigartige Initiative gestartet: die Veranstaltungsreihe »Wir tanzen wieder« speziell für Menschen mit Demenz und ihre Angehörigen. Vor wenigen Monaten habe ich die zwei als ein perfekt eingespieltes Team auf einem Kongress zum Thema Demenz kennengelernt. Jetzt sitze ich ihnen wieder gegenüber. Es ist der Abend vor einem Seminar, das die beiden Kölner für Altenpflegekräfte und Tanzlehrer in Hamburg veranstalten – ihr Thema: Tanzen für Menschen mit und ohne Demenz in Tanzschulen.

Dass Musik und Tanz tief verankerte Fähigkeiten sind, die selbst Menschen mit weit fortgeschrittener Demenz abrufen können, nutze ich ja selbst bei meinen Filmprojekten und Beschäftigungsangeboten für Menschen mit Demenz. Und natürlich gehören Tanztees, Singkreise, Sitztanzgruppen und therapeutische Bewegungsübungen zur Sturzprophylaxe zum beliebten Repertoire in Pflegeeinrichtungen. Was also ist nun das Besondere an diesem Projekt? Was unterscheidet es von den üblichen, mir wohlbekannten Angeboten? Ich bin gespannt.

»Wir haben vor allem die Menschen im Sinn gehabt, die mit Demenz zu Hause leben, rund um die Uhr versorgt und betreut von ihren Lebenspartnern oder den erwachsenen Kindern oder Schwiegerkindern«, erklärt mir Stefan Kleinstück. »So leben immerhin über 70 Prozent der Menschen mit Demenz in Deutschland. Sie und ihre Angehörigen erleben, wie sich ihre bisherige Beziehung immer mehr wandelt und schließlich in ein oft problematisches Patient-Pfleger-Verhältnis mündet.« Wie leicht sich die Rollen umkehren, habe ich ja selbst mit meiner Oma Ilse erlebt. Und ich spüre auch heute in vielen Gesprächen mit Angehörigen ihre große Verzweiflung in dieser Extremsituation: Wie soll das gut gehen, wenn man schrittweise Verantwortung für jemanden übernehmen muss, der doch ein Leben lang für sich und andere Verantwortung getragen hat?

»Genau hier setzen wir mit unserem Projekt an«, sagt Hans-Georg Stallnig. »Wir holen die Menschen mit unseren Veranstaltungen raus aus dieser unglücklichen Situation und bieten ihnen eine Gelegenheit, sich in einem anderen Zusammenhang gemeinsam wieder anders und neu zu erleben.« Dem Demenzexperten Kleinstück liegt ein weiterer Aspekt besonders am Herzen: »Familien mit einem demenzkranken Angehörigen meiden mehr und mehr die Öffentlichkeit – oft aus Scham oder Angst, dass sich der oder die Betroffene unangemessen verhalten könnte.« Das Rezept des Kölner Duos beschreibt er so: »Unsere Tanznachmittage und Tanzbälle finden ganz bewusst im öffentlichen Raum statt, also auch nicht in Einrichtungen der Altenpflege, sondern in Tanzschulen und Gemeindesälen. Und trotzdem können sich unsere Gäste in einer Umgebung bewegen, in der Demenz ganz selbstverständlich und normal zum Leben gehört. Angehörige sind hier endlich mal ihrer ›Aufpasserrolle‹ enthoben. Wie von ihnen die Anspannung abfällt, das können sie im Minutentakt erleben!«

Das ist das Stichwort für Tanzlehrer Stallnig: »Normalität bieten – das ist tatsächlich das Prinzip, das unsere monatlichen Veranstaltungen so beliebt gemacht hat. Diese intensiven eineinhalb bis zwei Stunden sind eben kein therapeutisches Angebot. Wir wollen Unterhaltung, Spaß und Ablenkung vom Alltag bieten – genau wie andere Freizeitangebote. Wer zu uns in die Tanzschule kommt und tanzen möchte, zahlt Eintritt und darf also auch mit professionellem Service rechnen.«

Am nächsten Tag merke ich, was damit gemeint ist. Wir erleben eins zu eins das, was auch Menschen mit Demenz und ihre Angehörigen während der Tanzveranstaltungen erleben können. Die Aufgaben haben die beiden Profis klar verteilt: Zwar ist der Diplom-Sozialarbeiter Kleinstück ganz nebenbei auch passionierter Freizeittänzer – auf diese Weise hat sich das Duo auch kennengelernt. Aber nach einer kurzen Einführung von Kleinstück, dem Ideengeber und Initiator des Projekts, übernimmt Tanzlehrer Stallnig das Kommando für den Rest des Programms. Kleinstück sorgt währenddessen einfühlsam im Hintergrund dafür, dass keiner ohne Tanzpartner bleibt. Mit viel Charme kann er auch diejenigen mit einbeziehen, die (noch) nicht tanzen wollen, damit sie die Atmosphäre ebenso genießen können wie die von Stallnig mittlerweile ordentlich in Schwung gebrachten Paare auf dem Parkett des rundum verspiegelten Saals. Da wird formvollendet zum Tanz aufgefordert, und wer sich zum Beispiel bei den Veranstaltungen nur mit Unterstützung vom (Roll-) Stuhl erheben kann, darf sich im Takt zur Musik in den Armen von Kleinstück, Stallnig oder einem der freiwilligen Helfer wiegen, die für ihre Aufgaben bei »Wir tanzen wieder« eine sechsstündige Schulung absolviert haben. Genauso eine, wie wir sie heute erleben.

Die Teilnehmer dieses heutigen Seminars sind Altenpflegekräfte, Tanzlehrer und ich. Wir sind aber noch skeptisch: Menschen, deren Bewegungs- und Koordinationsfähigkeit aufgrund ihrer Demenz bereits so stark eingeschränkt ist, dass sie die meiste Zeit im Rollstuhl verbringen, sollen plötzlich tanzen können? »Warum Sitztanz für Menschen, die noch stehen können?«, fragt Kleinstück ein bisschen provozierend in die Runde. »Wer noch aufstehen kann, der kann sich auch im Stehen zur Musik bewegen, und mag es noch so reduziert sein.« Die Musik, bekannte Melodien und der Rhythmus – das lässt tatsächlich keinen unberührt. »Das Herz wird nicht dement, das habe ich mit ›Wir tanzen wieder‹ gelernt«, ergänzt Tanzprofi Stallnig.

Menschen mit fortgeschrittener Demenz erkennen sich oft nicht mehr selbst in einem Spiegel. Sie stehen plötzlich einem scheinbar Fremden gegenüber, können leicht erschrecken oder in Panik geraten. In Tanzschulen aber gehören Spiegelwände zur Grundausstattung. »Wird das nicht zum Problem?«, möchte ich wissen. Die knappe Antwort: »Nicht ein einziges Mal während unserer bislang 40 Tanznachmittage und vier Tanzbälle«, schmunzelt Kleinstück, »sogar mit Glitzerkugel und Discobeleuchtung sind diese Menschen offenbar nicht überfordert, obwohl man weiß, dass Reizüberflutung Menschen mit Demenz stark beängstigen und verunsichern kann. Aber sie werden auch gleich verstehen, warum es dazu nicht kommt.« Damit leitet er zum praktischen Teil über, es übernimmt Stallnig.

Wir erleben im Seminar das gleiche Programm, das die beiden üblicherweise bieten: Auf einen langsamen Walzer folgen Foxtrott, Cha-Cha-Cha, Rumba – allmählich wird uns warm und die Stimmung ausgelassener. Jede Runde endet mit Applaus und mit etwas, das es so in Tanzschulen nicht gibt: Man bedankt sich beim jeweiligen Tanzpartner mit einer Umarmung und versichert sich gegenseitig, wie schön es war. Was zunächst ein bisschen aufgesetzt wirkt, kommt einem bald leicht über die Lippen und ist wirklich so gefühlt und gemeint. Die Wirkung aber ist verblüffend: So entsteht wie von selbst ein Zusammengehörigkeitsgefühl und ich spüre, dass hier Wertschätzung und Achtsamkeit keine leeren Worthülsen sind.

Eine kleine Atempause gewährt uns nun ein Ratequiz: Wer am schnellsten die kurz angespielten Musikstücke erkennt, für den gibt's eine kurze Rock'n'Roll-Einlage mit Stefan Kleinstück, der einen souverän durch die Figuren zu manövrieren verspricht. Noch ganz aufgedreht, platze ich beim ersten Stück mit meiner Antwort heraus, und schon stehe ich mit ihm in der Mitte der Tanzfläche. Himmel, mein erster Rock'n'Roll! Schon nach wenigen Sekunden fühle ich mich aber so sicher aufgehoben wie jemand, der seinen ersten Tandemsprung mit einem Fallschirmprofi unternimmt. Und das macht Hobbytänzer Kleinstück auch mit 80-jährigen Damen? »Klar, und sie sollten mal hören, wie die alle quieken – egal, ob sie mitmachen oder zusehen«, grinst er.

Das Erfolgsgeheimnis liegt in der Stimmung: Alle tanzen munter und beschwingt. Wie, das ist vollkommen gleichgültig. »Hier darf jeder wie er will und kann«, sagt Stallnig und ergänzt etwas leiser: »Als ausgebildeter Tanzlehrer muss man da anfangs ein bisschen schlucken.« Umso überraschter sind aber selbst die wettbewerbsgestählten Tanzprofis unserer Seminargruppe: »Die spüren sehr schnell, wie wenig es bei ›Wir tanzen wieder‹ auf korrekte Schrittfolgen ankommt und wie viel auf Erlebnisqualität, Gruppenzugehörigkeit und Wohlfühlen. Das macht die Profis auch in dieser Situation locker und kreativ«, ergänzt er. Seit ihrer Präsentation des Projekts »Wir tanzen wieder« auf einem Kongress des Allgemeinen Deutschen Tanzlehrerverbands (ADTV) erkundigen sich deshalb auch andere Tanzschulen nach dem Kölner Modellprojekt (Kontaktinformationen im Anhang).

Nachdem ich mich zum Seminarschluss von den beiden Stimmungskanonen aus Köln verabschiedet habe, sitze ich auf dem Weg zurück ins Büro in der U-Bahn. Und obwohl es draußen ungemütlich stürmt, lächeln mich die anderen Passagiere alle so freundlich an. Erst jetzt merke ich: Wie bei Bungee-Springern oder Extremsportlern ist auch in meinen Körper der Endorphinspiegel so hoch, dass ich dieses breite, zufriedene Grinsen für die nächsten Stunden nicht mehr aus dem Gesicht bekomme. Jetzt verstehe sehr gut, weshalb Stefan Kleinstück schon am Telefon so geschwärmt hatte: »Die Gäste von ›Wir tanzen wieder‹ kommen immer wieder zu uns, sie werden nämlich süchtig nach Glückshormonen.«

2 Angehörige: »Und wie kommen Sie damit klar?«

Seit über einem Jahrzehnt beschäftige ich mich nun mit der Krankheit Demenz. Zuerst als Angehörige und dann durch meine Arbeit für Ilses weite Welt.

Für Angehörige ist es unglaublich schwer zu akzeptieren, dass ein geliebter Mensch sich unaufhaltsam verändert. Er sagt auf einmal Dinge, die verletzen können. Er tut Dinge, die er selber nie für möglich gehalten hätte. Und man selbst steht völlig hilflos, traurig oder sogar entsetzt daneben. Nicht nur neben dem Betroffenen, sondern auch neben sich selbst. Schließlich schaut man als Angehöriger in der Regel nicht nach innen, um zu sehen, was mit einem selbst passiert. Dabei wäre auch das wichtig, denn die Krankheit verändert alle Beteiligten.

In den ersten Jahren der Krankheit meiner Großmutter rasten wir durch eine Achterbahn der Gefühle. In der einen Kurve brausten wir mit Hochgeschwindigkeit durch die Wut, im Looping drehten wir uns mal um die Freude, um im nächsten Moment von der Trauer ausgebremst zu werden. Die wohl schwierigsten Situationen für uns waren die, in denen wir in unserer Wut und Verzweiflung gefangen waren. Wir konnten die Unterstellungen meiner Großmutter nicht verstehen und als Krankheitssymptome begreifen. Stattdessen haben wir alle Angriffe persönlich genommen, sie an uns rangelassen.

Ein kleines Beispiel: Weihnachten, das Fest der Liebe. Das war es auch immer bei uns – bis Alzheimer unser Gast wurde. Großmutter Ilse versteckte ihre Geschenke bis Heiligabend in ihrer Wohnung, wie jedes Jahr und wie bei wohl fast jeder Familie. Als nun die Kerzen am Weihnachtsbaum brannten und wir festlich gekleidet auf Omi warteten, um endlich den gemütlichen Teil des Fests zu beginnen, kam Ilse wutentbrannt runter und schnauzte uns alle an: »Ihr habt meine Geschenke geklaut!« Meine Mutter brach in Tränen aus, ich versuchte zu schlichten, und mein Vater kümmerte sich um den Wein. Es dauerte Stunden, um die Stimmung wieder einigermaßen herzustellen. Meine Mutter war aufs Tiefste gekränkt, meine Großmutter fühlte sich nicht verstanden und hatte sich in ihre Welt zurückgezogen, während mein Vater und ich hilf- und ratlos zurückblieben. In ihrer Krankheit hat meine Großmutter die Geschenke an den abstrusesten Orten versteckt. Monate später fanden wir sie zum Beispiel in der Wanduhr, unter der Matratze oder in ihrem Kleiderschrank.

Als sie nun ohne Geschenke zu uns kommen musste, hat sie das natürlich als zutiefst unangenehm und peinlich empfunden. Es ist aber typisch für Demenzkranke, eigenes »Versagen« auf andere zu schieben. Hätten wir das gewusst, wären viele Tränen nicht geflossen.

Heute, nach vielen Fortbildungen, Gesprächen mit Experten und Betroffenen, ist mir klar: Unsere Unwissenheit hat uns um die wenigen schönen Erlebnisse gebracht, die in der Situation überhaupt noch möglich waren. Ja, es ist nicht einfach, mit dieser Krankheit zu leben, für keinen der Beteiligten. Aber man kann mit und an ihr wachsen und bis zum Schluss gemeinsame schöne Momente erleben.

Zuneigung und Liebe, Mitleid und Dankbarkeit, Pflichtbewusstsein und Verantwortungsgefühl bringen Menschen dazu, ihre demenzkranken Angehörigen zu betreuen und später zu pflegen. Diese Gefühle sind ohne Zweifel das, was Familien, was unsere Gesellschaft zusammenhält. Sie führen pflegende Angehörige aber auch geradewegs in ein Dilemma: Denn mit der Übernahme von Betreuung und Verantwortung für den demenzkranken Partner, die Eltern oder Großeltern machen die meisten Angehörigen zwei schwerwiegende Fehler: Sie stellen ab diesem Moment ihre eigenen Bedürfnisse vollkommen hinten an. Und sie bleiben weitgehend uninformiert über das Krankheitsbild – sei es weil sie es nicht wahrhaben wollen oder weil sie sich scheuen, Rat zu suchen. Aber so erfahren sie auch nicht, worauf es beim Umgang mit Demenzkranken besonders ankommt.

Dabei beginnen die Probleme in der Regel schon sehr früh. Nämlich dann, wenn man erkennen muss, dass ein Familienmitglied zusehends sein Verhalten ändert und immer weniger mit den Alltagsanforderungen zurechtkommt. Für die meisten Angehörigen ist die Zeit, die bis zu einer Diagnose vergeht, besonders bedrückend, weil sie sich völlig hilflos fühlen: Viele Reaktionen und Verhaltensweisen des Betroffenen können sie sich einfach nicht erklären. Man kennt sich seit Jahrzehnten – und nun solche Aussetzer? Dahinter eine beginnende Demenz zu sehen, das können oder wollen die meisten nicht. In der Familie darüber zu sprechen würde so vieles in Frage und auf den Kopf stellen ... Also lässt man es lieber.

So verändert sich ein Mensch mit Demenz

Ganz zu Beginn einer demenziellen Erkrankung steht der Verlust von Kraft, Energie und Spontaneität. Das empfinden die meisten aber nicht gleich als ungewöhnlich oder unnormal, sondern schreiben es dem Alter oder außergewöhnlichen Belastungen zu. Bald darauf kommen leichte Gedächtnisstörungen und Gemütsschwankungen hinzu, die Betroffenen lernen und reagieren langsamer. Sie meiden alles Neue und bevorzugen das, woran sie gewöhnt sind und was sie kennen. Ihr fortschreitender Gedächtnisverlust beginnt, sich auf den Alltag auszuwirken: Sie sind durcheinander, vergessen schnell und beurteilen Situationen falsch.

Im darauf folgenden Zeitraum können Demenzkranke zwar einige Aufgaben noch alleine erfüllen, brauchen aber vielleicht schon Hilfe bei der Bewältigung anspruchsvollerer Angelegenheiten. Morgendliches Waschen und Anziehen klappt vielleicht noch ganz gut, wenn die Kleidung schon bereitliegt, aber die korrekte Einnahme von Medikamenten zum richtigen Zeitpunkt gelingt nicht mehr ohne Unterstützung. Sprache und Auffassungsgabe werden langsamer, und die Betroffenen vergessen oft mitten im Satz, was sie sagen wollten. Sie können sich außerhalb des Hauses verirren oder vergessen, Rechnungen zu bezahlen. Wenn Menschen mit Demenz spüren, dass sie die Kontrolle verlieren, können sie depressiv, irritiert und unruhig werden. An Ereignisse, die lange zurückliegen, erinnern sie sich gut, aber das, was gerade erst passiert ist, können sie sich nur schwer merken. Ihre zeitliche und örtliche Orientierung geht verloren.

Wenn der Gedächtnisverlust fortschreitet, erfinden Demenzkranke Worte und neigen zum sogenannten Konfabulieren: Wenn sie Lücken in ihrer Erinnerung spüren, füllen sie diese mit objektiv falschen Begebenheiten oder Informationen, die sie in dem Moment aber für wahr und real halten.

Bald erkennen sie auch bekannte Gesichter nicht mehr, anerzogene Verhaltensmuster verlieren sich: Höfliche Umgangsformen etwa weichen einer frappierenden Offenheit, die verletzend und in der Öffentlichkeit auch peinlich wirken kann. Auch das sexuelle Verhalten kann sich ändern – dazu mehr in Kapitel 8.

Im Endstadium können die Betroffenen nicht mehr kauen und schlucken. Sie haben Gleichgewichtsstörungen und zunehmend Schwierigkeiten beim Gehen. Ihr Gedächtnis ist nur noch sehr schwach und sie erkennen niemanden wieder. Sie verlieren die Kontrolle über Blase und Stuhlgang, benötigen intensive Pflege. Die mittlerweile oft Bettlägerigen erkranken an Infektionen wie Lungenentzündungen oder an anderen Krankheiten. Diese oder Organversagen führen schließlich zum Tod.[1]

Oft sind es schwerwiegende Anlässe, die das Thema »Demenz« zum ersten Mal zur Sprache kommen lassen: Leben die Betroffenen allein, dann fällt häufig erst nach einem ernsten Zwischenfall auf, dass sie (bereits seit längerer Zeit) nicht mehr alleine zurechtkommen. In der Regel bringen Stürze mit entsprechenden Verletzungen das Thema auf den Tisch, bedingt durch Schwächeanfalle, Ohnmacht, Gangunsicherheiten und Überschätzung der eigenen Fähigkeiten. Oder die Angehörigen bemerken, dass sich jemand regelrecht vernachlässigt: Manche haben nicht ausreichend getrunken und gegessen, andere haben zum Beispiel vergessen, notwendige Medikamente gegen chronische Beschwerden einzunehmen. Mediziner empfehlen angesichts solcher Umstände einen Demenztest (siehe auch Kapitel 1).

Leben Menschen mit beginnender Demenz mit Partner oder Familie zusammen, dann beginnt es häufig zu kriseln, weil die Vergesslichkeit als Gleichgültigkeit oder Desinteresse gedeutet wird. Zudem will der Betroffene selbst nicht wahrhaben, dass er sich verändert. Einerseits versucht er es zu verdrängen und zu vertuschen, andererseits packen ihn Angst, Trauer oder auch Wut, die sich in Gefühlsausbrüchen oder Depressionen äußern und die Angehörigen oft rat- und fassungslos zurücklassen. Nicht selten zerbrechen daran Partnerschaften, entfremden sich Familien, bevor jemand die Möglichkeit einer beginnenden Demenz auch nur in Erwägung zieht.

Wird nach Untersuchungen und Tests die Diagnose Demenz gestellt, können sich die Reaktionen der Angehörigen stark unterscheiden: Einige sind entsetzt und fallen aus allen Wolken. Andere hingegen sind geradezu erleichtert, weil sie nun einen Grund für die rätselhaften Veränderungen bei dem Betroffenen haben – endlich hat das Kind einen Namen.

Und dann kommen die Fragen ...

»Warum ich?« Es ist häufig diese eine verzweifelte Frage, die auf die Diagnose »Demenz« folgt und auf die es keine Antwort gibt. Sie treibt den Betroffenen und weckt tiefe Angst: vor dem, was noch kommt, und davor, von nun an als geisteskrank zu gelten.

Die Münchnerin Helga Rohra hat mit 54 die Diagnose Demenz erhalten, war am Boden zerstört und erzählte erst einmal niemandem davon: »Ich habe befürchtet, dass ich ausgeschlossen werde. Man bekommt ja diesen Stempel: Die ist nicht mehr zurechnungsfähig.«[2] Mittlerweile gilt sie jedoch in der Öffentlichkeit als Sprecherin für Menschen mit Demenz und vertritt deren Anliegen im Vorstand der Deutschen Alzheimer Gesellschaft (DAlzG e. V.), als Gast in Talkshows und mit Vorträgen auf Demenzkongressen. Im Herbst 2011 hat Rohra außerdem ein Buch veröffentlicht mit dem Titel *Aus dem Schatten treten. Warum ich mich für unsere Rechte als Demenzkranke einsetze*, unterstützt wurde sie dabei vom Sozialpädagogen Falko Piest, weil sie selbst nicht mehr schreiben kann.

Christian Zimmermann erfuhr mit 57 Jahren von seiner Demenz. Fünf Jahre später verfasste er zusammen mit Peter Wißmann ebenfalls ein Buch: *Auf dem Weg mit Alzheimer. Wie sich mit einer Demenz leben lässt*. Für den gelernten Werkzeugmacher und ehemaligen mittelständischen Unternehmer, Ehemann und Vater einer Tochter sind »Menschen mit Alzheimer oder Demenz keine Wesen ohne Verstand und Geist, es sind Wesen mit veränderten Verstandesleistungen. Ich kann immer noch sehr wohl denken. Ich habe zwar Probleme, mir neue Dinge zu merken, und es ist für mich recht schwierig, mich in einer neuen Situation zurechtzufinden. Aber mein Verstand ist nicht weg.«[3]

Diese Beispiele zeigen: Demenz ereilt die Betroffenen nicht schlagartig wie ein Unfall, es ist ein schleichender, zu Beginn unmerklicher Prozess. Einerseits macht es das für die Angehörigen nicht einfach, andererseits ist es aber auch eine Chance: Die Angehörigen können zusammen mit dem Betroffenen überlegen: Was soll nun geschehen? Wie gehen wir mit dieser neuen Situation um?

Christian Zimmermann, der ja aus eigener Erfahrung spricht, hat einen guten Rat für die Angehörigen: »Das größte Missverständnis ist: Man sieht immer nur die Defizite und denkt nicht an die Ressourcen, die Betroffene auch noch haben. Dabei müsste man auf die gerade bauen – und mit Verständnis und etwas Zeit sind da noch eine ganze Menge.« Zudem fordert er die an Demenz Erkrankten direkt auf: »Wir sollten dort Unterstützung annehmen, wo sie hilfreich für uns ist, und wir sollten uns gleichzeitig mit Vehemenz gegen alle Versuche wehren, uns Dinge abzunehmen, die wir sehr gut noch alleine können – auch wenn diese Versuche von Menschen kommen, die uns sehr nahestehen und uns Gutes tun wollen!«

Prof. Konrad Beyreuther, seit 25 Jahren Alzheimerforscher, bestätigt die Schwierigkeiten derjenigen, die der erkrankten Person so nahestehen: »Das Problem ist, dass der Patient und der Angehörige, der pflegt, beide schwerst betroffen sind.«[4]

Wie sich die Bedürfnisse von Menschen mit Demenz ändern

Der amerikanische Psychologe Abraham Maslow stellte fest, dass sich die Bedürfnisse von gesunden, erfolgreichen und glücklichen Menschen nach einer bestimmten Rangordnung einteilen lassen: Erst wenn ein Mensch für sich die Bedürfnisse einer Stufe erfüllt sieht, versucht er die nächste zu erklimmen.

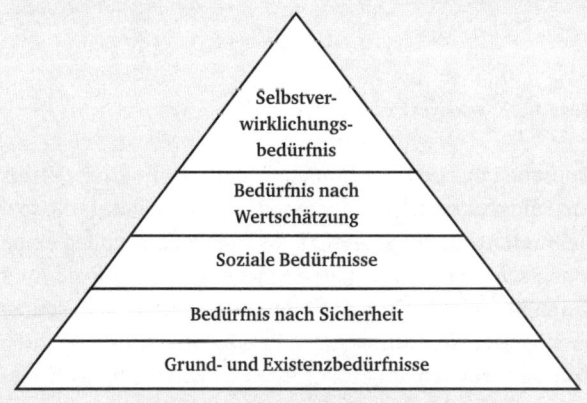

Nach Abraham M. Maslow: *Motivation und Persönlichkeit*, 1981

Menschen mit Demenz hingegen folgen mit ihren Bedürfnissen nicht diesem hierarchisch angelegten Muster. Der Psychogerontologe Tom Kitwood stellte fest, dass »Menschen mit Demenz oft ein unverhülltes und beinahe kindliches Verlangen nach Liebe zeigen«.[5] Sind Grund- und Existenzbedürfnisse erfüllt, dann stellt er die psychischen Bedürfnisse von Menschen mit Demenz deshalb als fünf große, einander überschneidende Bereiche dar, die sich im zentralen Bedürfnis nach Liebe vereinen.

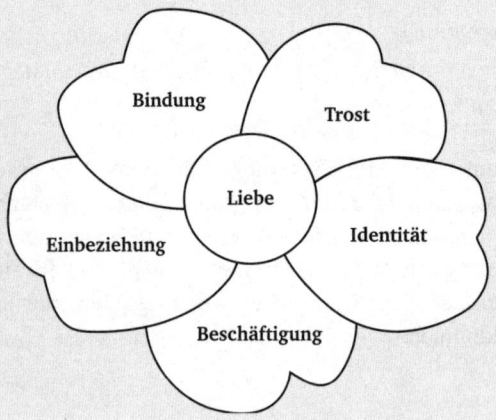

Nach Tom Kitwood: *Demenz*, 2004

Menschen mit Demenz brauchen Trost, weil sie den Verlust von Fähigkeiten ertragen müssen. Sie brauchen starke soziale Bindungen, um Sicherheit zu erleben. Sie wollen einbezogen sein in das Geschehen um sie herum, weil sie Anerkennung brauchen. Sie wollen aktiv im Leben stehen, beschäftigt sein, weil sie darin Ihre Selbstachtung erfahren. Und sie brauchen angesichts ihrer schwindenden Fähigkeiten fortlaufend Belege für ihre Identität.[6]

Wer mit einem demenzkranken Menschen zusammenlebt, ist nicht nur persönlich schwer betroffen von Verlust und Trauer. Er muss sich auch jeden Tag neu auf die im Laufe einer Demenz stark wandelnden Bedürfnisse des Betroffenen einstellen. Und er muss dabei immer genau spüren, wann Unterstützung nötig ist oder wo Helfen völlig fehl am Platze ist beziehungsweise eher Verärgerung oder gar Aggression auslöst. Das ist schon für speziell ausgebildete Altenpflegekräfte in der Gerontopsychiatrie eine große Aufgabe, die sie nur dann erfüllen können, wenn sie auch nach ihrer Ausbildung durch Fortbildungen und Reflektion (Supervision) weiterhin professionell begleitet werden.

Aber während professionelle Altenpflegekräfte nach ihrem Schichtdienst nach Hause gehen können, leisten Angehörige diese Arbeit in der Regel 24 Stunden am Tag, sieben Tage in der Woche viele Jahre lang, und zwar ohne jede Anleitung und Ausbildung. Sie haben sich die Pflege und Betreuung von Menschen mit Demenz nicht als Beruf ausgewählt, sondern übernehmen diese Aufgabe aus Zuneigung und Liebe, Mitleid und Dankbarkeit, Pflichtbewusstsein und Verantwortungsgefühl. Und was für sie alles noch viel schwerer macht: Im Gegensatz zu Pflegekräften können sie keine professionelle Distanz wahren, um beim Umgang mit dem demenzkranken Menschen seelisch weitgehend unbelastet zu bleiben.

Stattdessen erleben sie einen Rollenwechsel: Aus der Partnerschaft wird schleichend eine Pfleger-Patient Situation. Oder das Kind-Eltern-Verhältnis wird umgedreht und das erwachsene Kind ungewollt in eine Elternrolle gedrängt. Dieser Wechsel scheint dann vollzogen, wenn die fürsorgliche Tochter von der eigenen Mutter plötzlich mit »Mutti« angesprochen wird. Das allein kann schon für jede Menge emotionalen Zündstoff sorgen. Nicht selten brechen außerdem längst vergangene oder ungelöste familiäre Konflikte wieder von Neuem auf und belasten das Verhältnis zusätzlich.

»Meine Bedürfnisse bleiben auf der Strecke«

All das kann dazu führen, dass sich pflegende Angehörige vollkommen aufreiben – sowohl körperlich als auch seelisch. Wer dauerhaft stark belastet ist und auch nachts ständig geweckt wird, dessen Gesundheit ist nachweislich gefährdet. Hoffnungs- und Hilflosigkeit, Depressionen, Schlaflosigkeit, Gereiztheit, Aggressivität – diese Leiden sind also nicht nur typisch für Demenzkranke, sondern auch für Angehörige, die sie pflegen. Aber nicht nur die Psyche leidet, auch der Körper reagiert auf Dauerstress oft massiv – beispielsweise mit Asthma, Rücken-, Muskel- und Kopfschmerzen, Migräne, Verdauungs- oder Hautproblemen.

So oft wie möglich sollten pflegende Angehörige deshalb ganz bewusst »Auszeiten« nehmen. Sie können sich dazu von Verwandten, Freunden, Nachbarn oder Mitarbeitern eines Pflegedienstes stundenweise vertreten lassen oder Tagespflegeangebote und Betreuungsgruppen nutzen. Nur so können sie auf Dauer ihre körperlichen und seelischen Kräfte erhalten und stärken.

Hilfe anzunehmen ist also überlebenswichtig. Aber es gibt noch immer viele, die glauben, es sei ein Zeichen von Schwäche oder persönliches Versagen, wenn sie als Angehörige eines Menschen mit Demenz Hilfe und Unterstützung von anderen annehmen »müssen«. Sie sorgen und kümmern sich ständig um den demenzkranken Angehörigen, machen ihn zum Mittelpunkt ihres Lebens. Hält dieser Zustand an, dann glauben sie schließlich, dass kein anderer den Demenzkranken so gut versteht und mit ihm umzugehen weiß. Das bindet sie emotional noch enger an ihn und lässt ihnen noch weniger Raum für sich selbst – ein Teufelskreis.

Bei einer Angehörigenbefragung, die im Rahmen einer Untersuchung von Versorgungsstrukturen für Demenzkranke und ihre Angehörigen von der TU Dortmund durchgeführt wurde, stellte sich heraus, dass von den befragten Pflegenden etwa zwei Drittel professionelle Unterstützung in der Pflege in Anspruch nehmen. Die restlichen 33 Prozent lehnen Hilfe jedoch ab, weil sie glauben, ihre erkrankten Angehörigen würden Hilfe von Dritten nicht akzeptieren.[7] Das entspricht umgerechnet 323 000 Angehörigen in Deutschland, die ohne jede Hilfe kämpfen, bis sie selbst krank werden – psychisch und körperlich.

Wo Angehörige Hilfe finden

Angehörige sollten sich deshalb unbedingt mit Menschen in ähnlichen Situationen austauschen: Kontaktmöglichkeiten gibt es in Tagespflegeeinrichtungen, Betreuungsgruppen, aber auch in Selbsthilfegruppen von Angehörigen demenzkranker Menschen. Die Deutsche Alzheimer Gesellschaft e. V. ist die größte und in Deutschland bekannteste Selbsthilfeorganisation mit Büros und Angehörigengruppen in fast jeder Stadt und vielen kleineren Gemeinden.

Die erste Anlaufstelle für Angehörige ist in der Regel aber der Hausarzt oder Neurologe des Betroffenen. Doch vielen helfen Gespräche mit dem Arzt kaum weiter. Dies bestätigt auch der *Demenz-Report* des Berlin-Instituts für Bevölkerung und Entwicklung.[8] Demnach berichteten Pflegende und Angehörige immer wieder, manche Hausärzte wüssten zu wenig über Demenz. Sie täten entsprechende Symptome als bloße Alterserscheinung ab und gingen dann zur Tagesordnung über.

In vielen Gesprächen erzählen mir Angehörige ebenfalls immer wieder, was sie vermisst haben: Sie hätten sich über die Diagnose hinaus mehr Informationen gewünscht und eine Beratung darüber, wie es denn nun weitergehen kann. Ihnen hätte es oft schon genügt, vom Hausarzt »wenigstens mal eine Mappe mit Grundinformationen und einer Liste örtlicher Beratungsstellen zu erhalten«, wie es die Partnerin eines Demenzbetroffenen einmal formulierte.

Bis heute fühlen sich viele Familien also offenbar alleingelassen, schlecht informiert und vollkommen überfordert angesichts der vielen Entscheidungen, die sie nun treffen sollen. Daran hat sich wohl nur wenig geändert, seit meine Eltern und ich 2001 von der Demenzerkrankung meiner Großmutter Ilse erfahren haben.

Nach der Diagnose müssen die Familien nämlich nicht nur mit der Krankheit zurechtkommen und sie akzeptieren – was für die Betroffenen selbst genauso schwierig ist wie für ihre Angehörigen. Nun gilt es zudem, sich um praktische Dinge zu kümmern, Entscheidungen zu treffen, Informationen einzuholen. Um ein paar Stichworte zu nennen: Pflegeversicherung, Prüfung des Medizinischen Dienstes der Krankenkassen (MDK), Pflegestufen, Pflegegeld, Pflegesachleistungen, Geld für zusätzliche Betreuungsleistungen, Pflegezeit, Familienpflegezeit, Kurzzeitpflege oder Verhinderungspflege, Tagespflege, niedrigschwellige Betreuungsangebote, Pflegehilfsmittel, Hilfsmittel und so weiter. Über 500 solche teils kruden Wortschöpfungen rund um das Thema Pflege sind seit Einführung der Pflegeversicherung im Jahr 1995 entstanden. Da brauchen betroffene Familien Übersetzer und kundige Führer durch den Pflegedschungel.

Die wenigsten wissen aber, dass seit 2009 speziell geschulte Pflegeberater »bei der Auswahl und Inanspruchnahme von bundes- oder landesrechtlichen vorgesehenen Sozialleistungen« Hilfestellung geben. Dabei müssen sie laut Sozialgesetzbuch alle zusätzlichen Hilfsangebote berücksichtigen, die »auf die Unterstützung von Menschen mit Pflege-, Versorgungs- oder Betreuungsbedarf ausgerichtet sind«[9]. Das heißt: Alle Angebote vor Ort von professionellen und ehrenamtlichen Anbietern sollen geprüft und eventuell miteinbezogen werden. Mittlerweile bilden sich auch immer mehr Pflegefachkräfte, Sozialversicherungsangestellte und Sozialarbeiter/innen für die Zusatzqualifikation »Pflegeberater« fort. Die Pflegekassen beziehungsweise ihre Landesverbände müssen nämlich Pflegeberater bereitstellen, etwa in kommunalen Informationsstellen, Wohlfahrtsverbänden, Beratungsstellen für Senioren, Pflegestützpunkten oder Sozialstationen, aber auch bei privaten Versicherungsunternehmen, in stationären Pflegeeinrichtungen und bei ambulanten Pflegediensten.

Immerhin wächst auch die Zahl an Infoveranstaltungen zum Thema Demenz. Man kann zu solchen Veranstaltungen allein gehen oder natürlich zusammen mit dem betroffenen Familienmitglied. Ein möglicher positiver Effekt des gemeinsamen Besuchs:

Die Aussagen des Fachmanns überzeugen vielleicht eher von der Notwendigkeit bestimmter Maßnahmen – etwa dem Verzicht aufs Autofahren –, als wenn solche Vorschläge aus dem Familienkreis kommen.

In mehrteiligen Kursen, wie sie zum Beispiel die Anlaufstellen der Deutschen Alzheimer Gesellschaft e. V. anbieten, lernen die Teilnehmer Methoden im Umgang mit verwirrten, depressiven und demenzkranken Menschen. So kommen sie mit dem betroffenen Familienmitglied besser zurecht und können seine manchmal merkwürdigen, verletzenden oder auch abstoßenden Verhaltensweisen leichter akzeptieren. Dort lernen Angehörige aber auch, mit den eigenen Gefühlen – Wut, Trauer, Schmerz – umzugehen.

Eigentlich sollte man sich über die zunehmende Zahl an Infoveranstaltungen und Kursen ja freuen. Aber leider werden diese vielfältigen Angebote noch immer zu wenig in Anspruch genommen – und zwar vor allem von den pflegenden Angehörigen. Obwohl gerade sie am nötigsten Unterstützung brauchen. Dabei gibt es überall in Deutschland bereits gute Beispiele dafür, dass Betroffene und ihre Familien gut beraten, betreut und begleitet werden – und zwar vom ersten Augenblick an, also sobald sie erfahren, dass ein Familienmitglied eine demenzielle Erkrankung hat. Zum Start von Ilses weite Welt war ich auch auf der Suche nach einem Experten für Angehörigenarbeit und habe so Martin Moritz kennengelernt. Er hat 2008 die erste Angehörigenschule in Deutschland gegründet: HAS Hamburger Angehörigenschule gemeinnützige GmbH. Sein Projekt stelle ich in Kapitel 10 ausführlich vor.

Auch die Krankenkassen haben erkannt, dass die Aufklärung und Information nicht ausreichend ankommt bei denen, die sie am nötigsten haben. Die AOK Rheinland/Hamburg hat beispielsweise deshalb eine Pflegeleitstelle Demenz und elf Pflegestützpunkte für ihre Versicherten eingerichtet. Hier werden Pflegende, die einen Angehörigen mit demenzieller Erkrankung versorgen, von mehr als 180 Pflegeberaterinnen und -beratern informiert. »Sie planen häusliche Versorgungen mit Pflegebedürftigen und ihren Angehörigen, primär zugehend, also indem sie Menschen zu Hause aufsuchen«, sagt Vorstandsvorsitzender Wilfried Jacobs. Er ist davon überzeugt, dass »die zugehende Pflegeberatung das Erfolgsrezept für eine pragmatische Vernetzung der Akteure in den Quartieren ist«.

Gut also, wenn Information und Unterstützung dort ankommen, wo sie tatsächlich gebraucht werden. Schlecht aber, wenn angebotene Hilfe gar nicht angenommen wird.

Kur oder Urlaub für Angehörige

Was sich viele Angehörige gar nicht bewusst machen: Wer jeden Tag rund um die Uhr einen Demenzkranken versorgt, muss nicht nur körperliche Höchstleistungen erbringen, sondern auch seelische Belastungen ertragen. Das führt zu Schlafmangel und Stress. Zudem neigen pflegende Familienmitglieder dazu, ihre eigenen Bedürfnisse einzuschränken und ein schlechtes Gewissen zu haben, wenn sie einmal nur an sich denken. Sie vernachlässigen deshalb ihre sozialen Bindungen, Hobbys und Freizeitbeschäftigungen, achten meist wenig auf ihre Gesundheit und wollen eigene Beschwerden lange nicht wahrnehmen. Pflegewissenschaftler verwenden für diese – übrigens auch bei professionell Pflegenden häufig vorkommende – Vernachlässigung der eigenen Bedürfnisse den Begriff »Selbstpflegedefizit«.

Die meisten Betroffenen bezahlen für das tapfere Durchhalten mit ihrer Gesundheit: Erschöpfungsdepressionen, psychosomatische Erkrankungen, Angst, chronische Kopfschmerzen, chronisch degenerative (Arthrose) oder entzündliche (Arthritis) Erkrankungen des Bewegungs- und Stützapparates und Stoffwechselerkrankungen sind häufig die Folge dieser Überforderung. Wenn Angehörige durch ihre Pflegetätigkeit krank werden, dann brauchen sie einen Arzt, der sich engagiert für ihre Interessen einsetzt – zum

Beispiel bei der Beantragung von Rehabilitationsmaßnahmen speziell für pflegende Angehörige. Leider gibt es aber bislang nur wenige Angebote:

- Kuren für Pflegende bietet zum Beispiel die AOK-Klinik Schloßberg in Bad Liebenzell an. Hier werden Kurteilnehmer in Gruppen drei Wochen lang von Fachpersonal psychologisch betreut. Sie nehmen teil an Angehörigenschulungen und Themengesprächskreisen, erlernen Techniken zur Entspannung und Stressbewältigung, verbessern durch Rückenschule und Wirbelsäulengymnastik ihre körperliche Konstitution. Sie können sogar einen Internetführerschein erwerben, damit sie Kommunikation und soziale Kontakte aufrechterhalten können.

- Speziell für Frauen mit pflegebedürftigen Angehörigen hat das Müttergenesungswerk unter dem Motto »... und wo bleibt mein eigenes Leben?« ein ähnliches Programm entwickelt: Bei der Spezialkur für pflegende Angehörige im Antonie-Nopitsch-Haus in Bad Bevensen (Niedersachsen) steht die psychosoziale Therapie im Vordergrund. Das Therapiezentrum betreut währenddessen auch demenzkranke Angehörige.

- Seit Januar 2012 können pflegende Angehörige im Alzheimer Therapiezentrum in Ratzeburg eine dreiwöchige psychosomatische Rehabilitation absolvieren, während demenzbetroffene Angehörige im benachbarten Pflegehaus wohnen können und dort betreut werden. Geschäftsführer Michael Stark will »den Betroffenen aus dem Teufelskreis heraushelfen. Denn sie möchten sich solange wie möglich in ihrem Zuhause um den Angehörigen kümmern, kommen aber selbst an einen Punkt, an dem sie körperlich und seelisch überfordert sind.« Meist stehe bei Demenz der Erkrankte im Mittelpunkt. Die Belastung der Angehörigen werde in der Regel kaum berücksichtigt, ergänzt Stark. In Ratzeburg gibt es Psychotherapie, medikamentöse Therapie, sozialtherapeutische Betreuung, Sozialberatung, Ergo-, Kreativ-, Musik- und Physiotherapie, Entspannungsverfahren, Ernährungsberatung sowie Schulung über das Krankheitsbild Demenz und den Umgang mit dem Kranken.

Und Urlaub mit Demenzkranken? Geht das? Ja. Und kann manchmal »sogar kleine Wunder vollbringen«, verspricht Horst Weipert, Leiter der Sozialakademie AWO SANO der Arbeiterwohlfahrt in Potsdam. Weipert organisiert jedes Jahr Gruppenurlaube mit maximal zehn Personen für Menschen mit Demenz und ihre Angehörigen an der Ostsee. »Da kommen sie endlich mal raus aus dem ewig gleichen Trott und erleben ihre Beziehung miteinander ganz anders und neu.«

Ähnliche Angebote gibt es auch von der Deutschen Alzheimer Gesellschaft, dem Deutschen Roten Kreuz (DRK) oder Vereinen wie Urlaub und Pflege e. V., deren Ehrenamtliche nicht nur Gruppenreisen für demenzkranke Menschen organisieren, sondern in Notlagen auch finanziell unterstützen. (Kontaktdaten im Anhang). Pflegeberater bei Krankenkassen, in Pflegestützpunkten und anderen Pflegeberatungsstellen geben außerdem Auskunft darüber, ob beispielsweise für die Pflege während des Urlaubsaufenthalts Mittel aus der Pflegeversicherung beantragt werden können.

Wenn Angehörige die Pflege nicht mehr alleine leisten können, empfinden sie dass, wie erwähnt, in vielen Fällen als persönliches Versagen. Das ist aber falsch. Denn gerade um körperlich und psychisch stabil zu bleiben, müssen Angehörige bereit sein, die Verantwortung für den demenzkranken Verwandten zumindest zeitweise komplett abzugeben. Sie müssen Zeit für sich selbst haben. Ihre enge emotionale Bindung kann sonst dazu führen, dass »Kümmerer« und »Schützling« zu einer kaum noch trennbaren, oft aber auch konfliktreichen Einheit verschmelzen.

Etwa ein Drittel der Pflegepersonen sind Ehe- oder Lebenspartner. Neben der Konstellation »Frau pflegt eigene Mutter« ist die Variante »Frau pflegt Ehemann« das zweithäufigste Muster. Etwa ein Drittel der weiblichen Pflegepersonen sind Ehefrauen und rund zwei Drittel der männlichen Pflegepersonen Ehemänner.[10]

Charakteristisch für pflegende Ehepartner scheint zu sein, dass sie besonderen Wert darauf legen und auch stolz darauf sind, die Bedürfnisse des Partners gut zu kennen und ihnen gerecht zu werden.[11] Deshalb leben sie nur noch für den demenzkranken Partner, mit dem sie aber kaum noch kommunizieren können. Verhält sich der erkrankte Partner aber auffällig, unterstellen ihm pflegende Angehörige immer wieder Bösartigkeit und fehlenden guten Willen. Dann wiederum empfinden sie Schuldgefühle, weil sie oft aggressiv auf sein merkwürdiges Verhalten reagieren. Zudem haben sie selbst Angst, an Demenz zu erkranken. Angehörige leiden nicht selten an einer Depression, häufig tritt sie sogar erst nach dem Tod des Demenzkranken auf – dann, wenn sie eigentlich wieder das Leben genießen könnten.

Bevor man aber als Angehöriger in diese Lage zu geraten droht, sollte man entsprechende Entlastungsangebote annehmen: Ehrenamtliche Helfer oder die Mitarbeiter von Pflegediensten und Tagespflegeeinrichtungen vertreten stundenweise. Es ist für pflegende Angehörige auch möglich, Urlaub zu nehmen und dafür Vertretung in Form von Kurzzeitpflege zu beantragen (siehe Kasten). Aber wie das alles geht, das muss man erst mal wissen. Zudem braucht man Geduld, Energie und oft auch einen langen Atem, um zu seinen Rechten zu kommen. Welcher pflegende Angehörige aber hat schon diese Kraft? Und wie vielen geht stattdessen der lange Atem einfach aus?

»Wir sind nur für die pflegenden Angehörigen da …«

»Ich kann nicht mehr, bitte helfen Sie mir. Ich bin einfach am Ende und weiß nicht mehr weiter!« Die Frau am Telefon der Kontaktstelle in Potsdam spricht leise. In den nächsten Minuten erzählt sie, dass sie verheiratet ist, berufstätig und Mutter eines 12-jährigen Jungen. Seit drei Jahren kümmert sie sich außerdem um ihren demenzkranken Vater in dessen Wohnung. Seit sie dabei von einem Pflegedienst unterstützt wird, scheint aber alles aus den Fugen zu geraten. Ihr verwirrter Vater kommt nicht damit klar, dass morgens, mittags und abends ständig lauter fremde Leute plötzlich in seiner Wohnung stehen, um ihn an- oder auszuziehen, zu waschen oder auf die Toilette zu bringen. Deshalb hat er gedroht sich umzubringen. Von ihren drei Geschwistern erhält die Frau weder Rückhalt noch Unterstützung. Ihr Ehemann fühlt sich vernachlässigt und will die Familie verlassen, sollte sich nicht bald etwas ändern. Und der Arbeitgeber lehnt es ab, dass sie ihre Arbeitszeit reduziert. Zudem hat er sie abgemahnt, weil sie oft zu spät kommt – ein Leben mit Kind, Mann und pflegebedürftigem Vater lässt sich nun mal nicht punktgenau organisieren. Aber das Schlimmste für sie ist der Gedanke, dass sie eines Tages ihren Vater tot auffindet – erhängt an einem Türknauf, wie er es angekündigt hat. Das lässt sie kaum noch schlafen. Nun hat sie also angerufen in der zuständigen Kontaktstelle. Und hier reagiert man schnell: Ein Anruf beim Pflegebegleiterteam genügt, und schon am nächsten Tag nimmt Gerrit Friedrich Kontakt zu Frau G. auf.

Friedrich ist als einer von vier Projektinitiatoren (PI) verantwortlich für eine 30-köpfige Gruppe von Pflegebegleitern in Potsdam. Es sind Freiwillige, die sich seit 2006 ausschließlich um pflegende Angehörige kümmern. Sie sind dafür da, Menschen wie Frau G. zuzuhören. Pflegebegleiter sind oft die einzigen, die wirklich ermessen können, was die Betroffenen da leisten – Wertschätzung für ihren unermüdlichen und Kräfte raubenden Einsatz erhalten pflegende Angehörige sonst kaum. »Dass wir sie in ihrem Engagement bestätigen und sie ermutigen, ist ein besonders wichtiger Aspekt unserer Arbeit, aber nicht der einzige«, sagt Friedrich. »Wir verstehen uns auch als Teil eines gut ausgebauten Kontaktnetzwerks, zu dem auch pflegerische Einrichtungen, Dienste und Behörden gehören. So können wir für die überlasteten Pflegenden individuell Hilfen und unterstützende Leistungen ermitteln. Sie bekommen damit eine Chance, wieder zu sich selbst zu finden.«

Aber können diese Informationsarbeit nicht auch Mitarbeiter von Pflegestützpunkten leisten? »Wir alle können nur schwer ermessen, in welcher Situation ein pflegender Angehöriger ist«, sagt Friedrich und schaut dabei sehr nachdenklich. »Selbst eine Beratungsstelle muss man erst mal finden, dann einen Termin für ein Gespräch vereinbaren und noch jemanden finden, der einen so lange bei der Pflege vertritt. Allein mit diesem Aufwand ist man oft schon überfordert, wenn man schon den normalen Tagesablauf mit dem Demenzkranken gerade so eben hinbekommt.« Und dann beschreibt er, was die Vorgehensweise der Pflegebegleiter so besonders macht: »Wir begegnen diesen Menschen oft in ihrer größten Not und stehen ihnen in einer besonderen Art bei, nämlich nachbarschaftlich und unaufdringlich. Wir rufen an oder kommen vorbei, wir machen Vorschläge und bieten oft Lösungen, auf die sie selbst nicht kommen würden.«

Das Angebot der Pflegebegleitung geht zurück auf ein Projekt des Forschungsinstituts Geragogik e.V. in Witten unter der Leitung von Prof. Dr. Elisabeth Bubolz-Lutz. Ihr wichtigstes Anliegen: Sie wollte ein Unterstützungsnetz mit freiwilligen Helfern knüpfen, das pflegende Angehörige stärkt. Für ihr eigentliches Fachgebiet – Lernen und Bildung in alternden Gesellschaften – wollte Bubolz-Lutz mit ihrem Team darüber hinaus herausfinden, ob engagierte Menschen die dazu nötigen Kompetenzen durch selbstbestimmtes Lernen nachhaltig erwerben können. Das bundesweite Projekt der Pflegebegleitung wurde gefördert durch die Spitzenverbände der Pflegekassen und wissenschaftlich begleitet durch das Institut für Angewandte Forschung, Entwicklung und Weiterbildung (IAF) der Katholischen Fachhochschule Freiburg. Es dauerte fünf Jahre und endete 2008.

Aber mit Projekten ist das so eine Sache. Selbst dann, wenn sie erfolgreich sind, ist ihr Ende oft trotzdem besiegelt, wenn die finanzielle Förderung nicht darüber hinaus gewährleistet ist. Um die Pflegebegleiter vor diesem Schicksal zu bewahren, hat man aber schon damals vorgebaut und ein spezielles Konstrukt zur Bedingung gemacht: Jede »Pflegebegleiterzelle« in einer Kommune startet mit einem »Initiatortandem«, das aus einem hauptamtlichen und einem ehrenamtlichen Helfer besteht. Der hauptamtliche Helfer wird bezahlt von einer Trägerorganisation vor Ort, die außerdem Räumlichkeiten für Gruppentreffen und für die Organisation und Koordination der Gruppe zur Verfügung stellt.

In Potsdam hat die AWO SANO Sozialakademie diese »Patenschaft« übernommen. Um mir die Gelegenheit zu geben, einmal selbst mit Pflegebegleitern zu sprechen, hat Akademieleiter Horst Weipert zu unserem Gespräch den Projektinitiator Gerrit Friedrich und die Pflegebegleiterin Rita Kempa eingeladen.

Friedrich hat über den Förderverein Akademie 2. Lebenshälfte im Land Brandenburg e. V. 2005 einen für alle Pflegebegleiter obligatorischen 60-Stunden-Kurs absolviert. Seitdem trifft sich die Absolventengruppe regelmäßig, um Erfahrungen auszutauschen und sich gemeinsam weiterzubilden. Dafür werden entweder externe Experten eingeladen oder jeder übernimmt reihum ein Fortbildungsthema zu einem Bereich, in dem er selbst Experte ist. »Auf diese Weise habe ich viel über den Umgang mit Demenzkranken gelernt, zum Beispiel, was Musik alles bewirken kann. Und deshalb spiele ich heute nicht mehr nur für mich Gitarre, sondern jede Woche in einer Demenz-WG«, erzählt Friedrich. Das macht er zusätzlich zu seinen Einsätzen als Pflegebegleiter. »Ich erlebe jedes Mal, wie viel Schönes ich damit bei den Demenzkranken bewirken kann. Und das bringt mir selbst so viel, ich freu mich mit und bin glücklich. Ohne unsere regelmäßigen Fortbildungstreffen wäre ich da aber nie drauf gekommen.«

Rita Kempa hat der Zufall zu den Pflegebegleitern gebracht: Die IT-Spezialistin hatte zuvor in einem Ministerium gearbeitet und war ihrer gehbehinderten Mutter zuliebe in den Vorruhestand gegangen. Doch schon kurze Zeit, nachdem sie die Betreuung übernommen hatte, starb die Mutter. »Ich bin in ein Loch gefallen und wollte nun das, was ich für meine Mutter nicht tun konnte, für andere Menschen tun.« Deshalb beschloss sie, einen Kurs als Seniorentrainerin zu absolvieren. Als dieser nicht zustande kam, meldete sie sich zum Kurs der Pflegebegleiter an, »obwohl ich zuerst dachte, für Pflege bin ich ja nicht so geeignet. Aber: Wir pflegen ja schließlich auch nicht. Jetzt bin ich zwar erst seit zwei Jahren dabei, kann mir aber gar nichts anderes mehr vorstellen.«

Auch Rita Kempa empfindet die regelmäßigen, selbst organisierten Fortbildungen als eine große Bereicherung. »Wir laden Altenpflegekräfte, Anwälte, Ärzte, Hospizbegleiter, Vertreter von Krankenkassen oder vom Sozialamt ein und alle informieren uns bereitwillig über ihr Spezialgebiet. Ich glaube, weil sie auch spüren, dass wir etwas bewirken können. Diese Bestätigung, die wir von den Fachleuten erfahren, tut genauso gut wie das Gefühl, etwas für die pflegenden Angehörigen zu tun.« Aber auch die anderen profitieren von Kempas Spezialwissen: »Gerade überarbeite ich unseren Internetauftritt und helfe außerdem jedem Gruppenmitglied bei PC-Problemen.«

Hier schaltet sich Horst Weipert kurz ein: »Oft werde ich gefragt, ob man für freiwilliges Engagement denn wenigstens eine Entschädigung in finanzieller Form erhalten sollte, so eine Art symbolische Wertschätzung. Ich bin der Meinung, dass das nicht der richtige Weg ist, denn er führt geradewegs in die Ausbeutung. Freiwilliges Engagement darf nicht zu einer billigen Alternative für Arbeit im sozialen Bereich werden, wie sie schon heute von vielen verstanden wird. Und wie Sie am Beispiel der Pflegebegleiter sehen, kann Wertschätzung auch anders funktionieren.«

Mich interessiert, was jemanden dazu bringt, freiwillig zu helfen. »Ich war eigentlich schon immer so ein Kümmerer. Mich für Schwächere zu engagieren, war mir immer wichtig. Ich bin so aufgewachsen und habe es auch im Elternhaus nicht anders erlebt«, erklärt Gerrit Friedrich. Und auch Rita Kempa, deren Mutter bei der Volkssolidarität gearbeitet hat, ist seit Kindertagen daran gewöhnt zu helfen. »Allerdings wäre ich vor zwanzig Jahren nicht auf die Idee gekommen, mich freiwillig zu engagieren. Der Wunsch, das zu tun, ist erst später entstanden. Wissen Sie, mir geht es so gut, dass ich anderen einfach helfen will.«

Aber belastet es nicht auch, wenn man sieht, wie schlecht es anderen geht? »Ja, natürlich«, meldet sich Friedrich. »Es kann manchmal sehr frustrierend sein, aber da muss man sich dann auch sagen: ›Du kannst die Welt nicht retten!‹« »Aber so wie wir uns zusammen über jeden kleinen Erfolg freuen«, meint Kempa, »teilen wir auch den Frust miteinander und helfen uns, damit klarzukommen.«

Wer so tiefe Einblicke in den Alltag von pflegenden Angehörigen bekommt, der kann doch bestimmt beschreiben, woran es denn am meisten fehlt. »Anerkennung für ihren unermüdlichen Einsatz und die Wertschätzung ihrer Pflegearbeit. Das ist es, was die Angehörigen am wenigsten bekommen und am nötigsten brauchen«, antwortet Rita Kempa ohne zu zögern. Auch Gerrit Friedrich hat sofort eine Antwort parat: »Oft ist es gar nicht mal die Pflege, die so belastend ist, sondern der tägliche Kampf mit Pflegekasse, Krankenkasse und Behörden. Das alles zermürbt und macht die Pflege so zur Last.« Und Horst Weipert schließlich zweifelt daran, dass ambulante vor stationärer Pflege grundsätzlich der Königsweg ist: »Angehörige können die Pflege gar nicht in vollem Umfang leisten, darüber müssen wir eine Debatte führen!«

Die Potsdamer Pflegebegleiter lassen trotz allem nicht davon abhalten, ihr Bestes zu geben. Dafür gab es 2008 immerhin auch jede Menge Anerkennung, wie man in der Laudatio zum zweiten Platz des »Innovationspreises Pflege« des Landes Brandenburg lesen kann: »Bei der Umsetzung der Grundidee, dass nicht nur pflegebedürftige Menschen Unterstützung und Begleitung benötigen, sondern auch pflegende Angehörige, hat die Sozialakademie AWO SANO gGmbH Potsdam unter Einbeziehung von vielen Kooperationspartnern ein beispielgebendes Konzept für die Gewinnung, Schulung und dauerhafte Begleitung und Vernetzung von ehrenamtlichen Pflegebegleiterinnen und -begleitern entwickelt. Rund 300 Pflegebegleiterinnen und Pflegebegleiter sind inzwischen an zehn Standorten im Land Brandenburg tätig und zu einem festen Bestandteil der lokalen Altenhilfestruktur geworden.«[12]

Das ist sicher für alle hier in Potsdam eine wichtige Anerkennung, von der sie sich einen zusätzlichen Werbeeffekt versprechen. Aber Friedrich bringt es zum Schluss auf den Punkt, als er sagt: »Wenn sich die pflegenden Angehörigen ihren Kummer von der Seele geredet haben und wir sehen, wie sie langsam wieder aufblühen, weil wir ihnen zuhören und unseren Beistand anbieten, dann ist mir das viel mehr wert als alles andere.«

3 Betreuungsformen: Wie kann man leben mit Demenz?

Im Jahr 2007 stand unsere Familie vor ihrer wohl schwersten Entscheidung: Meine Großmutter Ilse konnte nicht länger zu Hause wohnen. Aber wo dann?

Sie war wegen ihrer nun schon stark fortgeschrittenen Demenz gestürzt, zum wiederholten Mal. Diesmal jedoch lag sie ungefähr eine Stunde lang alleine auf dem Boden ihrer Wohnung, bevor meine Mutter sie schließlich fand. Sie musste gestolpert sein und sich beim Fallen an einer Kommode den Kopf aufgeschlagen haben. Jedenfalls lag sie blutend und wimmernd im Flur. Meine Mutter hat dieses Erlebnis nie ganz überwunden und sich immer wieder Selbstvorwürfe gemacht.

Als die Verletzung meiner Großmutter im Krankenhaus versorgt wurde, setzte sich die Familie zusammen, um die nächsten Schritte zu planen. Meine Mutter sagte klar und deutlich, dass sie die Verantwortung für die nun nötige Rund-um-die-Uhr-Betreuung nicht übernehmen könne und wolle. Sie war am Ende ihrer Kräfte. Wie wohl die meisten Familien sahen wir in dieser Situation nur eine Möglichkeit: Omi muss ins Heim. Natürlich hatten wir ein schlechtes Gewissen, mussten uns aber zwei wichtigen Aufgaben widmen: Zunächst suchten wir ein Heim möglichst in der Nähe, dann versuchten wir Ilse so gut wie möglich zu vermitteln, dass dieser Umzug das Beste für sie sei. Es gab Tage, an denen sie alles einsah, dann wieder welche, an denen sie einfach vergessen hatte, dass sie ins Heim sollte. Am schlimmsten für alle waren aber die Tage, an denen sie uns vorwarf: »Ihr wollt mich doch nur loswerden!«

Natürlich hatten wir als Familie, vor allem aber meine Mutter das Gefühl, versagt zu haben. Wir konnten Ilse Bischoff am Ende ihres

Lebens nicht das zurückgeben, was sie ihren Kindern geschenkt hatte: völlige, bedingungslose Hingabe und Fürsorge.

Am Tag des Umzugs haben wir Frauen Omi zum Kaffeetrinken eingeladen, während die Männer einige ihrer Lieblingsmöbel ins Heim transportierten. Nach ein paar Stunden brachten wir meine Großmutter dann in ihr neues Heim. Sie erkannte ihre Möbel, und wir versuchten, ihr das neue Zuhause schmackhaft zu machen. Der Abschied war ein Wechselbad der Gefühle: Einerseits waren wir erleichtert, dass Ilse nun rund um die Uhr gut betreut wurde, andererseits brachte das unser schlechtes Gewissen natürlich nicht zum Verstummen.

Auch wenn wir meine Großmutter fast täglich besuchten, machte sie sich oft selbstständig auf den Weg. Immer wieder stand sie plötzlich vor unserem zwei Kilometer entfernten Haus und wollte in ihre alte Wohnung. Es gab gute und schlechte Tage, aber die Entlastung für meine Mutter und den Rest der Familie war wichtig und hilfreich.

Seit ich mit Ilses weite Welt regelmäßig Tagesstätten sowie Betreuungsgruppen besuche und erlebe, wie Pflegekräfte und ehrenamtliche Betreuer Betroffenen und ihren Angehörigen helfen, wird mir zunehmend klar: Wir hätten uns damals viel früher um die möglichen Formen der Betreuung und Hilfen im Alltag informieren und kümmern müssen. Hätten wir uns von Anfang an eingestanden, dass wir auf Hilfe angewiesen sind, hätten wir Ilse und uns allen das Leben deutlich erleichtern können. Denn nur mit dem nötigen Wissen und einem zuverlässigen Netzwerk kann die Betreuung so gut wie möglich gelingen – und das gilt sowohl für die an Demenz erkrankte Person als auch für die Angehörigen. Je mehr wir uns austauschen, je mehr wir erfahren, umso besser können wir in einem Koffer voller Möglichkeiten das Richtige finden und den Pflegealltag mit Lebenswürde gestalten.

Heute leiden in Deutschland rund 1,3 Millionen Menschen an Demenz. Jeder Zwanzigste in der Altersgruppe der 65- bis 69-Jährigen ist betroffen, danach schnellt die Kurve steil nach oben: Im Alter zwischen 80 und 90 Jahren ist es jeder Dritte. Für das Jahr 2030 wird mit 2,5 Millionen Betroffenen gerechnet –

das wären dann mehr als doppelt so viele wie heute. Das, was bis heute an Strukturen geschaffen und an finanziellen Mitteln bereitgestellt worden ist für Menschen mit Demenz, wird für diese Masse jedenfalls niemals ausreichen.

Rund 70 Prozent der Menschen mit Demenz werden von ihren Angehörigen zu Hause versorgt. Weil dieser »größte Pflegedienst Deutschlands« besonders preisgünstig arbeitet, will der Staat diese Form der Versorgung nach der Devise »ambulant vor stationär« besonders fördern. Reichen aber die bisherigen Maßnahmen dafür aus? Ich finde nicht und möchte das auf den folgenden Seiten belegen.

In der Regel sind es Ehepartner (26 Prozent Frauen, 16 Prozent Männer), Töchter (über 40 Prozent) und Schwiegertöchter (acht Prozent), die demenzkranke Angehörige pflegen. Die von Demenz betroffenen Menschen erhalten für die Versorgung durch die Familie ein Pflegegeld, dessen Höhe von der bewilligten Pflegestufe abhängt (siehe Kasten auf Seite 61). Die Höhe dieses Pflegegelds liegt jedoch weit unter dem, was die Pflegekasse zahlt, wenn ein ambulanter Pflegedienst oder eine stationäre Pflegeeinrichtung entsprechende Leistungen erbringt.

In den kommenden Jahren werden aber immer weniger Verwandte solche körperlich und seelisch schwer belastenden Betreuungsaufgaben übernehmen wollen oder können. Frauen, die ein demenzkrankes Familienmitglied pflegen, trifft es in vielen Fällen noch aus einem anderen Grund hart: Wenn sie nach der Kinderpause den Wiedereinstieg in den Beruf gerade so hinbekommen haben, dann sollen sie nur wenig später ein weiteres Mal ihre Berufstätigkeit unterbrechen, um ältere Angehörige zu pflegen. Die meisten Frauen können sich das gar nicht leisten, denn sie müssen selbst arbeiten, um später eine Rente zu erhalten, die diesen Namen verdient. Falls sie nun einen Angehörigen pflegen, werden ihnen viele weitere Berufsjahre fehlen und die Rentenansprüche sinken. Weil sie nach längeren Auszeiten zudem kaum noch auf dem aktuellen Wissensstand sind, können viele nicht in ihren erlernten Beruf zurückkehren und bekommen nur noch Jobs im Niedriglohnsektor oder auf beitragsfreier

400-Euro-Basis. Eines ist dann sicher: Ihre Rente wird so später nicht zum Leben reichen.

Aus diesem Grund müssen sich künftig immer mehr Frauen entweder für den Beruf entscheiden und den betroffenen Angehörigen schweren Herzens in einem Pflegeheim unterbringen. Oder sie werden versuchen, Beruf und Pflege gleichzeitig zu stemmen. Allerdings sind die finanziellen Rahmenbedingungen, die bislang für die Vereinbarkeit von Pflege und Beruf geschaffen wurden, vollkommen unzureichend. Um dafür zu sorgen, dass auch in Zukunft Menschen mit Demenz von ihren Familien zu Hause versorgt werden oder dass es gar mehr werden, müssen aber die Voraussetzungen stimmen.

Arm durch Pflege?

Durch unsere Beitragszahlungen in die Pflegeversicherung erwerben wir einen Rechtsanspruch auf Hilfe, falls wir pflegebedürftig werden. Das Pflegeversicherungsgesetz von 1995 legt genau fest, wann und ob eine Pflegebedürftigkeit vorliegt und welche der drei Pflegestufen ein Pflegebedürftiger erhält. Doch weil die aktuelle Definition der Pflegebedürftigkeit die Situation von Menschen mit Demenz viel zu wenig berücksichtigt, ist eine Neufassung längst überfällig.

Eine neue Version lässt aber auf sich warten: Bereits 2006 rief das Bundesministerium für Gesundheit einen Beirat zur Überprüfung des Begriffs Pflegebedürftigkeit ins Leben. Dieser Beirat lieferte nach drei Jahren im Januar 2009 schließlich einen immerhin 158 Seiten starken Bericht zur Überprüfung des Pflegebedürftigkeitsbegriffs ab: Die Experten halten darin einen »Begriff der Pflegebedürftigkeit für erforderlich, der alle körperlichen und geistigen beziehungsweise psychischen Einschränkungen und Störungen umfasst, sowie ein Bewertungssystem, das Lebens- und Bedarfslagen hilfe- und pflegebedürftiger Menschen flexibel erfasst und einen hohen Grad an Differenziertheit gewährleistet, aber auch Transparenz und Akzeptanz für die Betroffenen sicherstellt«[1].

Mit anderen Worten: Eine solche Neudefinition würde für Menschen mit Demenz bedeuten, dass sie schon viel früher als bisher Leistungen aus der Pflegeversicherung erhalten. Nach der bisherigen Definition gelten nämlich selbst Menschen, die nicht mehr alleine leben können, weil sie vergessen zu essen, einzukaufen und sich zu waschen, nicht als pflegebedürftig: Denn prinzipiell beherrschen sie ja noch die einzelnen Vorgänge, können sich zum Beispiel alleine anziehen oder waschen und gehen – also theoretisch auch zum Einkaufen. Mit dem Unterschied, dass sie nicht immer nach Hause finden. Dass sie alles nur noch können, wenn sie daran erinnert werden und deshalb stets jemand für sie da sein muss, fällt also bislang nicht unter »Pflegebedürftigkeit«.

Im Oktober 2009 beschlossen CDU und FDP denn auch im Koalitionsvertrag, eine Neudefinition der Pflegegebedürftigkeit einzuführen. Geschehen ist bislang nichts, außer dass mal wieder ein Beirat prüft. Knapp zwei Jahre später verlor die SPD die Geduld und stellte im September 2011 einen Antrag auf Neudefinition. Sie scheiterte aber an den Gegenstimmen der Regierungsparteien. Deren Begründung: Man solle mit der Neudefinition bloß nichts überstürzen. Stattdessen stellte man wichtige Detailfragen zu bereits vorgelegten Kernpunkten erneut auf den Prüfstand.

Im Januar 2012 hat die Koalition dann ein Reförmchen vorgestellt, das 2013 an den Start ging. Es betrifft die sogenannten »besonderen Betreuungsleistungen«, die seit Juli 2008 auch Menschen bekommen können, die (noch) keine Leistungen aus einer der drei Pflegestufen erhalten. An der bisherigen Regelung zur Feststellung der Pflegebedürftigkeit ändert die Mini-Reform jedoch nichts – die erfolgt wie bisher generell durch einen Gutachter des Medizinischen Dienstes der Krankenkassen (MDK). Und auch weiterhin kommen nach dieser Prüfung die meisten altersverwirrten Menschen erst einmal in keine dieser drei Pflegestufen, sondern landen im Niemandsland, auch Pflegestufe 0 genannt. Sie oder ihre Angehörigen können aber wie bisher einen zusätzlichen Antrag auf »besondere Betreuungsleistungen nach

§ 45b SGB XI« stellen. Dann erhalten sie einen Betrag, der sich nach der Schwere der demenziellen Ausfallerscheinungen richtet: bislang entweder 100 oder 200 Euro im Monat. Seit Januar 2013 erhalten Demenzkranke mit Pflegestufe 0 und Anspruch auf diese besonderen Betreuungsleistungen zusätzlich noch Pflegegeld in Höhe von monatlich 120 Euro für die Betreuung durch Angehörige, oder sogenannte Sachleistung in Höhe von 225 Euro, wenn ein Pflegedienst diese Betreuung übernimmt. Außerdem besteht seitdem ein Anspruch auf Leistungen der Verhinderungspflege in Höhe von 1 550 Euro pro Jahr, es gibt Geld für Maßnahmen zur Wohnungsanpassung bis zu 2 557 Euro, und Demenzkranke haben Anspruch auf technische Pflegehilfsmittel, also zum Beispiel ein Pflegebett.

In Pflegestufe 1 und 2 erhöhen sich die Leistungen für Menschen mit Demenz ebenfalls: Das bisherige Pflegegeld von 235 Euro steigt in der Pflegestufe 1 um 70 Euro, die Sachleistung für den Pflegedienst erhöht sich von 450 auf 665 Euro. In Pflegestufe 2 erhöht sich das Pflegegeld um 85 Euro auf 525 Euro, die Sachleistung steigt von 1 100 auf 1 250 Euro.

Aber wie viel Betreuung bekommt man eigentlich für 220 Euro? Wie weit kommt man damit im Monat? Bestenfalls fünf bis sieben Tage: Ein Tag in der Tagespflege kostet zwischen 30 und 70 Euro[3], je nachdem, wo man in Deutschland wohnt. Und für rund drei Stunden in einer Betreuungsgruppe für Menschen mit Demenz sollte man 15 bis 20 Euro kalkulieren (jeweils ohne Fahrtkosten). Damit lässt sich bei Pflegestufe 0 also nicht einmal annähernd eine Entlastung für 20 Werktage im Monat finanzieren. Aber das wäre die Voraussetzung, damit Angehörige von Menschen mit Demenz weiterhin in ihrem Beruf tätig bleiben können.

So lassen sich Beruf und Pflege jedenfalls nicht vereinbaren. Wer dennoch diesen Spagat versuchen will, muss sich nach wie vor eine Teilzeitbeschäftigung suchen. Das führt schließlich wieder ins anfangs beschriebene Dilemma, dass pflegende Angehörige nicht ausreichend eigene Rentenansprüche erwerben können.

Und es kommt noch schlimmer: Wer sich nämlich dazu entschlossen hat oder gezwungen ist, für die Pflege die eigene Berufstätigkeit ganz aufzugeben, der ist, nachdem er alle Ersparnisse schließlich aufgebraucht hat, akut von Armut bedroht. Solche Menschen fallen durch unser soziales Netz, weil sie die Gesellschaft durch ihre aufopfernde Hilfe entlasten. Sie werden arm durch Pflege.

Ein Gesicht hat diese Not im Sommer 2009 bekommen: Stefan Krastel aus Kehl wanderte über einen Monat lang 900 Kilometer quer durch Deutschland nach Berlin, um sein Schicksal als pflegender Angehöriger öffentlich zu machen. Durch die Rund-um-die-Uhr-Pflege seiner Mutter hatte der Friseurmeister in den zehn Jahren seit ihrem Schlaganfall fast alles verloren: den Friseurbetrieb, Auto, Ersparnisse, Lebensversicherung. Er lebt mit seiner Mutter heute von Hartz IV und dem Pflegegeld, das seine Mutter für Pflegestufe 3 erhält: 685 Euro. Das Essen bekommen die beiden inzwischen von der Kehler Tafel. Als er am 21. September 2009 vor dem Kanzleramt erschien, wurde er aber abgewiesen. Mal wieder eine verpasste Chance für die Politik, deutsches Pflegeelend kennenzulernen.

Stattdessen hatte das Bundesministerium für Gesundheit zwei Wochen zuvor medienwirksam diese Kampagne gestartet: »Ich pflege, weil ...« Damit möchte das Ministerium die professionellen, ehrenamtlichen und familiär Pflegenden mehr in den Fokus rücken: »Denn sie tragen tagtäglich dafür Sorge, dass Menschen zu Hause und in Pflegeeinrichtungen in Würde und Geborgenheit alt werden können. Das Bundesministerium für Gesundheit lädt alle Pflegenden in Deutschland ein, davon zu berichten, warum sie diesen Beruf ergriffen oder sich für die häusliche Pflege eines Familienangehörigen entschieden haben: Was ist Ihnen an der Pflege wichtig? Wie kamen Sie zur Pflege, warum tun Sie, was Sie tun?«[4]

Wie mag das für Stefan Krastel klingen? Heute ist er Mitglied beim Verein »wir pflegen«, der für mehr Mitspracherecht, mehr politisches Gewicht und bessere Information zur Situation pflegender Angehöriger kämpft. Wie wichtig Lobbyarbeit für pflegende Angehörige ist, zeigen übrigens unsere europäischen Nachbarn. In Frankreich, Belgien, den Niederlanden, Großbritannien, Schottland, Irland, Finnland oder Schweden, in denen schon länger vergleichbare Lobby-Organisationen pflegender Angehöriger aktiv sind, steht ihr Thema wesentlich höher auf der politischen Agenda als in Deutschland. Mehr über »wir pflegen« können Sie im 10. Kapitel erfahren.

Wie funktioniert das eigentlich mit den Pflegestufen?

Ein Gutachter des MDK beurteilt bei seiner Prüfvisite den möglichen Pflegebedarf in vier Bereichen des Alltags: Körperpflege, Ernährung, Mobilität und hauswirtschaftliche Versorgung. Für jede Pflegetätigkeit setzt der MDK einen zeitlichen Aufwand (»Zeitkorridor«) fest. Die festgestellte Summe in Minuten ist schließlich die Grundlage für eine entsprechende Einstufung.

- Pflegestufe 1 erhält, wer im Wochendurchschnitt mindestens 90 Minuten täglich Hilfe braucht, 45 Minuten davon als Grundpflege (waschen, anziehen, betten, lagern, mobilisieren). Pflegt ein Angehöriger selbst, erhält er dafür ein Pflegegeld in Höhe von 235 Euro. Übernimmt ein Pflegedienst diese Aufgaben, dann erhält dieser eine Pflegesachleistung bis zu 450 Euro. Angehörigen- und Profipflege zu kombinieren ist übrigens in allen Pflegestufen möglich.

- Pflegestufe 2 erhält, wer im Wochendurchschnitt mindestens drei Stunden täglich Hilfe braucht – davon zwei Stunden für die Grundpflege – und die Haushaltsversorgung komplett abgeben muss. Pflegegeld: 440 Euro; Pflegesachleistung bis zu 1100 Euro.

- Pflegestufe 3 erhält, wer im Wochendurchschnitt mindestens fünf Stunden täglich Hilfe braucht – davon vier Stunden für die Grundpflege – sowie regelmäßig Hilfe in den

Nachtstunden. Eine Betreuung rund um die Uhr muss gewährleistet sein. Das Pflegegeld beträgt 700 Euro, die Pflegesachleistung bis zu 1 550 EUR, in besonderen Härtefällen bis 1 918 Euro.

Pflegt ein Angehöriger mindestens 14 Stunden pro Woche oder kann er wegen der Pflege seinen sozialversicherungspflichtigen Beruf weniger als 30 Wochenstunden ausüben, ist er automatisch gesetzlich unfallversichert. Zudem ist er rentenversichert. »Wer eine Person mit der Pflegestufe 2 mindestens 21 Stunden wöchentlich pflegt, wird rentenrechtlich so gestellt, als ob er gut 15 000 Euro im Jahr verdient hätte. In den neuen Bundesländern sind das rund 13 000 Euro jährlich.«[5]

Für einen Platz in einem Pflegeheim zahlen die Pflegekassen für pflegebedingte Aufwendungen, medizinische Behandlungspflege und soziale Betreuung monatliche Pauschalbeträge: Pflegestufe 1 1 023 Euro, Pflegestufe 2 1 279 Euro, Pflegestufe 3 1 550 Euro und in Härtefällen bis 1 918 Euro. Außerdem gewährt die Pflegeversicherung noch weitere Leistungen:

- Kosten für Hilfsmittel, die die häusliche Pflege erleichtern (zum Beispiel Bettschutzeinlagen oder Einmalhandschuhe) bis zu einer Höhe von 31 Euro monatlich.
- Pflegebetten oder Hausnotrufgeräte und Rollatoren werden meist leihweise zur Verfügung gestellt. Bei einem Kauf muss der Versicherte einen Anteil selbst übernehmen.
- Umbauten in Badezimmer oder Türverbreiterungen (für Rollstühle) bezuschussen die Pflegekassen abhängig vom Einkommen mit bis zu 2 557 Euro.
- Wer einen Angehörigen länger als ein Jahr pflegt, hat Anspruch auf Ersatzpflege (Verhinderungspflege) und kann sich im Höchstfall für maximal 28 Tage pro Jahr vertre-

ten lassen – etwa durch Mitarbeiter eines Pflegedienstes oder durch einen anderen Angehörigen. Das kann auch stundenweise sein und wird individuell mit den Kassen geregelt.

Pflegezeit für Angehörige: ein sinnvolles Gesetz?

Mit dem Pflegezeitgesetz, das im Juli 2008 in Kraft trat, können Arbeitnehmer Pflegezeit beanspruchen, wenn sie sich länger um einen pflegebedürftigen Angehörigen kümmern müssen – für eine Dauer von bis zu sechs Monaten, unbezahlt und einmalig. Dafür werden sie vom Arbeitgeber freigestellt und können zwischen zwei Möglichkeiten wählen: Neben der vollständigen Freistellung kann man sich nämlich auch teilweise freistellen lassen und die Arbeitszeit nur reduzieren.

Der Arbeitgeber soll dabei den Wünschen des Beschäftigten so weit entsprechen, wie es die betrieblichen Verhältnisse erlauben. Wenn er allerdings weniger als 15 Mitarbeiter beschäftigt, ist er gesetzlich nicht verpflichtet, einen Beschäftigten für eine Pflegezeit freizustellen. Während der Pflegezeit gilt ein besonderer Kündigungsschutz. Danach kehrt der Beschäftigte zu denselben Arbeitsbedingungen wie zuvor zurück, aber nicht zwingend an seinen früheren Arbeitsplatz.

Nun ist die Auszeit im Prinzip sicher ein guter Ansatz. In diesen maximal sechs Monaten hat der Angehörige eines Menschen mit Demenz dann aber auch ein gigantisches Arbeitspensum: Er muss nicht nur den Betroffenen versorgen, sondern auch eine geeignete Lösung für die folgenden Jahre finden – denn im Falle einer Demenz wird die Pflegebedürftigkeit ja nicht nach einem halben Jahr verschwunden sein, sondern ganz im Gegenteil allmählich stärker werden. Zudem gehen die Macher dieses Gesetzes scheinbar davon aus, dass jeder von uns immer ordentlich was auf der hohen Kante hat. Denn wovon sollte man in dieser unbezahlten Auszeit sonst leben und seine laufenden Kosten bezahlen?

Dazu kommt ein weiteres Problem: Die Kinder von demenzkranken Menschen sind in der Regel zwischen 50 und 60 Jahre alt. In diesem Alter dürften die meisten froh sein, einen sicheren Arbeitsplatz zu haben, denn es ist nahezu unmöglich, einen neuen zu finden. Soll man in dieser Situation wirklich seinen Job riskieren, indem man sich sechs Monate beurlauben lässt? Der Kündigungsschutz gilt schließlich nur während der Pflegezeit. Und zudem gibt es keine Garantie, anschließend an den früheren Arbeitsplatz zurückkehren zu können.

Zur Akzeptanz dieser Pflegezeitregelung hat Compass, eine Tochter des Verbands der privaten Krankenversicherer (PKV), eine Befragung unter 1044 Kunden durchgeführt, die Fragen zum Thema Pflege hatten: Auch fast vier Jahre nach Einführung des Pflegezeitgesetzes kennen es nur 48 Prozent der Befragten. Genutzt haben es bislang nur zehn Prozent. 90 Prozent der Befragten geben hingegen an, dass für sie die Pflegezeit aus verschiedenen Gründen uninteressant ist. 27 Prozent sagen, dass eine solche Pflegezeit für sie generell nicht in Frage kommt, 24 Prozent lehnen die Auszeit aus finanziellen Gründen ab. Weitere 13 Prozent befürchten dadurch Nachteile im Beruf. Und zehn Prozent schließlich werten die bis zu sechsmonatige Auszeit als nicht praktikabel.[6] Ein vernichtendes Ergebnis für ein Gesetz, das vollmundig als wichtiger Baustein der Angehörigenpflege gepriesen wurde!

Pflege in Teilzeit auf Zeit

Laut Bundesministerium für Familie, Senioren, Frauen und Jugend möchten 76 Prozent der Berufstätigen ihre Angehörigen so weit wie möglich selbst betreuen. Eine Zahl, die prima dazu passt: Mittlerweile sind 82 Prozent der Geschäftsführer und Personalverantwortlichen dafür, dass es Mitarbeitern erleichtert wird, ihre Familienangehörigen zu pflegen. Doch die Realität sieht ganz anders aus, wie eine aktuelle Umfrage des Instituts für Demoskopie Allensbach eindrücklich belegt: Für 79 Prozent der Berufstätigen lassen sich Beruf und Pflege nämlich nicht gut vereinbaren.[7]

Nun gibt es also seit 1. Januar 2012 die Familienpflegezeit, die dieses Missverhältnis bessern soll: Beschäftigte können ihre Arbeitszeit über einen Zeitraum von maximal zwei Jahren auf bis zu 15 Stunden reduzieren, wenn sie einen Angehörigen pflegen. Wird die Arbeitszeit in der Pflegephase auf zum Beispiel 50 Prozent reduziert, erhalten die Beschäftigten jedoch 75 Prozent des letzten Bruttoeinkommens. Zum Ausgleich müssen sie nach der Pflegezeit für weiterhin 75 Prozent des Gehalts voll arbeiten – so lange, bis das Zeitkonto wieder ausgeglichen ist. Um vor allem für kleinere und mittlere Unternehmen das Risiko zu minimieren, dass der Arbeitnehmer berufs- oder erwerbsunfähig wird und den vorausbezahlten Lohn nicht zurückzahlen kann, muss der Beschäftigte eine Versicherung abschließen, die mit dem letzten Tag der Lohnrückzahlungsphase der Familienpflegezeit endet.[8]

Aber: Die Familienpflegezeit wird als individuelle Vereinbarung zwischen Arbeitnehmer und Arbeitgeber geregelt. Einen Rechtsanspruch darauf gibt es nicht. Man muss sich mit seinem Arbeitgeber einigen und eine entsprechende schriftliche Vereinbarung abschließen. Gegen den Willen des Arbeitgebers lässt sich Pflegeteilzeit also nicht realisieren – was viele Verbände und Familienorganisationen zu Recht kritisieren. Ihrer Auffassung nach muss Pflege den gleichen Stellenwert wie Kindererziehung bekommen, wo es einen Rechtsanspruch auf Elternzeit gibt. In ein paar Jahren wird es nämlich genauso viele pflegebedürftige Menschen geben wie kleine Kinder.[9]

Der Pflegekritiker Claus Fussek jedenfalls empörte sich darüber in unserer Talkrunde bei *Beckmann* am 2. Februar 2012 so: »Bei jeder gesetzlichen Veränderung, die pflegende Angehörige entlastet, heißt es immer: ›Es ist nicht viel, aber besser als gar nichts.‹ Wer sich das Familienpflegezeitgesetz ausgedacht hat, hat nicht mit Angehörigen gesprochen und gefragt, ob sie das für praxistauglich halten. Ich habe selten etwas erlebt, das so realitätsfern ist.« Recht hatte er, denn im ersten Jahr nahmen nicht einmal 200 Berufstätige diese Möglichkeit in Anspruch. Ob die Große Koalition aus diesem Flop noch einen Erfolg macht, bleibt abzuwarten.

Es tut sich was: neue Betreuungsformen und Hilfestrukturen

Lange Zeit blieb nur ein Ausweg, wenn Familien sich nicht mehr zu Hause um ihre pflegebedürftigen Angehörigen kümmern konnten: die Unterbringung der Betroffenen in Einrichtungen der Altenhilfe. Glücklich waren und sind darüber meist weder die berufstätigen Kinder noch die im Heim untergebrachten Eltern oder Großeltern: Gerade mal 15 Prozent der Deutschen möchten im Alter in ein Seniorenheim ziehen.[10]

Deshalb brauchen wir Alternativen. Wir brauchen Strukturen, die es auch berufstätigen Menschen ermöglichen, sich so gut wie nur möglich um ihre demenzkranken Mütter und Großmütter, Väter und Großväter zu kümmern. Und es tut sich was. Zur stationären Versorgung kommen mittlerweile andere Betreuungsformen hinzu. Seit Jahren entstehen viele neuartige Betreuungsmodelle, Unterstützungsstrukturen und Netzwerke in den Wohnquartieren der Städte und Gemeinden ebenso wie in ländlichen Gebieten.

Mancherorts sind Modellprojekte noch ganz am Anfang, anderswo haben sich aus zunächst informellen Strukturen wie Nachbarschaftshilfe schließlich »offizielle« – das heißt von Vereinen, bürgerschaftlichen Initiativen, Stiftungen oder von Kirche und Wohlfahrt getragene und geförderte – Angebote entwickelt. Oder tatkräftige Bürgermeister und Kommunen haben mit Weitblick die Wichtigkeit des Themas Demenzbetreuung erkannt. Hier zwei Beispiele:

- In der Schwarzwaldgemeinde Eichstetten hat die Dorfgemeinschaft schon 1998 einen Verein gegründet, um die Aufgaben des Generationenvertrages selbst in die Hand zu nehmen: Die Bürgergemeinschaft Eichstetten e. V. bietet hauswirtschaftliche und pflegerische Hilfen für Menschen, die zu Hause von ihren Angehörigen versorgt werden, betreutes Wohnen im ehemaligen umgebauten Dorfgasthof und eine Pflegewohngruppe für Menschen mit Demenz.

■ Arnsberg im Sauerland ist zur »demenzfreundlichen Kommune« geworden (siehe Kapitel 10).

Während es früher also nur die Einbahnstraße ins Pflegeheim gab, entwickelt sich seit Jahren eine Vielfalt unterschiedlichster Angebote, oft auch im Verbund mit anderen Betreuungsangeboten. Ein schönes Beispiel ist das Haus am Kanal in Hamburg: Hier bevölkert die obersten drei Stockwerke eine Hausgemeinschaft für aktive Senioren mit 15 separaten Wohnungen und Gemeinschaftsbereichen. In der Etage darunter lebt eine Wohngruppe für Menschen mit Demenz, und im Erdgeschoss werden in einer Tagespflegeeinrichtung pflegebedürftige Menschen mit und ohne Demenz betreut, die morgens zu Hause abgeholt und abends wieder zurückgebracht werden.

Für jemanden, der sich zum ersten Mal mit dem Thema der Betreuung von Menschen mit Demenz befasst, muss diese Vielfalt so unübersichtlich wirken wie das verzweigte Straßennetz einer Großstadt. Deshalb hier nun eine Navigationshilfe.

Betreutes Wohnen

Im Prinzip versteht man unter dem Begriff »betreutes Wohnen« eine abgeschlossene Wohnung – gemietet oder gekauft – innerhalb von Gebäuden oder Anlagen, die seniorengerecht gebaut und ausgestattet ist. Zusätzlich zum Miet- oder Kaufvertrag werden Verträge über verschiedene Dienstleistungen abgeschlossen. Betreutes Wohnen ist somit für Senioren interessant, die nicht pflegebedürftig sind, aber trotzdem Hilfsdienstleistungen in Anspruch nehmen möchten.

Der zusätzliche Betreuungsvertrag regelt den Umfang weiterer Leistungen. Der Grundservice umfasst haustechnische Dienste, für die ein monatlicher Pauschalbetrag angesetzt wird – egal, ob die Dienste in Anspruch genommen wurden oder nicht. Serviceleistungen wie Hausnotruf, Wohnungsreinigung, Vermittlung von Hilfeleistungen, Mahlzeitendienste, Fahr- und Begleitdienste gehören in der Regel zu den Zusatzleistungen, die nach Bedarf angefordert und gesondert abgerechnet werden. Diese Angebote variieren von Anbieter zu Anbieter und sind außerdem uneinheitlich gestaltet. »Betreutes Wohnen« garantiert also keineswegs ein umfassendes Betreuungs- und Versorgungsangebot oder einen bestimmten Leistungsumfang.

Für ein Paar, bei dem sich zum Beispiel der Mann um seine an Demenz erkrankte Frau kümmert, kann sich betreutes Wohnen trotzdem gut eignen, weil sich so leichter Entlastung organisieren lässt. Vor allem dann, wenn die Anlage für betreutes Wohnen an eine Senioreneinrichtung angegliedert ist. Auf diese Weise ist bei Bedarf das Angebot für Verpflegung, Reinigungs- und Wäscheservice oder auch Pflegeleistungen nah und lässt sich aus einer Hand organisieren. Auch ein späterer Umzug bei Pflegebedürftigkeit kann bei manchen Einrichtungen vertraglich geregelt werden.

Mehrgenerationenhäuser

Der Begriff »Mehrgenerationenhaus« wird in zwei Bedeutungen verwendet, was häufig zu Missverständnissen führt. Es kann sich dabei um eine Wohnform handeln, in der sich verschiedene Generationen zusammen für das gemeinsame Wohnen in einem Haus oder Wohnprojekt entschieden haben: Familien, Alleinstehende und Senioren leben darin in abgeschlossenen Wohneinheiten, Nachbarschaftshilfe und gemeinschaftliches Leben sind aber wesentlicher und bewusst gewählter Bestandteil der Hausgemeinschaft. Schon in der Planungsphase sollten aber auch die Vorstellungen der Beteiligten diskutiert werden, ob, wie lange und in welchem Rahmen die Gemeinschaft ältere Mitbewohner mitbetreuen kann, deren Hilfebedarf zum Beispiel aufgrund einer Demenz wächst.

Zum anderen gibt es etwa 500 Mehrgenerationenhäuser in Deutschland, in denen sich verschiedene Generationen treffen, aber nicht zusammenleben.[11] Diese Begegnungszentren sind dafür gedacht, Familien zu entlasten, indem Betreuung von Kindern und Senioren angeboten wird. Außerdem gibt es praktische Hilfe bei Fragen rund um Pflege und Betreuung Demenzkranker. Betroffene und Angehörige finden Unterstützung, Senioren können sich selbst engagieren. Mehrgenerationenhäuser fungieren also als zentrale Anlaufstellen, an denen Menschen in ihrer Nachbarschaft das finden sollen, was sie im Alltag brauchen.

Dazu werden freiwillig Engagierte aller Generationen eingebunden: Sie machen zwei Drittel der Aktiven aus, der Rest sind fest angestellte Mitarbeiter. Diese Einrichtungen für Generationen stärken die soziale Infrastruktur vor Ort und entlasten Familien, Alleinerziehende und pflegende Angehörige. Die Mehrgenerationenhäuser gehen auf eine Initiative von Hildegard Schoos zurück, die 1980 das erste Mütterzentrum in Salzgitter gründete. 2003 entwickelte sie das Konzept weiter – zusammen mit der damaligen niedersächsischen Familienministerin Ursula von der Leyen. Zwei Jahre später startete diese als Bundesfamilienministerin das Aktionsprogramm Mehrgenerationenhäuser.

Ambulant betreute Wohnpflegegemeinschaft

Es gibt zwei verschiedene Arten von Wohnpflegegemeinschaften (WPG) oder auch »Demenz-WGs«: Einmal solche in Trägerverantwortung, also betrieben von Kirchen, Wohlfahrtsverbänden oder gewerblichen Pflegeunternehmen. Sie bieten Wohnen, Betreuung und Pflege als gekoppelte Leistungen an. Wer dort wohnt, begibt sich in die Verantwortung eines Trägers wie beim Einzug in ein Pflegeheim.

Selbst verantwortete WPGs, die zweite Variante, werden zusammen von und mit anderen betroffenen Angehörigen gegründet. Hier leben ihre demenzkranken Verwandten gemeinsam und werden vom Team eines ambulanten Pflegedienstes rund um die Uhr betreut. Man kann sich auch einen Platz in einer schon bestehenden Gruppe suchen.

Zwar trägt jede dieser privat organisierten Wohn- und Betreuungsformen ihre ganz individuellen Züge, aber die Initiatoren der Demenz-WGs müssen sich an bestimmte Mietformalitäten und gesetzliche Vorgaben halten. So müssen Vermietung und

Pflege zum Beispiel voneinander getrennt sein. Ein Pflegedienst kann also keine Wohnpflegegemeinschaft betreiben und gleichzeitig als Vermieter auftreten. Jeder Erkrankte schließt, vertreten durch Angehörige oder einen gesetzlichen Betreuer, einen Einzelmietvertrag mit dem Wohnungseigentümer ab. Alle weiteren Regelungen für Wohnpflegegemeinschaften legt jedes Bundesland gemäß der eigenen Gesetze fest.

Die Verantwortung für die Wohngemeinschaft liegt in der Hand der Mieter beziehungsweise ihrer Angehörigen. Sie planen Anschaffungen, suchen gemeinsam neue Mitbewohner aus oder einen geeigneten Pflegedienst. Dieser führt die notwendige Pflege und Betreuung ambulant im Auftrag der Gemeinschaft durch. Er ist also stets »Gast« in der WG, und zwar auch dann, wenn eine Rund-um-die-Uhr-Betreuung vereinbart ist und die Mitarbeiter des Pflegedienstes quasi mit den WG-Mitgliedern zusammenleben.

Idealerweise leben in der Demenz-WG acht bis zwölf Betroffene in einer großen Wohnung mit Einzelzimmern, einer Wohnküche und einem Gemeinschaftsraum. Die Räume sind mit den privaten Möbeln der WG-Mitglieder eingerichtet. Die übrige Ausstattung sollte sich für die Versorgung einer großen Gruppe eignen: etwa ein Esstisch für mindestens zwölf Personen, Möbel fürs gemeinsame Wohnzimmer, eine Küchenausstattung mit viel Arbeitsfläche und Stauraum, barrierefreie Badezimmer (maximal für je drei Mieter ein Bad) und Toiletten. Die Pflege schwerkranker Menschen erfordert zudem Pflegebetten in den Einzelzimmern, Liegesessel in den Gemeinschaftsräumen, breite, rollstuhlgerechte Türen, eventuell Handläufe und ein Notrufsystem.

Der WG-Tag folgt dem individuellen Lebensrhythmus seiner Mitglieder, genau wie in einem Privathaushalt auch – jeder kann beispielsweise aufstehen und zu Bett gehen, wann er will. An den Alltagsaktivitäten im Haushalt wie Kochen, Waschen, aber auch am gemeinsamen Essen, Singen, Spielen oder Feiern beteiligt sich jeder im Rahmen seiner Möglichkeiten, nach seinen Bedürfnissen sowie nach Lust und Laune.

Gerade im fortgeschrittenen Stadium der Demenz, wenn sich die Gesundheit stark verschlechtert und zunehmend problematische Verhaltensweisen auftreten können wie Aggressivität, Schreien oder Wahnvorstellungen, hilft die von Normalität und Gelassenheit geprägte Atmosphäre der überschaubaren WG allen Beteiligten. Voraussetzung für die optimale Betreuung ist allerdings, dass der Pflegedienst eng mit den Angehörigen zusammenarbeitet und ein festes Team mit gut ausgebildeten Fachkräften beschäftigt. So ist es dann möglich, dass die demenzkranken Menschen bis zu ihrem Tod in der WG leben können und in der Sterbephase liebevoll betreut werden.

Menschen, die sich entschlossen haben, ihre altersverwirrten Angehörigen in einer Demenz-WG leben zu lassen, fühlen sich entlastet. Das liegt daran, dass sie wieder ein Stück mehr eigenes Leben haben dürfen. Zudem nimmt die körperliche Belastung ab, und sie können sich psychisch wieder erholen. Die meisten engagieren sich weiterhin, meist nach Absprache mit den anderen Angehörigen und dem Pflegeteam in der WG. Sie müssen aber ihr Schicksal, ihre Verantwortung und ihren Kummer nicht mehr alleine tragen. In der Gemeinschaft mit den anderen Angehörigen und den Mitarbeitern des Pflegeteams wird es erträglicher, den geliebten Menschen zu begleiten. Wie der Alltag in einer Wohnpflegegemeinschaft aussieht, habe ich selbst erlebt (siehe Seite 78).

Wohngruppen in Pflegeheimen
Ganz nach dem Vorbild der ambulant betreuten Wohnpflegegemeinschaften verändern inzwischen immer mehr Pflegeheime ihre Betreuungskonzepte und nehmen dafür oft auch architektonische Veränderungen vor. Stationen werden auf Wohngruppengröße verkleinert, Aufenthalts- oder Speiseräume mit Einbauküchen nachgerüstet, wo dann für und mit den Bewohnern gekocht werden kann. Tageszeitliche Strukturen in den Wohngruppen richten sich mehr an den Bedürfnissen der Bewohner aus, etwa an ihrem persönlichen Tagesrhythmus und ihren Gewohnheiten und Vorlieben. Solche Pflegeeinheiten werden oft auch »De-

menzstation« oder »beschützter Bereich« genannt. Sie bilden innerhalb der Einrichtung meist eine autonome Einheit mit einem eigenen Team und eigener Leitung.

Demenz-Wohngruppen in Einrichtungen sind auf dem Vormarsch, denn das Leben in einer überschaubaren Wohngruppe gibt Menschen mit Demenz viel Halt und Geborgenheit, weil sie hier nur selten allein bleiben müssen.

Pflegeoasen

Pflegeoasen sind große Räume in stationären Pflegeeinrichtungen, in denen zwischen drei und sieben Menschen mit schwerer Demenz, die häufig bereits bettlägerig sind, rund um die Uhr versorgt werden. Das Besondere daran ist, dass ein bis zwei Pflegekräfte permanent im Raum anwesend sind. Anlass für die Entwicklung dieses Betreuungskonzepts waren Beobachtungen und Erfahrungen, dass Menschen in fortgeschrittenen Stadien einer Demenzerkrankung Stress erleben, wenn sie längere Zeit allein, also ohne Begleitung sind.[12] Doch bis heute sind sich Pflegewissenschaftler uneins über die positiven Auswirkungen auf Demenzbetroffene und Pflegekräfte. Das Kuratorium Deutsche Altershilfe (KDA) befürchtete sogar einen Rückschritt in die Ära der Mehrbettzimmer.[13] Das KDA hat daraufhin aber ein eigenes architektonisches Konzept entwickelt, das es erlaubt, acht bettlägerige Demenzkranke in ihrer letzten Lebensphase ähnlich intensiv zu begleiten, als lägen sie alle zusammen in einem Raum.[14] »Jeder Bewohner erhält dabei ein eigenes Zimmer mit weit zu öffnenden Türen, die allesamt vom zentral gelegenen Küchen- und Aufenthaltsraum einsehbar sind. So sind auch Menschen mit Demenz in ihrer letzten Lebensphase nicht vom sozialen Leben ausgeschlossen, sondern können zumindest passiv daran teilhaben«, beschreibt KDA-Geschäftsführer Dr. Peter Michell-Auli die abgewandelte Version.[15]

Eine Studie der Pflegewissenschaftlichen Fakultät der Philosophisch-Theologischen Hochschule Vallendar (PTHV) kommt 2011 hingegen zum Ergebnis, dass sich die Lebensqualität der Bewohner in der Einraum-Pflegeoase leicht verbessert.[16] Den

Vorteil der Pflegeoase im Vergleich zur herkömmlichen Versorgung sehen die Angehörigen laut dieser Studie in der Tatsache, dass der Demenzkranke nicht mehr isoliert im Einzelzimmer liegt und so besser beobachtet wird. Zudem ist die Belastung der Mitarbeiter in der Pflegeoase eindeutig geringer: Sie sind offenbar emotional weniger erschöpft und mit ihrer Arbeit zufriedener.[17] In einer Evaluierungsstudie im Seniorenzentrum Holle[18] zeigte sich, dass die Bewohnerinnen der Pflegeoase häufiger und länger die Augen öffneten, häufiger Blickkontakt suchten, den Mitarbeiterinnen mit den Augen im Raum folgten, vermehrt sprachen und auch gut auf Ansprache reagierten. Zudem aßen sie besser und legten an Gewicht zu.

Tagespflege

Vor allem berufstätige Menschen, die sich zusätzlich um ihre demenzkranken Angehörigen kümmern, suchen oft händeringend nach geeigneten Betreuungsangeboten während ihrer Arbeitszeit. Denn sie wissen, dass sich in der Zeit ihrer Abwesenheit die betroffenen Angehörigen kaum ausreichend selbst versorgen – also genug essen und trinken – oder ihren Tag selbstständig strukturieren können. Und wer Hilfe beim Toilettengang benötigt, kann damit schließlich nicht bis zum Abend warten. Als Gäste einer Tagespflegeeinrichtung sind Menschen mit Demenz nicht allein und einsam sowie zugleich gut versorgt und betreut – jeden Tag von 8 oder 9 Uhr bis 17 oder 18 Uhr.

Zwar übersteigt noch immer die riesige Nachfrage das Angebot an Tagespflegeplätzen. Doch mittlerweile bieten immer mehr ambulante Pflegedienste und stationäre Pflegeeinrichtungen zusätzlich zu ihren Leistungen auch Tagespflege an. Ambulante Pflegedienste erhalten sich auf diese Weise ihre bisherigen Pflegekunden länger. Pflegeheime wiederum möchten aus dem Kreis ihrer Tagespflegegäste spätere Kunden gewinnen: Wer sich hier schon tageweise wohl fühlt, entscheidet sich später leichter für einen Daueraufenthalt in dieser Einrichtung. Schon diese Konkurrenz sorgt für eine hohe Qualität der angebotenen Leistungen in der Tagespflege.

Diese Leistungen variieren von Anbieter zu Anbieter, üblicherweise wird aber Folgendes angeboten:

- mehrere Mahlzeiten (Frühstück, Mittagessen, Nachmittagskaffee, manchmal auch Abendessen)
- Pflege und Betreuung, also Hilfe beim Essen, beim Toilettengang, spezielle gerontopsychiatrische Betreuung
- Freizeit- und Beschäftigungsprogramm: Gymnastik, Gedächtnistraining, gemeinsames Vorlesen, Kochen, Spiele, Singen, Spaziergänge, Ausflüge
- Fahrdienst, der die Tagespflegegäste morgens abholt und abends wieder nach Hause bringt

Tagespflegeeinrichtungen sind sehr wohnlich ausgestattet, bieten Gemeinschaftsräume, aber auch Rückzugs- und Ruhemöglichkeiten. Das betreuende Personal besteht in der Regel aus examinierten Altenpflegekräften, Sozialarbeitern oder -pädagogen und angelernten Pflegehilfskräften. Immer häufiger engagieren sich dort auch ehrenamtliche Mitarbeiter, meist Bürger aus der Nachbarschaft oder Angehörige der Tagesbesucher.

Betreuungsgruppen

Betreuungsgruppen sind ein weiteres Angebot, das – wie die Tagespflege – pflegende Angehörige von Demenzkranken entlasten soll. Die Teilnehmer treffen sich regelmäßig, zum Beispiel einmal pro Woche für zwei bis vier Stunden. Ausgebildete Fachkräfte und speziell geschulte Helfer(innen) beschäftigen eine Gruppe von sechs bis zehn Teilnehmern mit dem gleichen Programm wie in einer Tagespflege: Sie regen an, fördern noch vorhandene Fähigkeiten – und das alles in einer angenehmen Wohlfühlatmosphäre. Der immer gleiche Ablauf dieser Treffen sorgt für Sicherheit, Geborgenheit und Orientierung.

Die Angehörigen wiederum haben durch Betreuungsgruppen einen regelmäßigen, verlässlichen Zeitrahmen, den sie für sich nutzen können: zum Entspannen, aber auch um Termine wahrzunehmen, Einkäufe oder Behördengänge zu erledigen. Wenn sie selbst mitmachen in der Betreuungsgruppe, erlernen sie Techniken wie zum Beispiel die integrative Validation (IVA), die den Umgang mit Demenzkranken erleichtert. Auch der Austausch mit den Betreuungskräften und anderen Angehörigen kann helfen und entlasten.

Hilfe aus Osteuropa

Wer für die Betreuung von Angehörigen Hilfe im osteuropäischen Ausland sucht, begibt sich auf ein schwieriges Terrain und muss gut informiert sein. Immer dann, wenn etwas nicht klar und verbindlich geregelt ist, entstehen Grauzonen oder vermeintlich rechtsfreie Räume, in denen sich auch windige Geschäftemacher tummeln. Das Angebot von Vermittlern ist groß, und es klingt ja auch sehr verlockend, wenn kompetente, fürsorgliche und zuverlässige Betreuung rund um die Uhr für die demenzkranke Oma auch noch bezahlbar bleibt oder sogar »günstig« zu haben ist – wie es die Anzeigen versprechen. Nach Schätzungen sind in Deutschland 150 000 Osteuropäer illegal im Pflegebereich tätig: die einen als Scheinselbstständige, die anderen formal entsendet von einer ausländischen Firma.[19]

Wer aber illegal eine dieser Helferinnen beschäftigt, muss mit Geldstrafen bis 5 000 Euro rechnen. Der sicherste Weg führt deshalb über die Bundesagentur für Arbeit. Deren Zentrale Auslands- und Fachvermittlung (ZAV) vermittelt Staatsangehörige als Haushaltshilfen aus folgenden EU-Staaten: Polen, Slowakei, Slowenien, Ungarn, Tschechien, Estland, Lettland, Litauen, Zypern und Malta. Mit Bulgarien und Rumänien gibt es gesonderte Vermittlungsabsprachen: Über die ZAV dürfen auch private Agenturen vermitteln. Das sind die Voraussetzungen[20]:

- Die ausländischen Helferinnen dürfen neben hauswirtschaftlichen Tätigkeiten seit Januar 2010 auch pflegerische Alltagshilfe leisten.

- Sie benötigen keinerlei berufliche, sprachliche oder sonstige Qualifikationen und dürfen maximal drei Jahre versicherungspflichtig in Vollzeit beschäftigt werden.
- Die Arbeitgeber sind Privathaushalte mit einer pflegebedürftigen Person der Pflegestufen 1, 2 oder 3 oder mit einer blinden Person.
- Zahlung und wöchentliche Arbeitszeit entsprechen den tariflichen Vereinbarungen, außerdem gilt der gesetzliche Urlaubsanspruch. Seit August 2010 gelten in der Pflegebranche Mindestlöhne, die seit 1. Juli 2013 bei 9 Euro (West) und 8 Euro (Ost) liegen.
- Es gilt die allgemeine Versicherungspflicht in der Sozialversicherung.

Es gibt aber eine weitere Form der Beschäftigung von Haushaltshilfen und Pflegekräften: Die innerhalb der EU geltende Dienstleistungsfreiheit ermöglicht es selbstständig Tätigen, in jedem der Mitgliedstaaten ihre Arbeit anzubieten und durchzuführen. Sie benötigen im Rahmen der EU-Freizügigkeit keine Arbeitserlaubnis. Als Selbstständige dürfen sie aber keinen Weisungen eines Arbeitgebers unterworfen sein (weder in ihrem Herkunftsland noch in Deutschland) und müssen Art, Ort, Zeit und Ausführung der Arbeit selbst bestimmen. Um nicht unter den Verdacht der Scheinselbstständigkeit zu geraten, müssen diese Personen jederzeit nachweisen können, dass sie mehr als nur einen Auftraggeber haben.

Aber: Nach einem Urteil des Amtsgerichts München vom 11. November 2008 ist es illegal, osteuropäische Pflegekräfte im Haushalt als Selbstständige zu beschäftigen. Sie gelten de facto als abhängig, also wie Angestellte des Haushalts. Richter Heinz Mecklinger schließt sich damit der unter Behörden vorherrschenden Meinung an. Der Zoll in Form der Finanzkontrolle Schwarzarbeit (FKS) begrüßt das

Urteil, gäbe es doch endlich Rechtssicherheit, vor allem für die ausländischen Pflegekräfte, die im 24-Stunden-Bereitschaftsdienst bislang immer wieder ausgebeutet worden seien. Das Urteil »illegal« heiße aber nicht, dass der Zoll fortan deutsche Wohnungen nach illegalen Pflegern durchkämmen werde. Das FKS wird nur dann aktiv, wenn von anderen Behörden Hinweise eingehen. Den betroffenen Familien empfiehlt FKS-Chef René Matschke, Haushaltshilfen über die Bundesagentur für Arbeit zu engagieren.[21]

Eine dritte Beschäftigungsvariante bietet das Arbeitnehmerentsendegesetz. Danach kann ein Mitarbeiter auf Weisung seines Arbeitgebers im EU-Ausland arbeiten, aber nur mit folgender Einschränkung: Für eine in Deutschland arbeitende Helferin muss nach ihrem Einsatz auf jeden Fall ein Stammarbeitsplatz in einem Unternehmen im Heimatland vorhanden sein, an dem sie nach ihrer Rückkehr ihre Beschäftigung fortsetzt. Um hier sicher sein zu können, dass alles legal ist, lässt man sich deshalb von der vom ausländischen Pflegedienst geschickten Mitarbeiterin einen Entsendeausweis zeigen. Dieses auch als »Formular 101« bezeichnete Dokument bestätigt, dass sie über ihren entsendenden Arbeitgeber krankenversichert ist.

Alles klar? Ich finde nicht. Denn in allen Fällen müssen sich die Angehörigen danach erkundigen, ob alles mit rechten Dingen zugeht, damit sie sich nicht strafbar machen: Hat die selbstständig arbeitende Pflegekraft auch weitere Auftraggeber? Kehrt die entsendete Haushaltshilfe nach ihrer Tätigkeit in meiner Familie tatsächlich an einen eigenen Arbeitsplatz in ihrem Herkunftsland zurück? Wer all das zweifelsfrei nachweisen will, muss schon einen Privatdetektiv anheuern.

Für welche Form der Betreuung Angehörige sich auch immer entscheiden – wichtig ist, dass sie die Last und Verantwortung nicht allein tragen. Dazu sollten sie unbedingt den Austausch mit anderen suchen, zum Beispiel in Selbsthilfegruppen, und den Rat von Pflegeprofis annehmen. Ich lerne immer wieder Angehörige kennen, die dies nicht tun oder zu lange gezögert haben, Hilfe anzunehmen – und am Ende noch selbst zum Pflegefall werden.

Ein Grundbedürfnis für Menschen mit Demenz ist es, die Nähe von vertrauten Menschen zu spüren, die ihnen offen und verständnisvoll begegnen. Aber aus ganz unterschiedlichen Gründen können genau das Angehörige nicht immer leisten. Betrachtet man die verschiedenen Möglichkeiten, wie man Menschen mit Demenz betreuen und pflegen kann, dann kommt aber diesem Ideal eine Form besonders nahe: Die Betreuung in einer kleinen Gruppe, in der Profis und Angehörige Hand in Hand zusammenarbeiten, so wie es in einer Wohnpflegegemeinschaft für Menschen mit Demenz möglich ist. Damit ich mir davon ein besseres Bild machen kann, hat mich die WPG Hinschenfelde in Hamburg eingeladen.

Wie »Gäste« ein schönes Zuhause bereiten können ...

Es müssen entsetzliche Stunden für Frau Klaas gewesen sein. Seit mittlerweile fünf Jahren ist die an Demenz erkrankte Frau von ihrem Mann zu Hause liebevoll versorgt worden, unterstützt von der berufstätigen Tochter. Aber an diesem Morgen gibt es kein Frühstück. Ihr Mann kann ihr nicht beim Anziehen helfen oder sie zur Toilette bringen. Er ist in der Nacht gestorben.

Frau Klaas ist völlig hilflos. Sie kann die von innen verschlossene Wohnung nicht verlassen – sie weiß schon lange nicht mehr, wie das geht. Ohne ihren Mann ist sie vollkommen orientierungslos. In stiller Verzweiflung sitzt sie neben ihrem toten Mann, bis abends die Tochter vorbeikommt.

Dieser Tag hat Frau Klaas aus der Bahn geworfen. Neben ihrer Demenz wird nun auch eine tiefe Depression mit Suizidgefahr festgestellt: Sie leidet unter Panikattacken und einer unbeschreiblichen Angst. Diese Angst setzt ein, sobald sie nur für wenige Minuten ohne körperlichen Kontakt zu einem Menschen ist oder niemanden hat, der freundlich und ruhig mit ihr spricht.

Nun lebt sie in der Wohnpflegegemeinschaft Hinschenfelde in Hamburg. Mit ihr untergehakt wandere ich gerade zum gefühlten dreißigsten Mal von der Sitzgruppe am Eingang bis zur Wohnküche. Immer wieder schaffe ich es, Frau Klaas für eine Minute von ihrer Angst abzulenken. Aber kaum ist es mir gelungen, kann ich in ihren Augen und Gesichtszügen sehen, wie die Angst zurückkommt. Dann klammert sie sich an mich und wird ganz steif vor Entsetzen.

Jetzt aber gibt es Mittagessen. Lachs in Zitronensauce mit Reis. Hauswirtschafterin Elke stellt die große Pfanne auf den Tisch. Dort haben sich schon einige Mitbewohnerinnen von Frau Klaas versammelt: Ergotherapeutin Grit, Altenpfleger Klaus und Praktikantin Inge rücken Stühle, helfen dabei, dass sich die Damen zurechtfinden. Frau Meister, eine kleine, sehr resolute Frau, möchte schon wieder aufstehen. »Muss weg«, murmelt sie, sie hat eben immer was zu erledigen. Aber da steht schon ein voller Teller vor ihr, liegt bereits eine Gabel in ihrer rechten Hand. Gut, dann bleibt sie eben noch für einen Happen. Kaum hat sie zwei Bissen geschluckt, muss sie dann aber wirklich los. Grit hilft ihr beim Aufstehen, schnappt sich dabei den Teller von Frau Meister und wandert mit ihr ein Stückchen um den Tisch. Am anderen Ende der U-förmigen Tafel schlägt Grit eine kleine Rast vor – und Frau Meister setzt sich auch tatsächlich hin und isst ihren Teller fast leer.

Sogar Frau Klaas isst nun eine kleine Portion, möchte dann aber lieber Pfirsich-Joghurt. Zusammen mit Inge geht sie zum Kühlschrank, bekommt, was sie sich gewünscht hat, und wandert mit Klaus weiter zum Sofa. Dort löffelt sie in ihrem Becher und schaut Klaus zu, wie er es sich neben ihr gemütlich macht, vor sich hinsummt und zusammenpassende Socken aus einem Wäschekorb fischt, der seit dem Morgen dort steht. In diesem Moment fühlt sich Frau Klaas sichtlich wohl.

Sie lebt jetzt seit August 2009 hier und teilt sich die 360 Quadratmeter große, hell und farbenfroh gestaltete Wohnung mit neun anderen Damen sowie Lisa, einer ebenfalls in die Jahre gekommenen Hundedame. »Als reine Frauen-WG war das aber nicht geplant, es hat sich einfach so ergeben«, lacht Gabi Reiss. Sie arbeitet als Team- und Einsatzleiterin der WPG und kommt von der Hamburger Gesundheitshilfe, dem ambulanten Pflegedienst, der von Beginn an hier im Auftrag der Angehörigen tätig ist. Zuerst gab es nur drei WG-Mitglieder, Frau Reiss wurde aber bald von den dreien beauftragt, weitere Interessenten zu finden. »Das war gar nicht so leicht«, sagt die sympathische Endvierzigerin. »Aber mit meiner Erfahrung aus einer anderen Pflegewohngemeinschaft habe ich gewusst, worauf es ankommt, damit die Gemeinschaft später auch harmoniert.« Reiss besuchte dafür alle Interessenten zu Hause, um Antworten auf die wichtigsten Fragen zu finden: Ist dieser Mensch eher Einzelgänger oder geselliger Typ? Könnte er mit Herkunft, Lebensgeschichte, aber auch mit seinem Krankheitsbild zu den anderen passen? Wer diesen ersten Test »bestanden« hatte, wurde zusammen mit seinen Angehörigen zu einer Art Bewerbungsgespräch mit den Angehörigen der bereits bestehenden Kerngruppe eingeladen. »Je intensiver sich schon im Vorfeld alle miteinander austauschen und über ihre Wünsche und Vorstellungen sprechen, desto weniger gibt es später Schwierigkeiten.«

Da hilft es auch, wenn man gemeinsam eine Basis schafft. »Ein paar grundsätzliche Dinge sollten vertraglich schon festgelegt werden: Selbstverständlich muss jedes WG-Mitglied, stellvertretend sein gesetzlicher Betreuer, einen Vertrag mit dem Vermieter abschließen, ebenso einen Pflegevertrag mit dem Pflegedienst.« Die Mitglieder haben außerdem eine Gemeinschaft bürgerlichen Rechts (GbR) gegründet, damit sie gemeinsame Anschaffungen tätigen, Versicherungen abschließen und ein Konto für die Haushaltskasse führen können.

»Und Anschaffungen gibt's genug, denn immer mal wieder geht was kaputt: Wir haben drei Kühlschränke und drei Tiefkühlschränke. Unsere zwei Waschmaschinen und der Trockner laufen fast rund um die Uhr, die Spülmaschine mindestens viermal am Tag. Inzwischen überlegen wir uns, ob wir da nicht auf leistungsfähigere Industriegeräte umsteigen«, sagt Reiss. Wenn sie von »wir« spricht, ist es nicht immer ganz leicht zu verstehen, welches »wir« sie damit meint. Eigentlich müsste sie während unseres Gesprächs, zu dem wir uns in eine lauschige Sitzecke zurückgezogen haben, jedes Mal erklären, in welcher Funktion sie gerade spricht: als Teamleitung oder als Angehörige.

Denn vor zwei Jahren hat Reiss ihre demenzkranke Mutter nach Absprache mit den anderen Angehörigen aus dem Pflegeheim geholt. Nun lebt die 76-jährige Frau am Arbeitsplatz ihrer Tochter. Gerade kommt sie um die Ecke. »Mama, wir brauchen hier noch ein bisschen. Weißt du, die Frau hier schreibt ein Buch über uns und ich erzähle ihr dazu etwas«, vertröstet sie die Mutter noch ein bisschen. »Du weißt doch gar nichts!«, wirft Reiss senior ein und freut sich mit, als wir alle lachen. Dann entdeckt sie die Schokoladentafel auf dem Tisch. Sie bekommt ein Stück und zieht sich wieder zurück. In der nächsten halben Stunde wird sich dieses Schokoladenritual noch dreimal wiederholen.

»Wie können Sie da professionelle Distanz wahren, es ist ja Ihre Mutter?«, frage ich Frau Reiss. »Das ist nicht immer einfach, und wenn ich mit meiner Mutter in ihrem Zimmer alleine bin, werde ich sofort auf meine Tochterrolle reduziert und reagiere natürlich auch anders. Deshalb tausche ich am liebsten und übernehme dafür das Waschen und An- oder Ausziehen einer Zimmernachbarin, denn oft reagiert meine Mutter auf meine Aktionen abwehrend. Wenn eine andere Pflegekraft dasselbe tut, findet das meine Mutter prima.«

Diese Rollenproblematik ist das, was pflegende Angehörige oft am meisten belastet. Auch meine Mutter hatte zuletzt mit meiner Oma Ilse die größten Schwierigkeiten bei alltäglichen Dingen. Und erst als sie schließlich in einem nahegelegenen Pflegeheim wohnte, konnten die beiden Frauen miteinander wieder herzlich umgehen.

Lässt sich dieser Effekt auch bei den Angehörigen der Mitbewohner erkennen? Gabi Reiss, die Frau in der Doppelrolle, kann das nur bestätigen: »Die meisten der Angehörigen sind berufstätig oder wieder berufstätig. Sie kommen einmal oder öfter in der Woche vorbei, meist sprechen wir uns darüber ab, manche haben bestimmte Tage dafür festgelegt. Wenn sie kommen, dann kommen sie gerne, und sie besuchen nicht explizit ihre Angehörigen, sondern irgendwie alle. Schließlich kennen sie sich ja nun auch schon lange Zeit. Wer da ist, hilft auch mit – beim Essenanreichen und Beschäftigen oder einfach bei allem, was so anfällt. Unsere Angehörigentreffen haben am Anfang zweimal im Monat stattgefunden. Jetzt setzen wir uns alle sechs Wochen zusammen und zusätzlich bei Bedarf.«

Wie gut all das in der Praxis funktioniert, spüre ich während meines Besuchs immer deutlicher. Wie ein langer, ruhiger Fluss zieht der Tag mit seinen Aktivitäten an uns vorüber. Jede Bewohnerin darf ihren ganz eigenen Rhythmus haben. Außerdem wird ein freundlicher und familiärer Umgangston gepflegt. Die Mitarbeiter duzen sich, und manchmal höre ich das vertraute Du auch zwischen Pflegekräften und Bewohnerinnen – eigentlich ein Tabu in der professionellen Pflege. Bewohner von Pflegeheimen werden generell gesiezt und mit ihrem Nachnamen angesprochen. »Das stimmt, wir richten uns da aber auch ganz nach den Wünschen unserer WG-Mitglieder, wir nennen das ›therapeutisches Duzen‹. Frau Meister zum Beispiel hat uns immer schon geduzt und eines Tages gefragt, warum wir nicht Helga zu ihr sagen. Sie ist fest davon überzeugt, dass wir sie seit ihrer Geburt kennen. Das stimmt natürlich nicht, aber seitdem ist sie eben unsere Helga.«

Kann diese ganz besondere persönliche Nähe nicht manchmal auch zum Problem werden? »Ja, sicher unterscheidet das unsere Arbeit von der üblichen ambulanten und stationären Pflege«, sagt Reiss. »Wenn eine unserer Damen krank wird oder stürzt, dann leiden irgendwie alle stark mit. Diese Nähe ist auch ein wiederkehrendes Thema in unseren Dienstbesprechungen alle zwei Wochen. Hier machen wir Supervision, reflektieren also unser Verhalten und führen kollegiale Beratungen durch.« Die Mitarbeiter werden immer daran erinnert, dass sie nur Gäste und (Pflege)-

Dienstleister in dieser Wohngemeinschaft sind. »Wer sich das bewusst macht, der kann hierherkommen und unsere Damen versorgen und pflegen. Er kann waschen, kochen, saubermachen, aufräumen, beschäftigen, unterhalten, vorlesen, singen, spielen, trösten, schmusen und mit ihnen spazieren gehen und ihnen dabei immer respektvoll und wertschätzend begegnen.«

Bei meiner Wanderung vorhin mit Frau Klaas konnte ich auch immer mal Blicke in die Zimmer werfen, bin an voll gehängten Wäscheständern vorbeigekommen und an Haufen mit Krimskrams auf Kommoden und Ablagen. Nein, wie in einem Pflegeheim sieht es hier wirklich nicht aus. Sondern wie in einer ganz normalen Wohnung. »Ja, stimmt, das sieht hier eben aus wie zu Hause«, bestätigt Reiss. »Lange Zeit war das auch ein Problem für die Angehörigen. Die meinten, wir sollten hier besser aufräumen.« Die Teamleiterin legt den Kopf ein wenig schief: »Aber warum eigentlich? Sollen sich unsere Damen nun hier wie zu Hause fühlen oder wie in einem Pflegeheim?«, fragt sie und erzählt gleich weiter: »Die räumen zu zehnt laufend alles, was ihnen in die Finger kommt, von A nach B und später noch dreimal woanders hin. In den Schränken finden wir ständig Dinge, die einer anderen gehören.« So haben die Mitarbeiter es mittlerweile offenbar aufgegeben, Socken und Unterwäsche einer bestimmten Person zuzuordnen, nur die Kleidung trägt noch Namensschildchen. »Aber wenn mal einer die Bluse der anderen gefällt, räumt sie sie in ihren Schrank. Dann kann's passieren, dass sie am nächsten Tag die Bluse eben auch anzieht.«

Weil die WG-Bewohnerinnen viel laufen und deshalb auch immer mal wieder stürzen, tragen alle bis auf zwei Unterhosen mit Sturzprotektoren. Davon gibt es hier so viele, dass auch sie nur noch nach der richtigen Größe zugeordnet werden.

Wir hören ein lautes Bellen, Lisa braucht mal Ausgang, und Inge sucht noch eine Begleitung fürs Gassigehen. Dieses Mal kommt Frau Krüger mit. »Früher konnte einer von uns drei Damen auf den Spaziergang mitnehmen, inzwischen läuft jede sofort in eine andere Richtung. Seitdem gehen wir nur noch in Eins-zu-eins-Begleitung spazieren oder zum ›therapeutischen

Einkaufen‹, wie wir das nennen. Also Blumen oder mal was Süßes.« Was gegessen, getrunken und verbraucht wird in der WPG, das bringt ohnehin ein wöchentlicher Lieferdienst auf Bestellung.

Ein Thema liegt mir zum Schluss noch auf dem Herzen: Was wird passieren, wenn es einer der WG-Damen schlechter geht, sie im letzten Stadium der Demenz schließlich im Sterben liegt? Wird sie hier sterben dürfen? »Wir wollen alles tun, dass sie friedlich gehen kann. Und wir werden lernen müssen, damit umzugehen, denn bislang hatten wir diesen Fall noch nicht.« Gabi Reiss hat eine Zusatzausbildung in Palliative Care und ihr Team auch entsprechend darauf vorbereitet. »Aber die Angehörigen wollen von diesem Thema nichts hören, sie blenden es so weit es geht aus.« Deshalb hat sich Reiss auch für die Zukunft vorgenommen, in Vorgesprächen über die Aufnahme neuer WG-Mitglieder auf jeden Fall auch den Umgang mit dem Sterben ausführlich zu diskutieren. »Später wird es immer schwieriger, mit den Angehörigen darüber zu reden.«

Für mich wiederum wird es immer schwieriger zu gehen, so wohl fühle ich mich schon nach dieser kurzen Zeit. Sollte ich später mal eine Demenz bekommen, dann will ich hier einziehen. Für Menschen, die schon jetzt Bedarf haben, empfiehlt Gabi Reiss ein Beratungsgespräch mit der Hamburger Koordinationsstelle für Wohnpflegegemeinschaften. »Die Koordinationsstelle steht mit den Angehörigen von über 20 WPGs in der Stadt im ständigen Austausch und gibt freie Plätze sofort bekannt.«

Die Sozialwissenschaftlerin und Gerontologin Ulrike Petersen leitet die Koordinationsstelle. Dort berät ein Team aus Fachleuten Initiatoren, die solche Wohngemeinschaften gründen wollen, aber auch Wohnbauunternehmen und Pflegedienste. Außerdem unterstützt sie die Akteure in geplanten und bestehenden Wohnpflegeangeboten und hilft in Krisenfällen. »Dann vermitteln wir als neutrale Moderatoren zwischen den Angehörigen oder zwischen den Angehörigen und dem von ihnen beauftragten Pflegedienst. Manchmal genügt dafür ein gemeinsames Gespräch während eines Angehörigentreffens. Es kann aber auch schon mal vorkommen, dass wir einen solchen Prozess bis zu einem halben Jahr begleiten.« Von ihr möchte ich nun wissen, was denn das Leben in einer Pflegewohngemeinschaft kostet. Ist es teurer als in einem Pflegeheim zu leben?

»Grundsätzlich fallen Kosten in vier Bereichen an – für Wohnraum, Betreuung und Pflege sowie für Haushalt und private Bedürfnisse. Die WGs unterscheiden sich aber in ihrer Größe, Ausstattung und Zusammensetzung. Pflege- und Betreuungskosten machen zwar in allen Fällen den größten Anteil an den Gesamtkosten aus, lassen sich aber zum Beispiel nicht mit den Pflegesätzen von Heimen vergleichen.« In der ambulanten Pflege ist nämlich die Höhe der gezahlten Pflegeleistungen abhängig vom jeweiligen Leistungsbedarf des einzelnen Mieters. Jeder zahlt also nur die Leistungen, die er tatsächlich in Anspruch nimmt. Anders als im Pflegeheim, wo der Heimträger mit den Kassen einen bestimmten Pflegesatz aushandelt für jede Pflegestufe. Aber Petersen schränkt die Möglichkeit zu vergleichen noch weiter ein: »Zusätzlich ist die finanzielle Situation der WG-Mitglieder von Bedeutung, denn davon hängt ab, ob und in welcher Höhe der Sozialhilfeträger die anfallenden Kosten übernimmt, also zum Beispiel Sozialhilfe oder Wohngeld.«

Es ist wie immer, wenn ich einfache Fragen stelle: Jede Regelung und Bestimmung in der Pflegegesetzgebung ist kompliziert, schwer durchschaubar und erfordert Experten. Aber damit ich trotzdem Anhaltspunkte für WG-Kosten bekomme, überlässt mir Expertin Petersen eine Untersuchung, die sie 2011 durchführen ließ: Danach muss man in einer Hamburger WPG mit 330 bis 590 Euro Mietkosten rechnen, dazu kommt der Anteil an der Haushaltskasse, für den 200 und 300 Euro veranschlagt werden. Wie viel man für private Bedürfnisse ausgibt, ist jedermanns eigene Entscheidung. Für Aufwendungen bei Pflege und Betreuung können bei Pflegestufe 1 Kosten zwischen 2000 und 2500 Euro entstehen. Von der Pflegekasse gibt es 440 Euro, selbst zahlen muss man also die Differenz. Für Pflegestufe 2 fallen Kosten an zwischen 2000 bis 3100 Euro, die Pflegekasse zahlt davon 1040 Euro. In Pflegestufe 3 kostet die Versorgung

2 300 bis 4 100 Euro, davon übernimmt die Pflegekasse 1 510 Euro.

Die Endkosten in der WG können also zwischen 2 260 und 3 290 Euro liegen, sind zusätzliche Betreuungsleistungen bewilligt, verringern sich die Beträge noch einmal um 100 bis möglicherweise 320 Euro. Die Kosten für einen Heimplatz sind regional sehr unterschiedlich. Für Pflegestufe 1 liegen sie zwischen 1 490 Euro (Sachsen) und 2 967 Euro (NRW). Bei Pflegestufe 2 sind es 1 279 (Sachsen) und 2 584 Euro (NRW), und bei Pflegestufe 3 zwischen 1 432 Euro (Sachsen) und 3 131 Euro (NRW).[22]

4 Altenpflegekräfte: Unter Druck und ohne Anerkennung?

Was ich den vergangenen Jahren an Hingabe, knochenharter Arbeit, aber auch Lebensfreude bei professionell Pflegenden im Bereich der Altenpflege gesehen habe, hat mich tief berührt. Viele dieser Menschen haben ihre Berufung gefunden und stützen dabei ganz selbstverständlich und leise unsere Gesellschaft. Sie verdienen unser aller Dank, unsere Anerkennung – und eine bessere Bezahlung, als sie derzeit bekommen.

Als ich am Anfang von Ilses weite Welt stand, habe ich mir über ein Jahr Zeit genommen, um die Welt der Altenpflege kennenzulernen. Von meinen zahlreichen intensiven Eindrücken aus dieser Zeit möchte ich hier zwei Erlebnisse schildern.

Über Dr. Jens Bruder, meinen Mentor und den Mitbegründer der Deutschen Alzheimer Gesellschaft, lernte ich den Musiktherapeuten Jan Sonntag kennen. Ich war sehr neugierig, was Musik bei Menschen mit Demenz bewirken kann. Und so begleitete ich Sonntag bei einer seiner Therapiestunden in einem Pflegeheim. An zwei Tischen im Gemeinschaftsraum saßen zehn Damen. Keine Unterhaltung war zu hören, nur ein leises Wimmern. Schon mit der Körperhaltung zeigte jede der Frauen, dass sie völlig in ihrer eigenen Welt versunken war. Einer Frau tropfte Speichel aus dem Mund, eine andere zupfte sich am völlig geröteten Augenlid, und bei der nächsten war von der weiblichen Haarpracht nur ein kümmerliches Kränzchen geblieben.

»Die Schönheit liegt im Auge des Betrachters.« Eigentlich ein blöder Satz, aber hier musste ihn jeder für wahr erkennen, der nur kurz die Situation auf sich wirken ließ: Jan fing an, auf seiner Gitarre zu spielen, und sang dazu altbekannte Volkslieder. Behutsam wandte er sich nach und nach jeder Dame zu und sang, als ob es

nur sie geben würde. Die Damen richteten ihren Körper auf, hielten Jans Blick und sangen klar und deutlich mit. Ich war tief gerührt. Jan hatte sich einer vorher ganz verschlossenen Dame zugewandt und sang für sie »Am Brunnen vor dem Tore«. Sie schaute ihm tief in die Augen und während ihr eine Träne über die Wange lief, führte sie ihre zitternde Hand zu Jans Gesicht und streichelte ihm liebevoll über die Wange. Das war seine Belohnung und ein Moment voller Schönheit.

Mein zweites Erlebnis hatte ich im Pflegeheim Haus Ilse in Norderstedt bei Hamburg. In diesem gerontopsychiatrischen Fachpflegeheim wohnen etwa 60 Schwerstdemenzkranke. Einem Fremden fällt es nicht leicht, diese geschlossene Einrichtung zu betreten. Den Besucher empfangen Hilferufe, Wimmern, unangenehme Gerüche und Menschen, die sich höchst irritierend verhalten. Hier versucht ein Mann, sich ständig zu entblößen. Dort spuckt eine Frau jeden an, der vorbeikommt. Und gegenüber sitzt ein Mann, der sich ständig selbst schlägt. Auch wenn es – zunächst – befremdlich klingt: Mir ist diese Einrichtung sehr ans Herz gewachsen. Hier achten wirklich alle Mitarbeiter die Würde der Menschen. Mit allen Mitteln versuchen sie, den Bewohnern ihren letzten Weg so schön wie möglich zu gestalten.

Das liegt nicht zuletzt an der Inhaberin Julia Garber. Ihre Eltern haben das Heim geführt und sie hat ihre halbe Kindheit zwischen demenzkranken Menschen verbracht. Vor mehr als 18 Jahren hat sie die Leitung übernommen. Ein Bürojob? Nicht für Julia Garber: Natürlich leitet sie das Team, aber darüber hinaus ist sie Altenpflegerin in ihrer eigenen Einrichtung. Von morgens bis abends ist sie unermüdlich dabei, den Menschen aus dem Bett zu helfen, sie zu waschen und anzuziehen, sie zu füttern und auf die Toilette zu bringen, Wunden zu pflegen und Medikamente zu verabreichen.

Ich fragte sie mal, was denn ihre Belohnung dafür ist. Zu einem »Dankeschön« sind die Bewohner ja gar nicht mehr fähig. Sie sagte: »Wenn mich die Bewohner erkennen und mir am Tag fünf Minuten ein Lächeln schenken, dann ist das meine Belohnung.« Ich wollte ihr sagen, wie großartig ich das finde, aber sie winkte lächelnd ab und wollte das nicht hören. »Ach, das ist doch selbstverständlich.«

Nein! Ist es nicht! Es sind ganz besondere Menschen, die so etwas leisten, und eines ist mir klar geworden: Ich könnte es nicht. Schon deshalb schulden wir allen Altenpflegern, ob ambulant oder stationär, allen Therapeuten, Betreuungskräften und ehrenamtlichen Helfern Dank! Sie sind Säulen unserer Gesellschaft. Und sie sollten mit erhobenem Haupt verkünden, was sie leisten.

Ich möchte dieses Kapitel mit drei guten Nachrichten beginnen: Um satte 8,5 Prozent hat sich die Zahl der Auszubildenden in der Altenpflege in Schleswig-Holstein 2011 gegenüber dem Vorjahr erhöht. Im Vergleich zu 2007 beträgt die Steigerung sogar 57 Prozent. »Das ist ein gemeinsamer Erfolg für Bundesagentur für Arbeit, Trägerverbände der Pflege und Landesregierung«, meldet Sozialminister Heiner Garg (FDP) hocherfreut. »Wir haben in den letzten beiden Jahren vielfältige Aktivitäten für mehr Berufsnachwuchs in der Pflege angestoßen.«[1] Stimmt, die Regierung des nördlichsten Bundeslands fördert 1 200 Plätze mit jährlich rund 4,2 Millionen Euro, also jeden einzelnen Ausbildungsplatz mit 35 000 Euro. Parallel dazu startete sie eine Imagekampagne für Pflegeberufe.[2] Wer Geld in die Hand nimmt, kann also tatsächlich den Nachwuchs in der Altenpflege effektiv fördern.

Die zweite gute Nachricht: Mittlerweile arbeitet jeder zehnte sozialversicherungspflichtig Beschäftige in Gesundheits- und Pflegeberufen – ein Anstieg um 20 Prozent in den vergangenen zehn Jahren.[3]

Die dritte positive Meldung: Ein »Bündnis für gute Pflege«[4] soll die Situation pflegebedürftiger und pflegender Menschen in Deutschland verbessern. Zehn Verbände und Vereine haben das Bündnis im Februar 2012 ins Leben gerufen: darunter der Deutsche Gewerkschaftsbund (DGB), die Arbeiterwohlfahrt (AWO), der Paritätische Wohlfahrtsverband, der Sozialverband Deutschland (SoVD), der Verbraucherzentrale Bundesverband (vzbv), die Deutsche Alzheimer Gesellschaft (DAlzG), wir pflegen e.V. und der Deutsche Berufsverband für Pflegeberufe (DBfK). Das Ziel des Bündnisses: Es soll den Druck auf die Regierung erhöhen, um endlich grundlegende und wirkungsvolle Verbesserungen für Pflegebedürftige und Pflegende zu erreichen.[5]

Das Bündnis will auch die Situation der beruflichen Pflegenden verbessern: Die Pflegeprofis sollen mehr Lohn und bessere Arbeitsbedingungen bekommen, sie sollen mehr Wertschätzung und Anerkennung erhalten. Außerdem fordert die Initiative Investitionen in gut ausgebildete Fachkräfte und will zudem mehr Männer in die bislang von Frauen dominierte Pflegewelt bringen.[6]

All das klingt richtig toll. Aber alle guten Nachrichten, forschen Forderungen und munteren Ankündigungen zeigen zuallererst, wie schlecht die Situation der professionell Pflegenden derzeit in Deutschland ist. Über die zehn wichtigsten Problemfelder der Pflegeberufe sind sich alle Experten einig:

- Mangel an Fach- und Hilfskräften
- Nachwuchsprobleme
- Überalterung der Pflegekräfte
- kaum Wertschätzung und Anerkennung
- schlechtes Image
- zu geringer Männeranteil
- niedrige Arbeitslöhne
- unattraktive Arbeitsbedingungen (etwa Arbeitszeiten)
- hoher Arbeitsdruck
- jede Menge Bürokratie

Die Situation ist also alles andere als rosig. Doch trotz aller Probleme gibt es Perspektiven und neue Ansätze, die Mut machen. Ich möchte in diesem Buch deshalb nach vorne blicken.

Den Nachwuchs für die Pflege gewinnen

»Einen besseren Beruf findest Du immer.« Mal ehrlich: Welche Eltern, Lehrer oder Freunde empfehlen einem Jugendlichen eine Karriere in der Altenpflege? Die wenigsten. Häufig kommen dagegen Sprüche wie: »Es macht dir Spaß, alten Opas den Popo abzuputzen?« Im Gegensatz zu Berufen im kaufmännischen Bereich und in der Verwaltungsbranche sowie zu Kreativ- und Design-Berufen zählt die Arbeit in der Pflege zu den »Out«-Berufen.[7]

Dass sich daran aber gerade etwas ändert, dafür sorgen neben den schon genannten Kampagnen natürlich auch junge Altenpfleger und Altenpflegerinnen, die sich besonders engagieren und selbstbewusst für ihren Beruf und ihre Berufung eintreten (siehe auch Kasten auf Seite 98).

Aber was erwartet überhaupt den Nachwuchs der Altenpflege? Weite Teile der Gesellschaft nehmen den Beruf als schnell erlernbaren Aushilfsjob wahr, den ja schließlich jeder Zivi (heute Bufdi) nach kurzer Einlernphase beherrscht. Tatsächlich dauert die Ausbildung zur Altenpflegerin beziehungsweise zum Altenpfleger drei Jahre. Sie besteht aus theoretischem sowie praktischem Unterricht und einer praktischen Ausbildung, wobei die Ausbildung in der Praxis überwiegt. Auf diesem in Europa einmaligen dualen Ausbildungssystem basieren auch alle Handwerksberufe. Bislang brauchen Pflege-Azubis einen Realschulabschluss oder einen als gleichwertig anerkannten Bildungsabschluss. Wer nur einen Hauptschulabschluss hat, muss eine anderweitige zweijährige Berufsausbildung oder eine Ausbildung als Altenpflegehelfer beziehungsweise Krankenpflegehelfer nachweisen.[8]

In der EU sind andere Anforderungen üblich, weshalb aus Brüssel Ende 2011 folgende Forderung kam: Zwölf Jahre Schulausbildung sollen auch in Deutschland Voraussetzung für eine Altenpflegeausbildung werden. Ob so eine Anhebung der Zugangsvoraussetzungen aber in Deutschland sinnvoll ist, darüber sind sich die Experten vollkommen uneins: So sind die Mitglieder der Arbeitsgruppe beim Deutschen Berufsverband für Pflegeberufe (DBfK) davon überzeugt, dass für Pflegeberufe mittlerweile Kompetenzen erforderlich sind, die in zehn Jahren Schulausbildung nicht erreicht werden können. »Wenn Deutschland jetzt clever ist, nutzt es diese Gelegenheit, um die Akademisierung der Pflege nachhaltig in die Gänge zu bringen«, meint Jens Dominik Roeder, Koordinator von »Junge Pflege«.[9]

Das ist auch längst überfällig: »In der Altenpflege wird die Versorgung von immer mehr schwerstpflegebedürftigen und multimorbiden Menschen von Pflegefachkräften verantwortet.«[10] Das immer wieder vorgebrachte Argument, eine gute Pflegekraft bräuchte im Wesentlichen Sozialkompetenz, hält auch der Direktor des Deutschen Instituts für angewandte Pflegeforschung e. V. (dip) Prof. Dr. Frank Weidner für »geradezu kontraproduktiv und gefährlich. Wer Pflegekompetenz auf ein ›großes Herz‹ reduziert, missachtet die Realität und schadet der Pflege nachhaltig.«[11]

Mit dieser Äußerung hat Weidner Bundesgesundheitsminister Daniel Bahr im Visier, der die Akademisierung der Pflege für ein »völlig falsches Signal« hält. »Um genügend Bewerber zu finden, dürfen jetzt keineswegs die Zugangsvoraussetzungen erschwert werden«[12], fordert Bahr – in ungewohnter Allianz mit der Vereinten Dienstleistungsgewerkschaft ver.di. Auch sie lehnt die Erhöhung auf zwölf Jahre entschieden ab. Für die Gewerkschafter zeigt sich der Erfolg einer Ausbildung im Bestehen der Abschlussprüfung und nicht in den Zugangsanforderungen: »Von den etwa 40 000 Auszubildenden, die jährlich eine Ausbildung in einem Pflegeberuf beginnen, verfügen lediglich circa 15 000 über die höheren Zugangsvoraussetzungen. Im Hinblick auf den drohenden Fachkräftemangel wäre es also wichtiger, den Zugang zur Ausbildung zu erleichtern und non-formal erworbene Kompetenzen im Pflegebereich auch schon beim Zugang zur Ausbildung zu berücksichtigen.«[13]

Auch der gesundheitspolitische Sprecher der SPD-Bundestagsfraktion, Prof. Dr. Karl Lauterbach, will vor allem die Attraktivität der Pflegeberufe »deutlich steigern: Mit einem ungerechten und diskriminierenden Zugang ist dies nicht zu erreichen.«[14]

Dass eine Akademisierung der Pflege darüber hinaus ganz neue Probleme verursachen kann, zeigt ein Blick nach Großbritannien: In einem Interview mit dem *Daily Telegraph* beklagt der Chef des britischen Berufsverbandes der Krankenpfleger, Dr. Peter Carter, den »Verfall der Pflegekultur« in seinem Land. Denn seit 15 Jahren müssen Krankenpfleger dort ein Universitätsstudium absolvieren. Was Fürsorglichkeit ist, lernen Schwestern seitdem in Ethikkursen an der Uni. Tägliche Pflegearbeiten seien »unter der Würde vieler Schwestern«, schrieb die Gesundheitskorrespondentin der Londoner *Times* in einer Serie über das Gesundheitssystem.[15] Sie berichtet weiter, dass in Birmingham ein Krankenhausverband begonnen hat, Schwestern wieder traditionell im Krankenhaus auszubilden – und sich damit dem Ausbildungsprinzip in Deutschland annähert.

Vielleicht ist es ja tatsächlich so, dass wir in Deutschland mit dieser Form der Ausbildung zwar einen Sonderweg eingeschlagen haben, aber einen ganz praktikablen?

Der mangelnde Fachkräftenachwuchs in der Altenpflege liegt vor allem an den nicht gerade verlockenden Perspektiven: Wer will schon für wenig Geld in einem Beruf arbeiten, der viel fordert und dabei wenig Ansehen genießt? Diese drei Grundprobleme lassen sich nicht kurzfristig lösen, aber der derzeitige Mangel an Fachkräften ließe sich zumindest lindern: In Deutschland arbeiten viele qualifizierte Fachpflegekräfte nämlich nicht als Fachpflegekräfte, sondern als Pflegehilfskräfte mit entsprechend eingeschränkten Kompetenzen. Der Grund: Sie haben ihre Berufsausbildung nicht in Deutschland absolviert, sondern in anderen Ländern der EU oder in Drittstaaten, also solchen, die weder der EU noch dem Europäischen Wirtschaftsraum angehören. Ihre Abschlüsse in den jeweiligen Herkunftsländern werden bisher bei uns nicht anerkannt.

Das könnte sich zum Glück bald ändern, denn im März 2012 trat das Berufsqualifikationsfeststellungsgesetz in Kraft. Durch dieses Wortungetüm gibt es zum ersten Mal einen Rechtsanspruch auf Bewertung von im Ausland erworbenen Berufsabschlüssen. Über die einfachere Anerkennung der Fachkräfte mit ausländischen Qualifikationen freut sich denn auch Bernd Meurer. Der Präsident des Bundesverbandes privater Anbieter sozialer Dienste e. V. (bpa) hält die Regelung »für ein deutliches Signal an zuwanderungsbereite sowie an bereits in Deutschland lebende Fachkräfte. Die Pflege in Deutschland braucht jede Fachkraft.«[16]

Stimmt: Bis 2030 rechnet die Bundesagentur für Arbeit mit einem zusätzlichen Pflegekräftebedarf von rund 325 000 Vollkräften in der Altenpflege, darunter etwa 140 000 Pflegefachkräfte.[17]

Pflege ist weiblich und deshalb billig

In der ambulanten Pflege arbeiten 87 Prozent Frauen, in der stationären Pflege sind es 85 Prozent.[18] Und wie für viele andere typische »Frauenberufe« gilt auch für Altenpflegerinnen: Ihr Qualifikationsniveau ist niedrig, sie haben kaum Aufstiegschancen und werden schlecht bezahlt. Altenpflege wird häufig als »halbberufliche Tätigkeit« angesehen, als Nebenverdienstmöglichkeit zwischen Kindern und Küche. In der ambulanten Pflege arbeiten 71 Prozent der Beschäftigten auf Teilzeitbasis, in den Heimen sind es 67 Prozent. Diese »direkte« Pflege, die sich durch körper- und personennahe Tätigkeiten auszeichnet, wird mehrheitlich von Frauen ausgeübt. Dagegen sind im Bereich der »indirekten« Pflege, also bei Management- und Planungstätigkeiten, mehrheitlich Männer zu finden.[19]

Der eigentliche Skandal liegt aber in der Entlohnung: In der Altenpflege erhält fast die Hälfte der Beschäftigten trotz Vollzeitbeschäftigung Bruttolöhne, die den Armuts- und Prekärlöhnen zugeordnet werden, also unter 1500 Euro liegen.[20] Zwar gibt es in der Pflege seit Mai 2011 Mindestlöhne, derzeit liegen sie bei 8,75 Euro (West) und 7,75 Euro (Ost), ab dem 1. Juli 2013 steigen sie auf 9 Euro (West) und 8 Euro (Ost). Aber laut ver.di lassen die Arbeitgeber nichts unversucht, um den Pflegemindestlohn zu umgehen: Obwohl dies nach dem Mindestlohngesetz nicht erlaubt ist, würden beispielsweise Urlaubs- und Weihnachtsgeld sowie Schichtzulagen oder Leistungsprämien auf den Stundenlohn umgelegt. In der ambulanten Pflege würden die sogenannten Fahrgelder, also Zuschüsse für private Fahrzeuge, die dienstlich genutzt werden, plötzlich auf den Stundenlohn angerechnet und schließlich Fahrzeiten zwischen den Patienten nicht mehr als Arbeitszeit anerkannt, sondern nur noch die beim Patienten verbrachte Zeit.[21]

Ich finde diesen Umgang mit beruflich Pflegenden schlicht empörend – aber wann hört man mal etwas von streikendem Altenpflegepersonal? Von Ärzten, die für mehr Geld und bessere Arbeitsbedingungen auf die Straße gehen, ja. Aber Pflegekräfte?

Die Pflege kommt in die Jahre

Schon längst müssten sich die Betreiber von ambulanten Pflege-diensten und stationären Pflegeeinrichtungen mit einem ganz neuen Thema intensiv beschäftigen: dem »Age-Management«. Denn die 45- bis 49-jährigen Mitarbeiter machen in den Gesund-heitsberufen die stärkste Gruppe aus: rund 400 000 Arbeitskräfte und damit fast 50 Prozent. Das heißt: Schon sehr bald wird die Hälfte aller Pflegemitarbeiter aus ihrem Beruf ausscheiden. Denn »Pflegen bis 67« ist angesichts der gesundheitlichen Belastung il-lusorisch: Altenpflegerinnen sind besonders häufig von psycho-somatischen Erkrankungen betroffen. Diese Berufsgruppe weist 44 Prozent mehr Erkrankungen als der Durchschnitt der Ver-gleichsbevölkerung auf![22]

Dabei können gesundheitliche Vorsorgeprogramme ältere Mit-arbeiter vor körperlicher Überlastung oder Burn-Out-Sympto-men schützen. Entsprechende Präventionskurse sind allerdings noch viel zu selten. In ihnen lernen Altenpflegekräfte Autogenes Training oder Kinästhetik, in Fitnessgruppen machen sie zusam-men Nordic Walking oder Pilates.

Age-Management bedeutet aber auch, Arbeitsabläufe altersge-recht umzugestalten. Damit lassen sich zum Beispiel Arbeitssitu-ationen in gemischten Teams oder »Tandems« schaffen, die ei-nige Vorteile bringen: Ältere Mitarbeiter werden körperlich entlastet, aber von ihrer Erfahrung, Souveränität, Übersicht und Routine profitieren die Jüngeren. Zudem sinken der Kranken-stand und die Personalfluktuation, die Mitarbeiter sind zufriede-ner und zeigen höhere Leistungsbereitschaft.

Das befreit die Branche allerdings nicht davon, das Problem grundsätzlich anzugehen, wie oben bereits beschrieben: Pflege-kräftenachwuchs muss her!

Personaleinsparung durch Renditedruck

Die sogenannte Ökonomisierung des Gesundheitswesens hat fatale Folgen: Immer mehr Einrichtungen entstehen, weil Investorengruppen in der Altenpflege einen lukrativen Zukunftsmarkt mit hohen Renditen sehen. Wie in den Wirtschaftsbetrieben anderer Dienstleistungsbranchen schmälern die Personalkosten jedoch den Gewinn: In der Pflege sind sie mit 60 bis 70 Prozent der größte Kostenfaktor.[23] Sobald also jemand mit Pflege Geld verdienen und eine hohe Rendite einfahren muss, weil ihm Investoren oder Shareholder im Nacken sitzen, wird Pflege unter rein wirtschaftlichen Gesichtspunkten betrieben. Und das hat Folgen für die Pflegenden und die Pflegebedürftigen: »Setzen die Betreiber den Roststift beim Personal an, dann wird in der Pflege der Dreikampf ›abfertigen, verwalten, allein lassen‹ zum Prinzip«, beschreibt der Journalist Christoph Lixenfeldt in seinem Buch *Niemand muss ins Heim*.[24] Und Pflegekritiker Claus Fussek wird noch deutlicher: »Die ›Produkte‹ Pflege und Krankheit sind nicht markt- und börsenfähig! Wo es um die tägliche medizinische und pflegerische Versorgung und Assistenz von kranken und pflegebedürftigen Menschen, um Selbstbestimmung, um menschenwürdige Arbeitsbedingungen geht, müssen geschäftliche Interessen ihre Grenzen haben.«[25]

Es geht zum Glück aber auch anders: »Wäre unser Träger nicht ein gemeinnütziger Verein, könnten wir uns die Pflege, wie wir sie hier leisten, schlicht nicht leisten«, erklärte mir unlängst der Pflegedienstleiter einer Einrichtung. Sind gemeinnützig arbeitende Träger, also solche, die ihre Gewinne nur für gemeinnützige Zwecke verwenden dürfen, möglicherweise eine Zukunft für eine menschenwürdige Pflege?

»Pflegen kann jeder«: der Kampf gegen das Imageproblem

Professionell Pflegende tun sich schwer damit, den Wert ihrer Arbeit in der Öffentlichkeit zu kommunizieren. Politikern hingegen gelingt es immer wieder, auch zarte Pflänzchen eines wachsenden Selbstbewusstseins mit einem einzigen Satz zu knicken. Zum Beispiel dann, wenn sie das Bild bestätigen, das die meisten Menschen in unserem Land von Pflege haben: nämlich »Pflegen kann jeder«. Es stammt noch aus einer Zeit, in der es keine Pflegeberufe gab und es Frauenaufgabe war, Kranke zu pflegen. Aus einer Zeit, bevor Florence Nightingale Mitte des 19. Jahrhunderts die moderne Krankenpflege begründete und dafür sorgte, dass sich die Krankenpflege zu einem gesellschaftlich geachteten und anerkannten Berufsweg vor allem für Frauen entwickelte.

Die krude Auffassung, dass jeder pflegen kann, spiegelte sich auch in einer Bemerkung von Bundeskanzlerin Angela Merkel wider, die sie 2010 gegenüber der *Bild*-Zeitung machte: »Wir haben 2,2 Millionen Hartz-IV-Empfänger, die arbeitsfähig sind, aber keinen Job finden. Ich sehe nicht ein, dass Pflegekräfte künftig nur noch aus Osteuropa kommen. Daran können wir etwas ändern.«[26] Eignet sich damit jeder, der lange genug arbeitslos war, für einen Pflegeberuf? Ganz sicher nicht!

Wenn schon in der Politik das Bewusstsein für die Anforderungen an den Pflegeberuf und gute Pflege fehlt, dann müssen die Akteure selbst für Aufklärung und Veränderung sorgen: *Der Pflege eine Stimme geben*[27], so heißt ein Buch zweier Journalistinnen, die Pflegekräfte in den USA schon im Jahr 2000 aufforderten, das Ansehen ihres Berufs in der Gesellschaft zu verbessern.

Aber es kommt auch darauf an, *wie* man sich »verkauft«. Und damit haben offenbar vor allem Altenpflegekräfte ganz besondere Probleme. Das fand das Forschungsprojekt »Berufe im Schatten« heraus: So identifizierten sich befragte Altenpflegerinnen zwar sehr stark mit ihrem Beruf, sie drückten dies allerdings wenig professionell aus. Das führe schließlich dazu, dass ihre Leistungen von Pflegebedürftigen, Angehörigen und der Öffentlichkeit zu wenig wertgeschätzt und anerkannt würden. Folge: Es fehlt der Stolz auf die eigene Arbeit und auf den eigenen Beruf.[28]

Ganz langsam aber ändert sich auch in unserem Land die Selbstwahrnehmung der Pflegekräfte. Das ist längst überfällig. Ähnlich selbstbewusst wie Fluglotsen oder Ärzte können nämlich auch professionell Pflegende andere Arbeitsbedingungen und eine angemessene Bezahlung einfordern. Denn sie müssten es inzwischen doch gemerkt haben: Ohne sie läuft nichts und ohne sie würde das gesamte Gesundheitssystem auf der Stelle wie ein Kartenhaus zusammenfallen.

Pflege und Bürokratie: eine »qualitätsgesicherte Hölle«

»Bürokratie raubt Zeit für die eigentliche Pflege und die Beschäftigung mit den Menschen. Wir brauchen ein vernünftiges Maß an Dokumentation. Die Bürokratie darf nicht als Selbstzweck wahrgenommen werden.«[29] Zumindest in diesem Punkt wird in Deutschland keine Pflegekraft Bundesgesundheitsminister Daniel Bahr ernsthaft widersprechen.

Freilich ist Minister Bahr nicht der Erste, der den Finger in die Wunde legt: Deutschlands Pflegepersonal ist mehr und mehr damit beschäftigt, jeden Handgriff akribisch in Formulare einzutragen und abzuzeichnen, um Pflegedokumentationen lückenlos und nachvollziehbar für Qualitätsprüfungen zu machen. Es gilt der bürokratische Grundsatz: Was nicht aufgeschrieben ist, gilt als nicht erbracht. Die Qualität von Pflege wird also nicht anhand der Ergebnisse, sondern auf Grundlage der Prozesse gemessen. Wie gut oder schlecht es dem Pflegebedürftigen geht, ist sekundär, es zählt nur: Was wurde wann vom wem getan?

Das kann zu grotesken Situationen führen. Ist zum Beispiel in der Pflegeplanung festgelegt, dass Herr P. 2 500 Milliliter Flüssigkeit am Tag zu sich nehmen soll, dann müssen in einem Trinkprotokoll akribisch Uhrzeit und jeweilige Flüssigkeitsmenge vermerkt werden – abgezeichnet vom durchführenden Mitarbeiter.

Manchmal gelingt es aber nur, einen Demenzkranken zu einem kleinen Schlückchen von 20 bis 30 Milliliter zu bewegen. Man stelle sich den Dokumentationsaufwand vor, bis Herr P. auf diese Weise seine zweieinhalb Liter bis zum Abend intus hat. Und man sollte sich auch den Druck vor Augen führen, unter dem eine Pflegekraft steht, wenn um 17 Uhr erst ein knapper Liter oder noch weniger geschafft ist. Es ist für jede Pflegekraft sehr schwierig, diesen Druck nicht an den Pflegebedürftigen weiterzugeben.

Prüfer des Medizinischen Dienstes der Krankenkassen (MDK) kommen unangemeldet und schauen sich stichprobenartig solche Dokumentationen an. Daran und am körperlichen Zustand der pflegebedürftigen Menschen ermitteln sie die Qualität der durchgeführten Pflege. Anschließend verteilen sie Noten, die jeder im Internet detailliert abrufen kann. Klingt kompliziert? Ist es auch. Aber schließlich leben wir in Deutschland – und haben deshalb die Pflege zu einem bürokratischen Monster gemacht: Der MDK beurteilt die Pflegequalität anhand von sage und schreibe 82 einzelnen Bewertungskriterien in fünf unterschiedlichen Bereichen.

Nur ein Beispiel: Der Bereich Pflege und medizinische Betreuung ist mit 35 Fragen am stärksten gewichtet. Hier wird geprüft, wie gut das Pflegepersonal nach ärztlichen Anordnungen handelt, wie sachgerecht es mit Medikamenten oder Hilfsmitteln umgeht, ob Ernährungseinschränkungen oder Schwierigkeiten bei der Flüssigkeitsversorgung erkannt und entsprechend beachtet werden. Allein fünf Fragen erforschen die Qualität der Dokumentation und Versorgung von chronischen Wunden und Liegegeschwüren (Dekubitus). Die Prüfer wollen wissen, wie Bewohner mit chronischen Schmerzen, mit Inkontinenz oder Blasenkathetern behandelt werden. Außerdem, ob alle notwendigen Prophylaxemaßnahmen durchgeführt werden, etwa gegen Stürze oder gegen Kontraktionen bei Menschen, die einen Schlaganfall erlitten haben. Schließlich wird ermittelt, wie es um die Körper-, Zahn- und Mundpflege der Bewohner steht und ob alle Mitarbeiter in Erste-Hilfe-Maßnahmen ausgebildet sind.

Engagierte Akteure wie Peter Dürrmann, selbst Betreiber von zwei Einrichtungen der Altenhilfe, suchen Wege aus der »qualitätsgesicherten Hölle« der Altenpflege. Deshalb fordert er den »Abbau dieser Parallelwelt aus Dokumentation und Qualitätssicherung«.[30] Dazu hat er die »Holler Runde« ins Leben gerufen: Seit 15 Jahren treffen sich alljährlich Entscheider der Branche zum kollegialen Austausch. Sie diskutieren und entwerfen Konzepte, die die Würde des gepflegten und betreuten Menschen ebenso berücksichtigen wie die derjenigen, die sie versorgen.

Dürrmann hat in seinem Pflegeheim in Holle unter anderem das Betreuungskonzept »Pflegeoase« für schwerst pflegebedürftige Menschen in der letzten Phase einer Demenz (siehe Kapitel 3) entwickelt. Er meint, dass die Heime von der Gesellschaft einen geradezu undurchführbaren Auftrag erhalten: Sie sollen standardisierte Pflege mit messbaren Qualitätskriterien bei höchstmöglicher persönlicher Zuwendung und unter Berücksichtigung individueller Wünsche leisten.

Nun ist es aber nicht so, dass man in den Führungsebenen von Heimen und ambulanten Diensten den Prüfern des MDK am liebsten die Pest an den Hals wünscht. Die meisten verstehen den vom MDK beabsichtigten »beratungsorientierten Prüfansatz«[31] als das, was es sein soll: ein Instrument der Qualitätsprüfung, mit dem sich Schwachstellen erkennen lassen. Was aber Dürrmann in seiner Eröffnungsrede zur 15. Holler Runde 2012 fordert, ist, dass »Pflegekräfte, Heim- und Pflegedienstleitungen sowie Behörden ihre jeweiligen Handlungsspielräume selbstbewusst so weit wie es geht ausreizen, es gibt viel Spielraum für Entscheidungen.«

Ein langes Berufsleben für die Altenpflege …

In den vergangenen Jahren habe ich viele offene Gespräche mit Altenpflegerinnen geführt. Aber keine wollte sich mit ihren Aussagen in einem Buch zitieren lassen. Deshalb musste ich lange eine erfahrene Expertin suchen, bis ich schließlich Ilona Lilienthal gefunden habe. Ich möchte ihr an dieser Stelle nochmals danken für ihr Vertrauen und ihre Offenheit.

Eigentlich wollte Ilona Lilienthal vor 45 Jahren Kinderkrankenschwester werden. Aber seit 33 Jahren arbeitet die heute 63-Jährige in der Altenpflege, davon 18 Jahre als Pflegedienstleiterin des Elim Seniorencentrums in Hamburg-Niendorf. Sie hat immer in Vollzeit gearbeitet und alleine ihren Sohn großgezogen. Ende 2012 geht sie nun in Rente – gesundheitlich angeschlagen zwar, aber noch immer voller Leidenschaft für den Beruf, der ihr Leben bestimmt hat.

Nach dem Abbruch einer Ausbildung zur Kinderkrankenpflegerin in einem katholischen Krankenhaus arbeitete Ilona Lilienthal zunächst in einer Kinderkrippe, wo sie auch ihren kleinen Sohn unterbringen konnte. Ihr Vater wurde mit 60 pflegebedürftig und kam Anfang der 1970er Jahre in ein Pflegeheim, in dem er vier Jahre später starb. Diese Zeit veränderte die junge Mutter und Kinderpflegerin. Ich möchte von ihr nun wissen:

Wie muss ich mir Altenpflege vor über 30 Jahren vorstellen?
Lilienthal: Ich war damals entsetzt, wie man mit alten Menschen umgegangen ist. Die Bewohner wurden alle geduzt, lagen überwiegend in ihren Betten in Vierbettzimmern, es wurden Bettgitter hochgezogen und Fünf-Punkt-Gurtfixierung praktiziert. Alles ohne richterlichen Beschluss, aber das war normal. Keiner hat sich einen Kopf darüber gemacht. Die Leute wurden auf dem Toilettenstuhl angebunden und rutschten dann damit auch über den Flur. Es gab keine Intimsphäre. Das war also alles ganz schrecklich. Wobei die Stimmung dort eigentlich nicht schlecht war – wirklich ein Phänomen. Da war auch egal, ob verwirrt oder nicht verwirrt, alle wurden gleich behandelt. Es gab wenig Mobilisation, deshalb waren Dekubitusgeschwüre normal, die Entwicklung in der Wundbehandlung war rudimentär. Allein im ersten halben Jahr sind ungefähr 20 Bewohner gestorben, die für entsprechend kurze Zeit im Vierbettzimmer mit meinem Vater lagen.

Hat dagegen denn keiner etwas gesagt?
Ich habe zwar immer meinen Mund aufgemacht und auf Missstände aufmerksam gemacht. Aber ich musste mir eben auch an-

hören: Sie haben ja nichts gelernt und keinen Abschluss. Das und die Erlebnisse in dem Heim, in dem mein Vater lag, waren für mich eigentlich der Antrieb, 1979 eine berufsbegleitende Ausbildung zur Altenpflegerin zu beginnen. Nach wenigen Jahren war ich Stationsleiterin. Meine Ausbildung war vielseitig und umfassend. Im Vergleich zur heutigen Ausbildung wurden uns keine Kenntnisse in Zeitgeschichte vermittelt, um alte Menschen besser zu verstehen. Auch die demenziellen Erkrankungen sind noch nicht so berücksichtigt worden.

Seit wann und wie hat sich diese Situation geändert?
Für den Wandel im Umgang mit Demenzkranken war Dr. Jan Wojnar sehr wichtig. In den 1980er Jahren hat er den Psychiatrischen Dienst des Landesbetriebs »Pflegen und Wohnen« in Hamburg geleitet und die erste Demenzstation aufgebaut. Er hat uns eine völlig andere Sichtweise vermittelt, verbunden auch mit so einer Fröhlichkeit. Das alles hatte zwar noch nichts mit Validation zu tun, aber es war vergleichbar: Es ging um das Sich-Einfühlen und eine neue Art der Wahrnehmung der Kranken. Wir haben gespürt, dass die Arbeit mit Demenzkranken sogar Freude machen kann. Man braucht dafür aber Menschen, die gern mit Demenzkranken arbeiten. Und die schwierigen Bewohner kann man besser aushalten, wenn man sich mit denen freuen kann, die wir so die »Schätze« nennen: sehr umgängliche, manchmal ganz besonders höfliche oder humorvolle Bewohner. Die können einem manchmal so ganz viel Kraft geben.

Dafür braucht man aber auch eine bestimmte Lebenseinstellung, oder?
Viele Pflegekräfte gehen mit einer bestimmten Einstellung in diesen Beruf: »Ich will helfen.« Manche machen sich aber nicht ihre wahren Gründe bewusst: »Ich will mir selbst damit helfen.« Also das, was ich im privaten Bereich vielleicht nicht kriege, das hole ich mir dann eben über den Beruf bei den Menschen, mit denen ich zusammen bin. Ich finde das nicht schlimm, ich muss es nur wissen, mir bewusst machen.

Wenn Zeitdruck und Arbeitsbelastung zunehmen, dann fällt es doch sicher auch immer schwerer, gelassen zu bleiben. Kann man das mit Supervision überhaupt auffangen?

Das ist ein ganz spannendes Thema. Supervision wird von Altenpflegekräften nämlich eher abgelehnt. Ich weiß noch, wie lange ich dafür gekämpft habe, dass bei uns Supervision eingeführt wurde. Privat laufen die Telefone heiß und privat wird untereinander auch gejammert und geklagt. Das Jammern bringt uns aber keiner Lösung auch nur ein bisschen näher. Ich sage immer: ›Ihr könnt mir hier auf den Schreibtisch kotzen, da können wir das dann bearbeiten.‹ Ich mag dieses Informelle und Hintenrum-Gerede nicht. Und auch nicht, was ja jetzt immer beliebter wird, seinem Ärger über Facebook Luft zu machen. Damit machen es sich die Betroffenen nämlich ziemlich einfach: Sie müssen sich nicht mit einer Situation oder den Kollegen auseinandersetzen, sie müssen keine Position beziehen.

Eine weitere große Belastung scheint für Pflegende die Pflegedokumentation zu sein. Warum ist das so?

Seit Einführung der Pflegeversicherung vor knapp 20 Jahren muss ein viel zu großer Zeitanteil der Pflege in administrative Aufgaben investiert werden, in Dokumentation, Pflegeplanung, Umsetzung von Expertenstandards, Höherstufung von Bewohnern und so weiter. Für die eigentliche Pflege bleibt da viel weniger Zeit. Dabei brauchen wir wieder einen Blick für den Menschen. Stattdessen standardisieren wir die Menschen und versuchen, sie in Raster zu pressen.

Aber die Dokumentation ist die wichtigste Grundlage für die Qualitätsprüfung des Medizinischen Dienstes der Krankenkassen (MDK). Was halten Sie von diesen Prüfungen?

Ich finde Kontrolle grundsätzlich notwendig und gut. Ich habe überhaupt nichts gegen den MDK, aber Sie haben es natürlich bei den Prüfungen nicht mit einer Institution zu tun, sondern immer mit handelnden Personen. Und ich denke, da sind einige dabei, die ein persönliches Problem haben. Denn die meisten Prüfer sind ja ehemalige Pflegekräfte, die – aus welchen Gründen auch immer – rausgegangen sind aus der Pflege. Und manchmal habe ich das Gefühl, sie verarbeiten da persönliche Probleme, indem sie nach dem Seitenwechsel den »ehemaligen Kollegen« eins auswischen. Denn sie wissen natürlich genau, wo die Schwachpunkte liegen. Manche haben uns behandelt wie Idioten. Grundsätzlich nehmen aber viele MDK-Prüfer ihre beratende Tätigkeit sehr gewissenhaft wahr und sind damit eine Hilfe. Denn man wird ja selbst mit der Zeit betriebsblind.

Sie blicken auf eine so lange Zeit zurück. Es hat sich viel entwickelt in den letzten Jahren. Sind wir auf dem richtigen Weg?
Ich glaube, wir stehen gerade an einem Scheidepunkt. Die Standardisierung hat die Pflege und Versorgung in den letzten Jahren zwar stetig verbessert. Dabei geht aber verloren, dass die Pflege sich ganzheitlich mit den Bewohnern beschäftigen kann und muss. Einerseits erwarte ich von den Pflegenden, dass sie den Bewohner als Ganzes sehen, andererseits aber sind sie nur noch zuständig für Teilaspekte wie die pflegerische Versorgung, Toilettengänge, Essenreichen, Medikation, Dokumentation des Ganzen. Währenddessen machen die Alltagsbegleiterinnen die schönen Sachen. Zwar ist auf diese Weise die Alltagsbetreuung viel besser geworden, aber die Pflegekräfte bleiben dabei auf der Strecke. Und das schafft eine große Unzufriedenheit.

Arbeitnehmer in der Altenpflege werden schlecht bezahlt. Ist das in Führungspositionen auch so?
Ja, mich muss der Wahnsinn geritten haben (lacht). Pflegedienstleitung (PDL) ist einerseits der schönste Job und andererseits der schlechteste, den man sich aussuchen kann. Denn am Ende ist ja immer die PDL schuld. Der Druck kommt von oben, von unten und von den Seiten, und den müssen Sie aushalten und abfangen können. Von der Bezahlung wollen wir gar nicht reden, das wird immer schlimmer. Jetzt steigen immer mehr Träger aus den Tarifen aus und versuchen noch weniger Gehälter zu zahlen und die ganzen Sozialleistungen zu kürzen.

Aber auf die Straße gehen und für Lohngerechtigkeit kämpfen, das gibt es nicht, oder?

Das stimmt. Es gibt keine Streiks mehr. Altenpflegern fehlen das Selbstwertgefühl, das Selbstbewusstsein und der Stolz darauf, was in der Altenpflege alles geleistet wird. Man muss Altenpflegekräften immer wieder einhämmern, dass sie doch hoch erhobenen Hauptes durch die Welt gehen und sagen können: Wir leisten eine gute und wichtige Arbeit. Ich versuche schon immer herauszufinden, warum sich die Leute bei uns nicht gewerkschaftlich organisieren. Ich glaube, viele sind einfach müde und wollen nicht nach der Arbeit noch Zeit aufbringen für politische Arbeit.

Liegt es vielleicht auch daran, dass in der Altenpflege hauptsächlich Frauen arbeiten?

Ja, sicher. Frauen haben eine größere Leidensfähigkeit, einen längeren Atem und ein ganz besonderes Verständnis von Berufsethik. Trotzdem lassen sie sich ganz schnell fertigmachen. Da braucht nur einer kommen und Kritik üben. Die Männer dagegen sind selbstbewusster und machen Karriere: Zwei unserer Altenpfleger studieren Pflegewissenschaften, keiner von denen will Altenpfleger bleiben oder PDL werden. Die wollen später Einrichtungsleiter werden, weil sie dann mal pünktlich nach Hause gehen können (lacht).

Was halten Sie von der EU-Regelung, dass man für eine Ausbildung zum Altenpfleger demnächst eine zwölfjährige Schulausbildung braucht statt der bisher zehn Jahre?

Wir werden keine Altenpflegeschüler mehr bekommen, wenn wir die Zugangsanforderungen weiter erhöhen. Außerdem haben wir mit der dualen Ausbildung völlig andere Grundsätze und Grundvoraussetzungen als die Länder, in denen Pflege bereits akademisiert ist.

Und wieso sollte heute ein junger Mensch Altenpfleger werden?

Weil es ein unglaublich bereichernder Beruf ist. Und wenn man will, ist es ein ganz kreativer Beruf mit unheimlich vielen Facetten. Auch die Weiterbildungsmöglichkeiten sind so vielseitig. Die Arbeitszeiten sind zwar wenig attraktiv, aber immer mehr Einrichtungen versuchen, familienfreundlichere Dienstzeiten anzubieten.

Ich denke aber, die Werbung für Altenpflege muss ganz anders aussehen. Wir brauchen in der Altenpflege das Lebendige, das Fröhliche, auch mal was Fetziges. »Helfen wollen als Motivation für den Beruf« – das ist für mich wie so ein Kaugummi, auf dem man zu lange rumgekaut hat. Und darum sollte es bei der Entscheidung für den Beruf auch in erster Linie gar nicht gehen. Ich muss nur Menschen einfach mögen und selbst gern Freude haben.

5 Essen: Die erste und die letzte Lust

Als meine Großmutter Ilse immer öfter Zucker und Salz verwechselte und der salzige Grießbrei beim besten Willen nicht mehr zu schlucken war, wurde uns klar: Wir mussten uns um ihre Ernährung kümmern. Und damit gab es einen weiteren Rollenwechsel: Nun versorgte Omi nicht mehr uns mit ihren über Jahrzehnte fein ausgearbeiteten Rezepten. Stattdessen kochte meine Mutter für Omi und achtete darauf, dass alles aufgegessen wurde. Morgens, mittags und abends. Das alles funktionierte natürlich nur, weil Omi ihre Wohnung im selben Haus wie meine Eltern hatte.

Hätte meine Mutter nicht regelmäßig den Kühlschrank kontrolliert, wäre irgendwann die Tür nicht mehr zugegangen. Omi kaufte mehrmals täglich ein – sie hatte schlicht vergessen, dass sie schon am Vormittag zweimal Butter, Eier und Brot gekauft hatte. Allzu oft stapelten sich die Eierkartons und Butterpäckchen im Kühlschrank. Meine Mutter ergänzte diese Eintönigkeit still mit Aufschnitt und weiteren Leckereien.

Eine Mahlzeit nahm meine Großmutter täglich alleine in ihrer Wohnung ein, bei den restlichen Mahlzeiten saßen wir alle an einem Tisch, entweder in Omis oder unserer Wohnung. Das hatten wir schon mein Leben lang so gemacht, und jetzt half dieses Ritual meiner Großmutter. Damit verpasste sie keine Mahlzeit und nahm nicht ab.

Dann kam Omi ins Heim. Da Ilse Bischoff eine recht unkomplizierte Frau war, wurde sie an den Tisch einer ewig meckernden Dame gesetzt, mit der keiner mehr zusammensitzen wollte. Jedem Menschen vergeht schnell der Appetit, wenn der Tischnachbar ständig ermahnt und schimpft. Die logische Folge: Omi wollte nicht mehr runter zum Essen. Und wenn sie doch in den Speiseraum ge-

bracht wurde, hörte sie nach ein paar Bissen auf. Nicht das Heim, sondern wir haben nach ein paar Wochen und ein paar Kilo weniger auf Omis Hüften einen Tischwechsel veranlasst. Mit Erfolg. Zumal wir ihr mit ihrem geliebten Marzipan und Kuchen immer wieder eine Freude machen konnten.

Doch ein paar Monate vor dem Ende ihres Lebens verzichtete Omi immer öfter auf das Essen, egal mit wie viel Liebe und Geduld wir es reichten. Die letzten Wochen wollte sie überhaupt nicht mehr essen. Es war zwar schrecklich mit anzusehen, wie sie immer dünner wurde, dennoch haben wir ihren Wunsch respektiert. Seitdem glaube ich: Wenn der Mensch bereit ist zu gehen, braucht der Körper keine Nahrung mehr.

Durch meine Arbeit mit Ilses weite Welt habe ich in den vergangenen Jahren auch viel Zeit in Tagespflegeeinrichtungen und Betreuungsgruppen für Demenzkranke verbracht. Dort gehört immer eines zum Ritual: Es wird gemeinsam gegessen. Ehrenamtliche Helfer, Pflegekräfte und ihre »Gäste« sitzen beisammen und unterhalten sich bei einem Stück Kuchen oder beim Frühstück – das Essen passiert nebenbei, gemütlich und unkompliziert.

Auf den Demenzstationen habe ich das bisher nicht beobachten können, Mahlzeiten werden nicht gemeinsam von Bewohnern und Pflegemitarbeitern eingenommen. Stattdessen werden die alten Herrschaften im Schnelldurchgang von den Pflegekräften mit Schnabeltassen und Löffel-in-den-Mund gefüttert. Warum nur wird diesen Helfern nicht die Zeit gegeben, sich zum Essen mit an die Tische zu setzen? Auch mir würde schnell der Appetit vergehen, wenn mir jemand etwas vorsetzt, was er selbst nicht anrührt. Da hilft auch kein »Guten Appetit!« mehr.

Gemeinsame Mahlzeiten gehören seit der Steinzeit zu den Ritualen jeder Kultur, und für einen Demenzkranken sind sie sogar besonders wichtig. In Gemeinschaft isst er fast schon automatisch mit, weil es alle anderen Bewohner und die Pflegekräfte ja auch tun. Nach so einer Mahlzeit geht es allen besser – dass Essen Leib und Seele zusammenhält, ist keine neue Erkenntnis.

»Ich will nicht, dass man aufhört mich zu reizen mit Dingen, die gut riechen und schmecken. Aber wenn ich überhaupt nicht will, dann sollte man mir den Willen lassen.« Mit diesem Satz schließt Marina Frischkorn ihren Erfahrungsbericht auf der Internetseite www.nahrungsverweigerung.de. Sie hatte ihre demenzkranke Mutter bis zu deren Tod gepflegt, heute hilft sie als Moderatorin einer Internet-Selbsthilfegruppe Angehörigen von Menschen mit Demenz. Ihr Wunsch drückt eigentlich eine Selbstverständlichkeit aus. Wer empfindet nicht so? Jeder möchte doch möglichst lange genießen, und jeder möchte, dass andere seine Wünsche bis zuletzt respektieren.

Aber was soll man tun, wenn ein Mensch mit Demenz irgendwann aufhört zu essen? Und wenn er nicht mehr in der Lage ist zu erklären, ob dies sein ausdrücklicher Wunsch ist oder ob es dafür andere Gründe gibt. Dass er nichts mehr isst, kann genauso gut ein Hinweis auf andere Ursachen und Probleme sein, die sich möglicherweise lösen lassen. Deshalb müssen Ärzte, Pflegepersonal und Angehörige beziehungsweise gesetzliche Betreuer die Ursache der Nahrungsverweigerung ermitteln. Zudem müssen sie dafür sorgen, dass alle therapeutischen Mittel genutzt werden, um den Demenzkranken wieder zum Essen zu bringen. Erst wenn alle diese Versuche vergeblich waren, darf ein Arzt eine künstliche Ernährung in Erwägung ziehen, etwa über eine Magensonde (siehe Kasten auf Seite 118). In solchen Fällen eine Entscheidung zu treffen, die dem mutmaßlichen Willen des Betroffenen entspricht, ist immer dann besonders schwierig, wenn er es nicht vorher mündlich oder schriftlich festgelegt hat. Deshalb liegt Marina Frischkorn mit ihrem öffentlich formulierten Wunsch genau richtig. Jeder sollte seine Angehörigen frühzeitig darüber informieren, wie er behandelt oder eben nicht behandelt werden will.

Essen mit Frust

Essen ist die erste Lust, die wir Menschen erleben, nachdem wir auf die Welt gekommen sind. Wir spüren diese Lust unser ganzes Leben, haben Lieblingsspeisen, kennen bestimmte Anlässe, zu denen es etwas besonders Leckeres gibt. Wir entwickeln Rituale und Gewohnheiten rund ums Essen, Mahlzeiten sind wichtige Fixpunkte in unserem Tagesablauf. Menschen, die im Krieg oder in der Zeit danach Hunger und Entbehrungen erlebt haben, verbinden mit manchen Speisen dagegen ausgesprochen negative Erinnerungen.

Essen hat damit für jeden Menschen eine Bedeutung, die über den Prozess der Nahrungsaufnahme weit hinausgeht. Für Menschen mit Demenz ist diese Bedeutung noch größer, denn bei ihnen kann Essen besonders intensive Gefühle aller Art auslösen und tief vergrabene Erinnerungen zutage bringen. Essen ist eine sinnliche Erfahrung: Wir können eine Erdbeere sehen, wir riechen und schmecken ihr Aroma und können außerdem mit Lippen, Zunge und unseren Fingern ihre Beschaffenheit erfühlen. Selbst mit geschlossenen Augen können wir ganz leicht ihren Reifegrad bestimmen: Unsere Gesichtszüge verraten, ob sie süß oder sauer ist.

All das können wir sogar noch, wenn wir längst vergessen haben, wozu Messer, Gabel und Löffel da sind und wie man damit umgeht. Menschen mit Demenz verlieren immer mehr von dem, was wir Esskultur nennen: Ihr Weg führt sie vom bewussten Essen mit großem Genuss über das Essen unter erschwerten Bedingungen bis hin zum Nicht-mehr-essen-Können und schließlich auch Nicht-mehr-essen-Wollen. Für Angehörige, die diesen Weg bis ganz zuletzt mitgehen, ist das letzte Teilstück sicherlich das schwerste.

Wenn wir alt werden, müssen wir uns ohnehin auf etliche körperliche Veränderungen einstellen: Unser Kalorienbedarf sinkt und gleichzeitig lässt der Appetit nach, weil sich die Zahl der Verdauungsenzyme und die Menge an Magensäure verringern. Der Magen verliert seine frühere Elastizität, und die Hormone steuern Hunger und Sättigung anders: Sie signalisieren immer öfter »satt«, auch wenn der Energiebedarf noch gar nicht gedeckt ist. Unser Geschmacksempfinden nimmt im Alter ebenfalls stark ab: Mit 75 Jahren haben wir nur noch knapp die Hälfte unserer Geschmacksknospen. Und das hat Folgen: Statt süß, salzig, sauer oder bitter gleichermaßen gut zu erkennen, schmecken wir verstärkt sauer und bitter – was einem den Appetit manchmal richtig verderben kann. Einziger Trost: Alles, was besonders süß ist, schmeckt uns dann immer besser.

Und schließlich kann Essen zur Qual werden, wenn Zahnprothesen schlecht sitzen. Außerdem verursachen sie manchmal Entzündungen und Pilzerkrankungen in Mund- und Rachenraum. Einige Medikamente können zudem dafür sorgen, dass plötzlich alles metallisch oder bitter schmeckt oder dass wir unter Übelkeit, Unwohlsein und Appetitlosigkeit leiden. Altersbedingte Sehbeeinträchtigungen wie eine Linseneintrübung oder Pupillenverkleinerung sorgen dafür, dass wir Farbtöne wie Gelb und Orange von Weiß kaum noch unterscheiden und selbst bei normalem Tageslicht immer weniger erkennen können.

Für Menschen mit Demenz wird das Essen aber noch aus ganz anderen Gründen immer schwieriger:

- Sie können immer schwerer schlucken. Zunächst verlangsamt sich ihr Schluckvorgang lediglich, mit dem demenzbedingten Abbau des Nervengewebes im Hirn treten aber zusätzlich starke Schluckstörungen auf (Dysphagie). Aus Angst, sich an einem Bissen zu verschlucken, wollen sie dann lieber nichts mehr essen.

- Sie können nicht mehr mit Besteck umgehen, »verlieren« ihre Tischmanieren und lassen sich immer leichter vom Geschehen um sie herum vollkommen ablenken: Sie vergessen, weshalb sie am Tisch sitzen.

- Manchmal vergessen sie einfach, dass sie gerade essen, und atmen mit vollem Mund ein, statt zu schlucken. Wenn dabei Nahrung in die Lunge gelangt, kann es zu einer Lungenentzündung kommen (Aspirationspneumonie).

- Begleitsymptome der Demenz wie Depression, Angst, Unruhe, Halluzination und Psychosen können dazu führen, dass die Erkrankten nicht mehr essen wollen. Wer etwa unter der Wahnvorstellung leidet, man wolle ihn vergiften, rührt natürlich nichts mehr an. Oder wer aufgrund einer Depression todunglücklich ist, sich einsam, verlassen und nutzlos fühlt, der verliert schnell jeglichen Appetit.

- Können die Betroffenen nicht mehr sprechen, dann können sie auch nicht mehr sagen, ob es ihnen schmeckt, ob es zu heiß oder zu kalt ist. Oft sind dann Verweigerung oder aktive Abwehr die einzigen Möglichkeiten, ihren Willen oder auch Schmerz auszudrücken: Sie machen einfach nicht mehr den Mund auf oder schlucken aus Protest nichts mehr runter. Manchmal ist dieses Verhalten aber auch ein Hilferuf oder ein Betteln nach mehr Aufmerksamkeit und Zuwendung.
- Viele Menschen mit Demenz verspüren einen enormen Bewegungsdrang und haben deshalb oft auch »keine Zeit« mehr zum Essen. Das heißt, sie sind zu unruhig, um sich zum Essen an den Tisch zu setzen. So lange sie laufen können und dürfen (siehe Kapitel 7), verbrauchen sie aber auch jede Menge Energie. Kommt ein älterer Mensch mit durchschnittlicher Bewegung auf einen Verbrauch von rund 1 800 Kilokalorien täglich, dann benötigt ein demenzkranker »Vielläufer« manchmal bis zu 3 500 Kilokalorien[1] – das ist ungefähr so viel, wie ein Bauarbeiter täglich verbrennt.

Es gibt also viele Schwierigkeiten, viele Gründe, die einen Menschen mit Demenz daran hindern können, sich satt zu essen. Deshalb ist es auch nicht verwunderlich, dass viele stark abnehmen. In der Pflegesprache sagt man dazu »Mangelernährung«. Knapp zwei Drittel der Bewohner von Pflegeheimen sind davon betroffen.[2] Ein Großteil wird aus ebendiesem Grund in den Einrichtungen aufgenommen. Oft handelt es sich dabei um alleinstehende Menschen, die sich zu Hause nicht mehr selbstständig versorgen können und sich zu einseitig und nährstoffarm ernähren. Bemerkt wird ihr beklagenswerter Zustand häufig erst, wenn sie in der Notaufnahme eines Krankenhaus eingeliefert werden – sei es, weil sie ohnmächtig geworden und gestürzt sind und/oder weil sie ausgetrocknet, schwach und verwirrt von jemandem aufgefunden wurden.

Nach einer Erhebung der Krankenkasse DAK stieg die Zahl ihrer Versicherten, die mangelernährt waren, von etwa 11 000 im Jahr 2009 auf rund 17 000 im Folgejahr. Für 2011 rechnete die

Krankenkasse sogar mit mehr als 21 000 Fällen. Nach ihren Erhebungen waren die Patienten im Schnitt 70 Jahre alt und kamen ursprünglich unter anderem wegen Diabetes, Herzschwäche oder Oberschenkelhalsbruch in die Klinik.[3]

Weil Mangelernährung ein schleichender Prozess ist, können auch im Pflegeheim Menschen mit Demenz unbemerkt in diesen Zustand geraten. Für Menschen, die nicht mehr richtig essen können und deshalb zu wenig Nährstoffe zu sich nehmen, muss also dringend etwas getan werden. Das kann aber nur dann funktionieren, wenn das Management einer Einrichtung für diese Gefahren und ihre auslösenden Faktoren ausreichend sensibilisiert ist. Zudem muss ein Pflegeheim sein Pflegepersonal entsprechend schulen und für diese besonderen Anforderungen auch mehr Mitarbeiter oder ehrenamtliche Helfer einsetzen.

Wer dagegen zu Hause einen Menschen mit Essproblemen betreut, hat eine besonders anspruchs- und verantwortungsvolle Aufgabe. Neben der Zubereitung geeigneter Speisen erfordern auch die Mahlzeiten selbst sehr viel mehr Zeit und Aufwand. Die Betroffenen brauchen mehr Zuwendung und Zuspruch. Das alles verlangt von Angehörigen viel Einfühlungsvermögen, Fantasie und Kraft. Menschen mit Demenz zum Essen zu animieren und tatsächlich auch satt zu bekommen, das kann extrem nervenaufreibend und anstrengend sein. Die wenigsten Angehörigen halten diesen Belastungen lange stand. Und sie verzweifeln, wenn sie feststellen müssen, dass sie den Kampf gegen die Mangelernährung verlieren und sie ihre Angehörigen schließlich doch in einem Pflegeheim versorgen lassen müssen.

Essen mit 85: ein Selbstversuch

Ich sitze bei Annette Gross[4] am Tisch, es gibt Kartoffeln mit Blumenkohl und Béchamelsoße und für mich als Beilage eine Brille, die mich das sehen lässt, was eine etwa 85-Jährige mit altersbedingter Linseneintrübung erkennen kann. Außerdem erhalte ich ein paar Handschuhe, die auch meine Bewegungen und sensorischen Fähigkeiten altersgemäß einschränken. Frau Gross stellt nun einen Teller vor mich und wünscht mir guten Appetit. Ich taste vorsichtig nach dem Teller, sehen kann ich ihn nicht – er ist weiß und steht auf einem gelben Tischset. Als ich das Besteck suche, komme ich an ein Glas mit Mineralwasser, das ich nicht erkennen kann, und stoße es beinahe um. Endlich ertaste ich mit meinem Handschuh … die Gabel? Ja, sie ist es. Ich stochere mit ihr auf dem Teller herum, damit ich finde, was ich essen soll. Kartoffeln, Blumenkohl, Soße – durch meine Brille sehe ich nichts auf dem weißen Teller. Statt gutem Appetit habe ich nur Stress: Als ich meine Gabel unter etwas grabe und nach vorne schiebe, um es aufzunehmen, ist es auch schon wieder weg – ich habe es über den flachen Tellerrand bugsiert. Egal, ich lass' es eben liegen und trinke wenigstens etwas, das Glas hatte ich ja schon entdeckt. Ich lege die Gabel hin, sie rutscht dabei vom Teller, ich will sie zurücklegen und stoße mit dem Handschuhrücken wieder an das Glas – diesmal hält es der Attacke nicht stand, und schon ist das Malheur passiert. In nicht mal einer Minute habe ich aus meinem Platz am Tisch ein Schlachtfeld gemacht.

Ich setze die Brille ab und blicke in das zufriedene Gesicht von Annette Gross. »Was Sie gerade erlebt haben, ist für jeden, den ich berate, ein Schlüsselerlebnis«, sagt sie. »Und bedenken Sie: Sie sind jetzt nur körperlich eingeschränkt gewesen. Im Gegensatz zu einem Menschen mit Demenz wussten Sie, dass Sie zum Essen hier sind, dass ein Teller vor Ihnen steht und was eine Gabel ist, außerdem hatten Sie ein Hungergefühl«, fasst die Expertin die ganze Problematik zusammen, während sie meine Schweinerei aufwischt.

Seit 2003 vertreibt Annette Gross Geschirr und Besteck für Menschen mit eingeschränkten Fähigkeiten. Als Referentin informiert sie außerdem auf Messen, Kongressen und in Pflegeheimen über Tischkultur und Ernährung in stationären Einrichtungen. Und schließlich ist sie noch Mitautorin des Buches *Kochen für Menschen mit Demenz*. Mit den Rezepten daraus können Angehörige Mahlzeiten kochen, die bei Menschen mit Demenz erfahrungsgemäß gut ankommen.

Dass eine Mahlzeit für einen alten, an Demenz erkrankten Menschen nicht zur »Mission impossible« werden muss, lerne ich in der zweiten Lektion bei Frau Gross. Wieder setze ich die Brille auf und ziehe die Handschuhe an. Trotz der Sehbehinderungsbrille erkenne ich auf dem Tisch tatsächlich einen Teller, darauf liegen Broccoliröschen und Kartoffeln, deren Form erkennbar ist, weil sie zum Teil von dunkler Soße bedeckt sind. Mein Glas enthält nun ein dunkles Getränk, deshalb kann ich es deutlich sehen. Unfallfrei nehme ich das Glas, es ist süßer Kirschsaft. Der Teller hat einen dunklen Rand – durch den Kontrast zum hellen Tischtuch kann ich seine Position klar ausmachen. Ich muss also einfach rechts daneben greifen, und schon habe ich die Gabel aufgenommen. Sie liegt aber irgendwie anders in der Hand als die gewöhnliche Gabel, mit der ich im ersten Versuch keinen Erfolg hatte. »Ihr Schwerpunkt ist hinten im Griff, sodass sie sich automatisch fest in die Hand legt«, kommentiert Frau Gross. Ich teile eine Kartoffel, schiebe meine Gabel vorwärts, um unter das Stück zu kommen – bis zum erhöhten Tellerrand. Dort erwartet mich eine Besonderheit: Er ist nämlich zur Tellermitte hin nach innen gewölbt und schiebt daher meine Ladung sicher auf die Gabel. Ab damit in den Mund – geschafft!

»Sie sehen, es genügen oft schon kleine Hilfen und Veränderungen, um Menschen mit Beeinträchtigungen das Essen zu erleichtern und ihnen zu ermöglichen, selbstständig zu essen«, erklärt Gross. »Die rote Färbung des Tellerrands sorgt nicht nur für einen starken Kontrast zur Umgebung, Rot ist sowieso die Farbe, die im Alter noch am besten wahrgenommen wird.« Die Spezialistin für Tischkultur im Alter und bei Demenz hat aber noch jede Menge weiterer Tricks und Kniffe auf Lager:

■ Keine Deko-Abenteuer! Seidenblumen, Osterhasen, Kastanien und Strohsterne erleichtern zwar die jahreszeitliche Orientierung, zwischen aufgetragenen Gerichten stiften sie aber eher Verwirrung – was kann man nun essen und was nicht?

■ Weitere Reizüberflutung vermeiden und für eine ruhige freundliche Atmosphäre sorgen! Keine Hintergrundmusik, keine nervenden Serviergeräusche mit Töpfen, Schüsseln, Tellern und Besteck. Nicht alle Beilagen und Gänge auf einmal präsentieren, den Teller nicht zu voll laden, aber immer signalisieren, dass es noch mehr davon gibt.

- Auch wer vergessen hat, wozu er einen Löffel hat, kann trotzdem noch damit essen. Und zwar dann, wenn er den Bewegungsablauf nachahmen kann. Also sollten Angehörige, Pflegekräfte oder ehrenamtliche Helfer unbedingt mitessen und damit vormachen, wie es geht.

- Auf die richtige Haltung kommt es an! Aufrecht sitzen, die Füße sollten fest auf dem Boden stehen und der Abstand vom Teller zum Mund sollte 30 Zentimeter betragen. Wer einmal versucht, im Sitzen ohne »Bodenhaftung« zu essen, wird sehen, wie schwer das ist.

- Sitzen die »dritten Zähne« fest? Regelmäßig sollte man den Sitz des Gebisses vom Zahnarzt untersuchen lassen. Lässt sich zudem Karies oder Pilzbefall im Mundbereich feststellen?

- Wer nicht mehr richtig kauen oder schlucken kann, bekommt pürierte oder passierte Kost. Wie auch diese noch appetitlich angerichtet werden kann, erklärt die Kochbuchautorin:»Damit püriertes Fleisch trotzdem noch als Hühnerschenkel, Steak oder Würstchen erkennbar bleibt, kommt es vor dem Servieren aus speziellen Formen auf den Teller.«

- Wer den Umgang mit Besteck nicht mehr beherrscht, isst eben mit seinen Händen. Entweder akzeptiert man, dass normales Essen mit Fingern gegessen wird, oder man bereitet es entsprechend zu und portioniert es (Fingerfood). Das kann man auch den »Vielläufern« immer wieder mit auf den Weg geben.

- Besondere, auf demenzerkrankte Menschen abgestimmte Formen der Betreuung und Beschäftigung wie aktivierende Pflege, biographieorientierte Pflege (siehe Glossar), Validation oder sensorische Förderung (basale Stimulation) können »Nahrungsverweigerer« zum Essen motivieren. Der Appetit lässt sich auch leicht anregen, wenn man zur Essenszeit in der Küche eine Zwiebel anbrät.

- Logopäden und Ergotherapeuten unterstützen und beraten bei Kau- und Schluckbeschwerden.

Künstliche Ernährung über eine PEG-Magensonde

140000 Magensonden werden jedes Jahr in Deutschland neu gelegt, 500 Millionen Euro geben die Krankenkassen für künstliche Ernährung aus, schätzen Experten. Gesicherte Zahlen gibt es nicht – seit die Ernährungsapparate in die Kritik geraten sind, verbreiten die Hersteller keine Verkaufsstatistiken mehr. Oft kommt dieses letzte Mittel zum Einsatz, bevor alle anderen Möglichkeiten ausgeschöpft sind. Zwei Drittel der Ernährungsschläuche kommen bei hochbetagten Menschen in Altenheimen und Krankenhäusern zum Einsatz. Annähernd die Hälfte von ihnen ist altersverwirrt oder hochgradig dement.[5]

Die Zufuhr von Nährstoffen über eine Magensonde nennen die Mediziner »enterale Ernährung«. Der Zugang führt durch die Bauchdecke in den Magen (PEG, perkutane endoskopische Gastrostomie). Eine PEG-Magensonde wird gelegt, wenn zu erwarten ist, dass der Patient länger als vier Wochen künstlich ernährt werden muss.

Vor der Entscheidung, einem Menschen mit Demenz eine PEG-Magensonde legen zu lassen, sollten sich Angehörige jedoch unbedingt die Folgen klarmachen. Wenn Essen als soziales und sensorisches Ereignis wegfällt, verkümmern die Sinne noch weiter und schneller. Soziale Kontakte und mitmenschliche Zuwendung nehmen erfahrungsgemäß mit dem Beginn der künstlichen Ernährung über die Sonde spürbar ab.

Eine Magensonde soll niemals ohne dringende medizinische Indikation gelegt werden – Zeit-, Personal- und Kostenersparnis gelten nicht als Begründung. Doch die Realität sieht ganz anders aus. Experten schätzen, dass sich nur ein Drittel dieser folgenreichen Eingriffe tatsächlich medizinisch begründen lässt.[6] Und schließlich ist auch die folgende Zahl erschreckend: Um zu verhindern, dass sondenernährte Demenzpatienten ihre Magensonde entfernen, werden bis zu 71 Prozent von ihnen mechanisch fixiert[7], ihre Arme mit Gurtmanschetten am Bett festgebunden (siehe auch Kapitel 7).

Es gibt also genug Gründe, warum sich viele Angehörige von Menschen mit fortgeschrittener Demenz unsicher sind, ob mit der PEG-Ernährung die richtige Entscheidung getroffen wurde.[8] Schon deshalb sollte jeder erwachsene Mensch eine Patientenverfügung (siehe auch Kapitel 9) verfassen und mit seinen Angehörigen ausführlich durchgehen. Nur so können Kinder, Ehepartner oder Geschwister später für ein Familienmitglied sprechen und in seinem Sinne handeln.

Mehr Informationen über künstliche Ernährung von Menschen mit Demenz gibt es auf der mehrfach ausgezeichneten Internetseite www.nahrungsverweigerung.de von Christian Kolb. Der Diplom-Pflegewirt und Autor mehrerer Fachbücher zu diesem Thema arbeitet unter anderem im Arbeitsausschuss Ethik der Deutschen Alzheimer Gesellschaft und ist Mitglied der Expertenarbeitsgruppe des *Deutschen Netzwerks für Qualitätsentwicklung in der Pflege (DNQP)*. Er hat wertfrei, ausgewogen und neutral alle wichtigen Aspekte auf seiner Seite zusammengestellt und fordert zur Diskussion auf.

Wenn selbst solche Mittel nicht mehr weiterhelfen, rückt häufig eine künstliche Ernährung in den Mittelpunkt der Überlegungen (siehe Kasten). Es gibt verschiedene Gründe, eine Magensonde zu befürworten: Sie soll das Leben verlängern, die Lebensqualität verbessern und verhindern, dass der Betreffende versehentlich Nahrung einatmet statt sie zu schlucken (Aspirationspneumonie). Zudem soll sie die Folgen einer Mangelernährung wie Liegegeschwüre (Dekubitus) vermeiden.[9]

Ob aber eine Magensonde das tatsächlich kann, ist gar nicht klar. Eine Analyse bisheriger Studien und Übersichtsarbeiten hat nämlich *nicht* ergeben, dass eine PEG-Ernährung bei Patienten mit fortgeschrittener Demenz die Lebenszeit verlängert, die Lebensqualität verbessert, Aspirationspneumonien verhindert, Mangelernährung mindert oder einem Dekubitus vorbeugt.[10] Matthis Synofzik, der Autor dieser Analyse, weist aber auch auf den unterschiedlichen Charakter der ausgewerteten Studien hin. Deshalb will er nicht ausschließen, dass eine PEG-Ernährung bei einzelnen Patienten mit fortgeschrittener Demenz einen Nutzen bringt.

Das heißt: Die Frage, ob man einen Menschen mit Demenz, der nicht mehr isst, künstlich ernähren soll, muss immer individuell geklärt werden. Ärzte, Pflegekräfte, Angehörige beziehungsweise gesetzliche Betreuer müssen nach dem mutmaßlichen Willen des Betroffenen handeln, der selbst nicht mehr in der Lage ist, eine eigene Entscheidung zu treffen.

Es gibt Senioreneinrichtungen, die mit Hilfe einer »ethischen Fallbesprechung« (EFB) nach der Nijmwegener Methode eine Entscheidungshilfe anbieten. Sie wurde entwickelt, um zu prüfen, ob im Sinne des Betroffenen gehandelt wird, und macht die unterschiedlichen Perspektiven der Beteiligten – Ärzte, Angehörige, gesetzliche Betreuer, Pflegekräfte – deutlich. Gemeinsam und strukturiert sammeln alle Beteiligten relevante Fakten über den betroffenen Menschen. Das Ziel ist eine Empfehlung im Sinne des erkrankten Menschen, die von allen Beteiligten getragen wird. Diese Empfehlung wird in einem Protokoll festgehalten. Sie ist zwar nicht rechtsverbindlich, aber dennoch als Beleg für die Gründlichkeit und Vollständigkeit zur Ermittlung des Patientenwillens durchaus von rechtlicher Bedeutung.[11]

Derzeit arbeiten aber nur wenige Einrichtungen mit dem Instrument der »ethischen Fallbesprechung«. Um zu erfahren, ob und wie sie sich tatsächlich im Pflegeheimalltag bewährt, besuche ich das Haus Schwansen in Rieseby nahe Eckernförde. Es ist eine spezialisierte Einrichtung ausschließlich für Menschen mit Demenz. Träger ist »Die Brücke Rendsburg-Eckernförde e.V.« –

der Verein hat Haus Schwansen 2007 aus privater Trägerschaft in eine gemeinnützige Gesellschaft übernommen. Die Kosten für einen Pflegeplatz in Haus Schwansen entsprechen dem Durchschnitt.

»Wir haben hier Figurprobleme ...«

Pflegedienstleiter Hannes Brodersen will mir bereitwillig alle meine Fragen zur »ethischen Fallbesprechung« beantworten. 2010 ist das Haus Schwansen mit dem schleswig-holsteinischen Altenpflegepreis ausgezeichnet worden für sein Konzept des Ethik-Komitees. Darin wurden zum Beispiel die personelle Zusammensetzung und Verfahrensweisen entwickelt und erarbeitet. Und wenige Tage vor meinem Besuch war ein Team des ZDF-Magazins *Frontal 21* da.

In seinem nach drei Seiten offenen Büro habe ich freie Sicht auf den Garten, aber auch auf das, was in einem Aufenthaltsraum im gegenüberliegenden Gebäudeteil gerade geschieht. Drüben wird gesungen und gelacht. Der gebürtige Schwabe Brodersen arbeitet seit 1996 im Haus Schwansen, seit Anfang 2011 als Pflegedienstleiter, und sagt von sich: »Ich gehe bei diesen alten Menschen in die Schule, denn sie sind ganz sie selbst, sie vertuschen nichts mehr.« Er spricht bedächtig, er nimmt sich Zeit dafür, seine Worte zu wählen. Das irritiert mich zuerst ein wenig, aber schon nach wenigen Minuten habe ich das Gefühl, regelrecht »geerdet« zu sein.

In kurzer Zeit ist es Brodersen gelungen, mich »einzuschwingen« auf die Art, wie man in Haus Schwansen miteinander umgeht. Ich fühle mich, als wäre ich eingetaucht in eine andere Welt, fast so, als hätte mir jemand freundlich eine wohlige Decke über die Schultern gelegt. Und was ich dabei empfinde, das nehmen Menschen mit Demenz noch viel intensiver wahr. Als ich vorhin im Eingangsbereich einige Minuten auf den Pflegedienstleiter warten musste, weil ich zu früh dran war, konnte ich auch die Bewohner beobachten: In ihren Gesichtern und ihrem Verhalten spiegelten sich die angenehme Atmosphäre und die heiter-gelassene Stimmung. Diese Erfahrung mache ich immer wieder bei meinen Begegnungen mit demenzkranken Menschen: Erleben sie Schönes, sind sie entspannt; sind die Menschen um sie herum dagegen gereizt und nervös, reagieren sie verunsichert, ängstlich oder abwehrend. Und das passiert gar nicht selten, denn fast immer und überall fehlt es in der Pflege an Zeit.

Heimleitung und Mitarbeiter im Haus Schwansen haben sich dagegen sehr viel Zeit genommen, um für ein derart aufwendiges und anspruchsvolles Verfahren wie die ethische Fallbesprechung überhaupt den Boden zu bereiten. Denn so ein Verfahren lässt sich nicht von oben anordnen, es muss von allen Beteiligten gelebt werden. »Wir behandeln unsere Mitarbeiter genauso wertschätzend wie unsere Bewohner, und dazu gehört auch, dass wir Zeit und Geld in Fortbildungen investieren, die unbedingt erforderlich sind in der Pflege und Betreuung von an Demenz erkrankten Menschen.« Dann sagt er noch: »Zu ihrem Selbstverständnis als verantwortungsvolle Pflegekräfte gehört es aber auch, sich ehrenamtlich zu engagieren, zum Beispiel im Ethik-Komitee oder im Café Süße Ecke, ein Treffen bei Kaffee und Kuchen, das wir wöchentlich mit den Bewohnern, ihren Angehörigen und den ehrenamtlichen Helfern zusammen gestalten.«

Dank ihrer Fortbildungen nehmen die Mitarbeiter das Verhalten von Menschen mit demenziellen Einschränkungen viel besser wahr. Zudem können sie mit den Bewohnern so umgehen, dass diese sich jederzeit angenommen und wertgeschätzt fühlen, sicher und geborgen. Dafür wird jeder im Team in diesen Bereichen geschult:

■ Integrative Validation (IVA) nach Nicole Richard: Einfühlungsvermögen und Fantasie sind die Basis der Kommunikation mit Demenzkranken. Die IVA-Methode fördert die Fähigkeit, sich auf die jeweils aktuelle Erlebniswelt des betroffenen Menschen einzustimmen und mit ihm auf der Ebene der Gefühle und Antriebe zu kommunizieren.

■ Kinaesthetics: eine spezielle Methode der Bewegungsunterstützung, die – richtig angewendet – die Körperwahrnehmung von Menschen mit Demenz fördern, ihnen Bewegungsschmerzen nehmen und so auch abwehrendes Verhalten etwa beim Essen verringern kann.

- Basale Stimulation, die alle Sinne des Menschen anspricht: Sehen, Hören, Schmecken, Riechen und Fühlen. Wahrnehmungen auf der Haut, die Wahrnehmung der Körperlage im Raum (Koordination und Gleichgewicht) und das Spüren der eigenen Muskulatur gelten als Basiserfahrungen des Körpers, die er schon vor der Geburt gemacht hat. Sie werden mit dieser Methode wieder angeregt. Durch leichtes Massieren der Wangenregion regt man zum Beispiel die Kaumuskulatur an und bringt einen Menschen wieder dazu, einen kleinen Happen zu essen.

»Mit diesen Handlungskonzepten wurden und werden aber nicht nur unsere Mitarbeiter in der Pflege vertraut gemacht, sondern auch alle in der Hauswirtschaft und in unserer Küche«, sagt Brodersen. Küche – das ist jetzt ein gutes Stichwort. Schließlich geht es bei meinem Besuch heute ums Essen. Und das war zudem ein wichtiger Grund für die Einführung der ethischen Fallbesprechung im Haus Schwansen: Das Pflegepersonal braucht Handlungssicherheit, wenn Bewohner mit Demenz nicht mehr essen wollen oder können. Dazu soll es aber gar nicht erst kommen: »Damit sich die Situation für einen Bewohner nicht derart zuspitzt, dass eine Zusammenkunft des vielköpfigen Ethik-Komitees notwendig wird, setzen wir schon viel früher an: mit unserer speziellen hauseigenen Esskultur«, erklärt Brodersen.

Die Küche scheint in diesem Konzept als Dreh- und Angelpunkt zu fungieren: »Sie ist das Herz von Haus Schwansen«, schwärmt Brodersen. »Für das Küchenteam ist Kochen und die Zubereitung von Leckereien geradezu eine Berufung.« Wie das gemeint ist, merke ich später, als ich auf unserem Rundgang durchs Haus einen Blick in die Küche werfe. Dort werden gerade Zwischenmahlzeiten für die 61 Bewohner vorbereitet. Auf einem Servierwagen stehen viele kleine Schüsselchen, mal mit Püriertem in verschiedenen Farben, mal mit Müsli oder Teller mit hübsch angerichteten Fingerfood-Häppchen, auf jedem etwas anderes und jedes ziert ein Namensschild. »Mit Frau Hansen zum Beispiel haben wir wochenlang getestet, bis wir herausgefunden haben, was sie noch essen möchte: Grießbrei, verfeinert mit Ei, aber zusätzlich noch püriert in einer ganz bestimmten Konsistenz. Das wird jetzt exakt nur für sie in dieser Art zubereitet.«

Nach der Beratung und Schulung durch eine Ökotrophologin, einer Ernährungsexpertin also, entwickelte das Küchenteam vor etwa zehn Jahren ein Ernährungskonzept. Es zielt darauf ab, bewährte Hausmannskost nach altbekannten Rezepten so anzureichern, dass sie besonders viel Eiweiß und Kalorien enthält. Mangelernährung im Alter entsteht in der Regel, weil die Menschen zu einseitig, eiweißarm und insgesamt zu wenig essen. »Bei uns gibt es zwischen den drei Hauptmahlzeiten am Tag noch weitere Zwischenmahlzeiten, zur Teezeit auch gerne mal Pralinen. Und nachts zwischen 22 und 4 Uhr wird für jeden, der Hunger hat, kaltes und warmes Essen in den Wohngruppen zubereitet aus dem, was die immer gut bestückten Kühlschränke dort eben so hergeben«, erklärt Küchenchefin Elke Römer. Zusätzlich gibt es noch weitere appetitanregende Hausregeln:

- Alle Mitarbeiter sind dazu eingeladen, zusammen mit den Bewohnern an den Mahlzeiten teilzunehmen – aus drei Gründen: Das baut Misstrauen ab, denn das Essen kann ja nicht schlecht (oder »vergiftet«) sein, wenn es alle anderen auch essen. Wie die anderen essen, das kann man nachahmen und so noch lange selbstständig essen. Und schließlich stärkt es das Gefühl der familiären Zusammengehörigkeit.
- Auch Angehörige sind jederzeit eingeladen mitzuessen. Sie unterstützen beim Essenanreichen, sie animieren die Bewohner zu essen und kümmern sich während der Mahlzeit auch um andere.
- Die Gerichte kommen nicht in Kantinenmanier auf Tabletts, sondern werden am Tisch aus Schüsseln auf die Teller geschöpft – ganz wie zu Hause.

Bei so viel Einsatz in der Küche und an den Tischen herrscht ein eklatanter Mangel an Mangelernährung. »Der eine oder andere bringt mehr als sein Idealgewicht auf die Waage, was bei alten Menschen eher selten ist.« Figurprobleme der ganz besonderen Art also – Brodersen strahlt, als er das sagt.

Wir haben bis zu diesem Zeitpunkt nicht ein einziges Mal über PEG-Magensonden gesprochen. Manchmal aber kommen auch Pflegekräfte an einen Punkt, wo selbst aufmerksames Beobachten, das Ausschließen möglicher körperlicher Ursachen, hingebungsvolle Pflege und Betreuung sowie alle Bemühungen des Küchenteams nicht zum gewünschten Erfolg führen. »Wenn ein Bewohner nicht mehr isst, setzt das nicht nur die Pflegekräfte unter einen enormen, auch rechtlichen Druck. Auch die Angehörigen können nur schwer ertragen, wenn Oma, Opa, Mutter oder Vater keinerlei Bereitschaft mehr zeigen, etwas zu sich zu nehmen«, sagt Brodersen. Dann wird es Zeit für eine »ethische Fallbesprechung«.

Das Prinzip erklärt er anschaulich mit einem Bild. »Stellen Sie sich einen Baum vor, der auf einer Wiese steht. Das ist unser Bewohner. Die Pflegekräfte haben von ihrem Platz aus den Blick auf eine Seite des Baums, die Angehörigen schauen von einer anderen Position auf den Baum.« Dasselbe, sagt er, gelte für den behandelnden Arzt, den Neurologen oder einen Rechtsanwalt. Jeder nehme immer nur einen bestimmten Teil wahr. Und jeder sei deshalb auch Teil des ethischen Komitees, damit man gemeinsam einen Rundumblick auf den bekomme, der da in der Mitte auf der Wiese steht. Für eine Ethikkonferenz im Haus Schwansen wird folgende Besetzung angestrebt (nicht immer ist jeder verfügbar):

- zwei Pflegekräfte, die unmittelbar mit dem betroffenen Bewohner zu tun haben, eine weitere Pflegemitarbeiterin aus einem anderen Bereich des Hauses sowie eine vierte aus einer anderen Einrichtung
- der Hausarzt des Betroffenen sowie der Neurologe, der alle Bewohner von Haus Schwansen betreut
- die Angehörigen und, sofern diese Aufgabe nicht ein Angehöriger übernommen hat, auch der gesetzliche Betreuer
- der Pfarrer der Gemeinde Rieseby

- ein Rechtsanwalt
- Heimleiterin Christine Petersen und Pflegedienstleiter Hannes Brodersen

Die Pflegekräfte stellen der Konferenz eine umfassende Dokumentation vor. Darin werden nicht nur Ess- und Trinkprotokolle der Vergangenheit ausgewertet, um Abweichungen und Entwicklungen beurteilen zu können. Auch alle krankheitsrelevanten Aspekte wie zum Beispiel Schluckbeschwerden, Depressionen oder Wahnvorstellungen und Kenntnisse zur Biographie des Betroffenen werden hier aufgeführt. Die teilnehmenden Mediziner ergänzen diese Dokumentation durch ihre Diagnosen und Einschätzungen. Die Angehörigen liefern weitere Details aus der Biographie des Betroffenen, die dazu beitragen können, mögliche Ursachen für eine Essverweigerung zu finden. Außerdem geben sie eine Einschätzung darüber, wie sich ihr demenzkrankes Familienmitglied entscheiden würde. Sie erläutern, welche Wertvorstellungen sein Leben bislang bestimmt haben oder ob er Wünsche in Bezug auf sein Lebensende oder lebensverlängernde Maßnahmen geäußert hat. Gibt es eine Patientenverfügung, so wird diese vorgelegt und mit Hilfe des anwesenden Rechtsanwalts analysiert. Dazu meint Brodersen: »Selten sind Patientenverfügungen aber so eindeutig, dass nicht doch Fragen offenbleiben.« Wenn alle Informationen auf dem Tisch liegen, versuchen die Teilnehmer der Ethikkonferenz im Gespräch gemeinsam herauszufinden, wie sich der betroffene Mensch entscheiden würde, wenn er es noch selbst tun könnte. Im letzten Schritt geben sie eine gemeinsame Handlungsempfehlung.

Die Vorgehensweise dieses Komitees lässt für mich nur einen Schluss zu: Leicht macht es sich hier keiner mit einer Empfehlung zum mutmaßlichen Willen des Bewohners, ob er eine Magensonde wünscht oder ob er sie unter diesen Umständen ablehnt. Deshalb interessiert mich natürlich auch: Wie viele Bewohner von Haus Schwansen leben denn mit einer PEG? »Zwei von 61 Bewohnern werden derzeit über eine Magensonde ernährt, na ja, nicht ganz, denn eine der beiden Damen erhält über den Schlauch lediglich Flüssigkeit. Sie weigert sich zu trinken, aber essen, das möchte sie schon noch.« Und was ist mit den anderen? »Wir begleiten sie bis zum letzten Atemzug. Ich habe eines gelernt in den vielen Jahren, in denen wir Sterbende begleiten. Wenn jemand sterben will, dann werden sie es nicht schaffen, ihn mit den Möglichkeiten, die einem Pflegeheim zur Verfügung stehen – zum Beispiel auch einer PEG – am Leben zu erhalten. Es bedeutet aber auch, dass ein Mensch mit Lebenswillen ohne Sonde sehr lange leben kann und ohne Gesundheitseinbußen mit erstaunlich wenig Kalorien und Flüssigkeit klarkommt. Deshalb stellen wir uns immer die Frage: Was möchte dieser Mensch?«

Und wie kommen die Mitarbeiter damit klar, wenn sie über Jahre hinweg einen Menschen betreuen und dann sterben sehen? »Wir haben in Haus Schwansen besondere Abschiedsrituale und helfen unseren Mitarbeitern auf jede erdenkliche Art, mit der Trauer umzugehen. Manchmal ist es für sie einfacher, manchmal aber fällt es ihnen schwerer. Hat ein Bewohner seinen Frieden gefunden, dann kann er leichter gehen. Aber diejenigen, bei denen wir das Gefühl haben, es hält sie noch eine unerledigte Aufgabe, die kommen nur schwer weg. Das sind die, die über den normalen Abschiedsschmerz und Erinnerungen noch lange in unseren Köpfen bleiben.«

Ich fahre zurück nach Hamburg. Nach Rieseby bin ich gekommen, um zu erfahren, wie sich die »ethische Fallbesprechung« im Pflegeheimalltag bewährt. Tut sie das? Ich stelle mir vor, man würde sie für mich durchführen. Ja, ich wäre froh, wenn sich jemand die Mühe machen würde, mich, mein Leben, meine Gesundheit oder Krankheit, meine Biographie und meine Wertvorstellungen zu betrachten, um herauszufinden, ob ich mit einer Magensonde noch Zeit zum Leben gewinnen möchte oder ob ich jetzt gehen möchte.

Zu Hause werfe ich noch schnell einen Blick auf die Facebook-Seite von Ilses weite Welt. Täglich verfolge ich dort die lebhaften und engagierten Diskussionen unserer Besucher rund um das Thema Demenz. Und als hätte er geahnt, worüber ich mich heute mit Herrn Brodersen unterhalten habe, schreibt Filmemacher und Grimme-Preisträger Ulle Bowski diesen Kommentar: »Ich arbeite zwar erst seit zwei Wochen in einem Wohnheim als Alltagsbegleiter, doch ich sehe, dass der Mangel an Personal eine unheimliche Belastung für Bewohner, Pfleger und Angehörige ist. Ich hoffe, die Krankenkassen und zuständigen Behörden erkennen den Mehrbedarf an Personal und Fachkräften. Die meist sinnlosen PEG verschlingen Milliarden. Schlauch-Gastronomie sollte durch menschenwürdige Validation ersetzt werden.«

6 Medikation: Zugedröhnt dahindämmern?

Die Veränderungen kamen nicht plötzlich, sondern eher schleichend. Aber letztlich waren sie unübersehbar: Täglich verlegte meine Großmutter die Schlüssel. Wenn es heiß war, ging sie im Mantel raus. Und bei Kälte mit einer dünnen Bluse. Obwohl sie die Straßen sehr gut kannte, ging sie immer wieder verloren. Dann wieder klingelte sie mitten in der Nacht an unserer Tür, war aber völlig überrascht, dass wir schon alle schliefen. Meine Eltern, Katrin und Michael, und ich hatten zwar eine leise Ahnung, was das sein könnte, aber keiner sagte es laut. Vor gut zehn Jahren war das einfach kein Thema, über das man spricht. Nicht in der Familie, und schon gar nicht in der Gesellschaft.

Im Krankenhaus kam dann der Befund: Ilse hatte zu hohen Blutdruck, eine Schilddrüsen-Überfunktion und viele andere alterstypische Krankheiten. Und Alzheimer. Nun hatten wir zwar endlich einen Namen für das Problem, einen Haufen von Medikamenten – aber keine Ahnung von Demenz oder Alzheimer. Wie diese Pillen wirken und was Demenz bedeutet, erklärte uns kein Arzt. Warum auch? Unser stilles und blindes Vertrauen in die Götter in Weiß war noch nicht erschüttert. Das muss wohl alles so sein, dachten wir, und deshalb hinterfragten wir nichts. Wir machten es wie die Ärzte und sprachen weder untereinander noch mit Omi über die Diagnose und die möglichen Folgen. Die ganze Familie versuchte einfach, jeden Tag so gut wie möglich zu meistern. Wir hatten ja keine Ahnung, was da auf uns zukommen sollte. Und so stolperten wir blind und ängstlich ins Ungewisse – keine guten Voraussetzungen, um schwere Zeiten zu meistern.

Anfangs vertrauten wir darauf, dass Ilse schon selbst ihre Pillen ordnungsgemäß einnahm. Wir wollten sie nicht noch mehr bevor-

munden, als wir es eh schon taten. Doch ihr Zustand verbesserte sich kein bisschen. Wir wurden misstrauisch und entdeckten überall in Ilses Wohnung kleine Pillenberge – unterm Bett, in Sofaritzen, ja sogar im Gefrierfach. Von nun an kontrollierte meine Mutter Katrin täglich die Einnahme der Pillen. Manchmal genügte eine Erinnerung, aber oft musste Katrin mit Engelszungen reden, und manchmal sogar drohen. Ganz so, wie es eine Mutter mit ihrem Kind tut. Und so tauschten meine Mutter und meine Großmutter die Rollen: Ilse wurde zum Kind, Katrin zur Mutter. Dieser Rollentausch war für beide Frauen eine Zerreißprobe, die oft in Tränen endete.

Die Pillen wirkten. Aber nicht so, wie wir Laien uns das vorgestellt hatten. Wir waren ja davon ausgegangen, dass ein Medikament die Krankheit heilt oder zumindest die Symptome lindert. Stattdessen stellten die Pillen Omi einfach nur ruhig. Wie eine Fernbedienung, die einen Fernseher auf Standby schaltet: Stundenlang saß Ilse starr auf ihrem Stuhl. Sie schien uns gar nicht wahrzunehmen. Nur wenn ich sie direkt ansprach, wurden ihre Augen wieder wach und klar. Danach versank sie wieder in ihre Starre. Nein, das war nicht mehr die agile, aktive und lebensfrohe Ilse. Da saß ein zutiefst unglücklicher Mensch.

Für Hausarzt und Krankenhaus war das alles nur eine Frage der korrekten »Einstellung« der Patientin, so wie bei einem Motor, der nur auf drei Zylindern und deshalb nicht ganz rund läuft. Sie stellten also Omi fast monatlich neu ein, und der Haufen an farbigen, eckigen und runden »Alles-wieder-gut-Machern« wuchs beständig. Meine Familie hoffte noch immer auf die wundersame Wirkung der Pillen, aber so langsam wurde uns klar, dass wir die beste Medizin für Ilse waren: Meiner Großmutter ging es am besten, wenn sie im Kreis der Familie war. Was keine Pille erreichte, das schafften jedes liebe Wort, jedes Streicheln über die Hand, Geduld und Humor – all das ließ ihre Augen leuchten.

Im Rückblick mache ich mir große Vorwürfe, dass ich alles einfach hingenommen und nur auf das Wunder Medizin gesetzt habe. Heute weiß ich: Medikamente sind wichtig, müssen aber mit Bedacht eingesetzt werden. Aber noch wichtiger ist das, was Angehörige und Pflegende eines demenzkranken Menschen tun. Sie müssen

*jedoch wissen, wie eine typische Demenzerkrankung verläuft. Nur
so können sie das Leben aller Beteiligten einigermaßen erträglich gestalten. Ja, noch mehr: Heute weiß ich, dass Menschen mit Demenz
noch lange Spaß am Leben haben können. Man muss ihnen nur mit
Wissen, Verständnis und Geduld begegnen.*

Wenn wir krank sind, gehen wir zum Arzt, der uns nach der Diagnose ein Medikament verordnet. Die Pillen schlucken wir und
werden wieder gesund. Weil das in den meisten Fällen ganz gut
klappt, hat sich in unserer Gesellschaft eine regelrechte Konsum-
haltung gegenüber Medikamenten entwickelt, aber auch eine ge-
wisse Erwartungshaltung gegenüber Medizinern. Deshalb können wir es nur schwer akzeptieren, wenn der Arzt mal keine
eindeutige Diagnose stellen kann. Oder wenn Pillen kaum helfen
oder eine Krankheit gar nicht heilbar ist.

Verlassen deshalb so viele Betroffene und ihre Angehörigen
nach der Diagnose Alzheimer die Praxis mit einem Rezept in der
Hand? Vollkommen überwältigt und unaufgeklärt, aber immerhin versorgt mit einem vertrauten Stück Papier – dem Rezept für
ein Medikament.

Der Glaube daran, dass die Medizin es schon richten wird, ist
besonders im Bereich der medikamentösen Behandlung von
Menschen mit Demenz fatal. Denn Fakt ist: Alzheimer ist unheilbar. Die Betroffenen aber erhalten meist umgehend nach der –
übrigens schwierig zu stellenden – Diagnose Demenz (siehe Kapitel 1) Medikamente. Doch diese Medikamente können nicht
heilen, sie können allenfalls die Symptome behandeln.

Medikamente als Allheilmittel?

Im frühen und mittleren Stadium der Krankheit sollen sogenannte Antidementiva den Prozess des Gedächtnisschwunds verzögern: Cholinesterasehemmer wie Arizept (Wirkstoff Donepezil), Reminyl (Wirkstoff Galantamin) oder Exelon (Wirkstoff
Rivastigmin). Im späteren Stadium sollen Präparate wie Axura
und Ebixa (Wirkstoff Memantin) diese Aufgabe übernehmen.

Neben der schwindenden Merkfähigkeit gibt es noch verschiedene Begleiterscheinungen der Demenz, gegen die ebenfalls Medikamente verabreicht werden. So werden Neuroleptika, auch Antipsychotika genannt, gegen Depression, auffälliges oder sozial schwer verträgliches Verhalten, Unruhe, Halluzination und Psychosen eingesetzt.

Allerdings ist die richtige Dosierung der Wirkstoffe schwierig, und im Verlauf einer demenziellen Erkrankung treten zudem immer mehr Begleitsymptome auf, die es zu behandeln gilt. Vor allem aber ein Aspekt macht die Medikamentengabe zu einer enormen Herausforderung für jeden Arzt: Mit dem Alter nimmt auch die Zahl der Krankheiten zu – man spricht von Altersmultimorbidität –, die medikamentös behandelt werden. Bei über 70-Jährigen zeigen sich durchschnittlich drei bis neun Krankheiten gleichzeitig. Darunter sind am häufigsten Herz-Kreislauf- und Stoffwechselerkrankungen vertreten, ebenso Erkrankungen der Atmungsorgane und des Bewegungsapparats. Fatale Folge: Die Patienten bekommen möglicherweise einen Mix aus Medikamenten, deren Neben- und Wechselwirkungen in vielen Fällen demenziellen Symptomen gleichen oder sie sogar verstärken können. Zu diesem Cocktail gesellen sich bei Demenzkranken noch die schon erwähnten Antidementiva und Neuroleptika hinzu.

Häufig kommt es deshalb zu sogenannten paradoxen oder unerwünschten Wirkungen: Rund 30 Prozent der Krankenhauseinweisungen bei älteren Menschen werden durch unerwünschte Arzneimittelwirkungen verursacht.[1] Im Rahmen des OPAL-Projekts (Optimierte Arzneimittelversorgung im Alter) wurden 168 Heimbewohner aus zwei nordrhein-westfälischen Altenheimen über neun beziehungsweise 16 Monate beobachtet. Dabei stellte sich heraus, dass bis zu 74 Prozent aller unerwünschten Wirkungen bei Demenzerkrankten auftraten, insbesondere bei denjenigen, die eine Multimedikation und Neuroleptika erhielten.[2]

»Zu hohe Dosen und zu schnelles Aufdosieren vor allem von Psychopharmaka, ungeeignete Arzneimittel und mangelhafte Therapieüberwachung sind die häufigsten Gründe dafür«, stellt Prof. Petra Thürmann fest.[3] Die Expertin für klinische Pharmakologie an der Universität Witten/Herdecke hat die Art und Häufigkeit von Wechselwirkungen, ungeeigneter Medikamentenverordnung und Nebenwirkungen aufgrund mehrerer gleichzeitig eingenommener Arzneien analysiert. Entstanden ist eine Liste von Medikamenten, die für ältere Patienten nicht geeignet sind oder deren Dosierung genau angepasst werden muss. Diese Priscus-Liste potenziell inadäquater Medikamente (PIM) wurde in Kooperation mit verschiedenen Projektpartnern erstellt, darunter die Arzneimittelkommission der deutschen Ärzteschaft und 27 Ärzte und Apotheker mit Expertise in der Arzneimitteltherapie älterer Menschen. Die Liste ist eines von sieben Teilprojekten des Verbundprojekts Priscus (lateinisch:»alt, altehrwürdig«), in dem Forscher in fachübergreifender Zusammenarbeit neue Therapieansätze erarbeiten. Priscus wurde koordiniert von der Ruhr-Universität Bochum und vom Bundesministerium für Bildung und Forschung (BMBF) gefördert.[4] Professorin Thürmann hat mit ihrem Team insgesamt 83 für ältere Patienten möglicherweise ungeeignete Arzneimittel (darunter sieben Neuroleptika) ermittelt. Die Liste nennt aber dazu auch Therapiealternativen, darunter nichtmedikamentöse Therapien wie verhaltenstherapeutische Verfahren, und gibt weitere Empfehlungen für die klinische Praxis wie etwa alternative Medikamente oder besondere medizinische Kontrollen und Überwachung des Patienten.[5]

Herausforderung für Mediziner: Medikation im Alter

Vor allem für alte Menschen müssen Ärzte Einsatz, Notwendigkeit, Dosierung und Einnahmedauer eines Medikaments laufend neu bewerten. Denn mit zunehmendem Alter verändern sich unsere Körperfunktionen. Sämtliche Stoffwechselvorgänge verlaufen langsamer, das Verdauungssystem kann Nährstoffe aus der Nahrung nicht mehr ausreichend »aufschließen« und Verdautes nicht mehr so zügig aus dem Körper transportieren. Unsere Nieren können Giftstoffe immer schlechter filtern, und der Wasseranteil im Körper verringert sich.

Die logische Folge: Die Wirkstoffkonzentration eines Medikaments im Körper ist in vielen Fällen viel zu hoch. Auch Nebenwirkungen und Wechselwirkungen von Arzneimittelstoffen können sich stärker ausbilden. Wie wichtig es ist, die Notwendigkeit von Medikamenten und ihre Dosierung vor allem bei multimorbiden, chronisch kranken Menschen immer wieder zu hinterfragen, zeigen folgende Fakten:

- Klinische Prüfungen, auf denen Dosierungsempfehlungen basieren, werden in der Regel an gesunden Männern mittleren Alters durchgeführt – nicht an alten Menschen und nicht an Frauen, obwohl deren Stoffwechsel vollkommen anders arbeitet als der von jungen Männern.

- Im Gegensatz zu wasserlöslichen Substanzen verbleiben fettlösliche länger im Körper. So können sich die Wirkstoffe von regelmäßig eingenommenen Beruhigungs- und Schlafmitteln – etwa der häufig verordneten Benzodiazepine – im Körper von älteren Menschen, vor allem von Frauen, anreichern. Dann kann es zum sogenannten »Hangover« kommen: tagsüber Dauerschläfrigkeit und teilnahmsloses Hindämmern.

- Die Gefahr der Medikamentenabhängigkeit steigt mit dem Alter. Vor allem Schmerz-, Schlaf-, Beruhigungs- und Anregungsmittel sowie Neuroleptika haben ein hohes Suchtpotenzial. Und bei älteren Menschen kann es leichter und schneller zu einer schleichenden Intoxikation kommen. Das Auftreten psychotischer und depressiver Zustände sowie demenzähnliche Ausfälle sind die häufige Folge. In der Altenpflege wird der Anteil der von Psychopharmaka abhängigen Bewohner über 70 Jahre auf mindestens 25 Prozent geschätzt. Zu diesem Schluss kommt die Deutsche Hauptstelle für Suchtfragen e.V. (DHS) in ihrem *Jahrbuch Sucht 2010*.[6]

- Neben- und Wechselwirkungen mit anderen Medikamenten ähneln häufig Symptomen des normalen Alterungsprozesses wie Desorientiertheit, Unkonzentriertheit, Schwindelgefühle und Gleichgewichtsstörungen. Auch das erschwert den Ärzten eine korrekte Zuordnung und Diagnose – zum Beispiel einer Demenz.

Der Berliner Pharmakologe Prof. Dr. med. Helmut Kewitz hat zur Arzneimittelbehandlung bei älteren Menschen folgenden Ratschlag gegeben, der eigentlich selbstverständlich für uns alle sein sollte: »Lassen Sie das Entbehrliche weg, und verschreiben Sie nur das unbedingt Notwendige. Entbehrlich sind vor allem die Arzneimittel, deren therapeutische Wirksamkeit nicht nachgewiesen ist. Insbesondere dann, wenn mit ihrer Anwendung ein Risiko verbunden ist.«[7]

Bemerkenswert in diesem Zusammenhang: Die meisten der verordneten Antidementiva sollen zwar die Merkfähigkeit verbessern, aber laut Studien können sie die kognitiven Fähigkeiten der Patienten allenfalls eine begrenzte Zeit lang erhalten. Ihre Wirkung ist zudem nicht immer überzeugend nachgewiesen, und das Auftreten von Nebenwirkungen kann die Lebensqualität der Patienten unter Umständen stark beeinträchtigen.[8] Deshalb sind diese Mittel in Fachkreisen umstritten. Außerdem finden sich unter den aufgeführten Nebenwirkungen von Antidementiva-Wirkstoffen wie Donepezil, Galantamin, Memantin und Rivastigmin ausgerechnet solche, die auch als typische Symptome einer Demenz gelten: Verwirrtheit und Halluzinationen. Es treten auch Nebenwirkungen wie Kopfschmerzen, Hautausschläge, Übelkeit oder Erbrechen auf. Diese können allerdings durch langsames Aufdosieren reduziert werden. Oder durch die Verabreichung über ein Pflaster, das im Falle des Wirkstoffs Rivastigmin Übelkeit und Erbrechen vermindert.[9]

Demenz umfasst aber nicht nur kognitive Symptome wie den Verlust der Merkfähigkeit. Dazu kommen auch nichtkognitive Symptome wie Unruhe, Agitiertheit, Aggressivität, wahnhafte Überzeugungen, Halluzinationen und Depression. Diese Symptome werden häufig mit Neuroleptika behandelt. Deren Wirkstoffe senken die Signalübertragung durch den Botenstoff Dopamin. Dabei kommt es jedoch vor allem bei Demenzpatienten häufig zu Nebenwirkungen, die wiederum Parkinson-Symptomen ähneln: verlangsamte Bewegungen, Zittern, Steifheit und Schwierigkeiten beim Gehen – eine Folge sind vermehrte Stürze.

»Eine möglichst niedrige Dosierung und die Auswahl des individuell geeigneten Medikaments ist deswegen wichtig«, betonen Fachärzte für Neurologie, die sich schwerpunktmäßig mit Demenz und Parkinson beschäftigen, wie der Experte für Neurodegenerative Erkrankungen Dr. med. Lars Wojtecki vom Universitätsklinikum Düsseldorf.

Mittlerweile ist sogar der eine oder andere Pflegeheimbetreiber alarmiert. »Die medikamentöse Versorgung alter Menschen in stationären Pflegeeinrichtungen gefährdet die Pflegequalität«, meint dazu Helmut Wallrafen-Dreisow, Buchautor (*In Ruhe verrückt werden dürfen*) und Geschäftsführer der Sozial-Holding der Stadt Mönchengladbach GmbH. »Oft erfolgen die Verordnungen vieler Ärzte ohne eingehende Analyse als Dauermedikation. Ebenfalls üblich ist die fehlende Abstimmung zwischen Haus- und Facharzt.«

Die Sozial-Holding, die sechs städtische Pflegeeinrichtungen in Mönchengladbach betreibt, kam Mitte 2011 nach eingehender Analyse der Dauermedikation von 617 Bewohnern anhand der Priscus-Liste von Prof. Thürmann zu dem Ergebnis, dass die dort verzeichneten Wirkstoffe zu mehr als 54 Prozent verordnet werden.[10] 67 Prozent ihrer Bewohner nahmen täglich mehr als sechs Medikamente zu sich und 35 Prozent sogar mehr als zwölf Medikamente.

Wallrafen-Dreisow hat inzwischen Konsequenzen aus dieser Untersuchung gezogen, weil er auch nicht länger in Erklärungsnöte kommen will, »wenn zum Beispiel eine Krankenkasse mich fragt, warum Bewohnerin Frau M. (die acht Medikamente täglich erhält) nun schon zum 17. Mal in meiner Einrichtung gestürzt ist«. Der Geschäftsführer hat deshalb den intensiven Dialog mit Apothekern und Ärzten aufgenommen. »Fast jeder der angesprochenen Mediziner reagiert positiv, wenn er von uns eine vollständige Liste der Medikamente seines Patienten/unseres Bewohners erhält, denn kaum ein Hausarzt weiß, was die Fachkollegen aus Neurologie, Urologie oder Pneumologie verordnet haben, weshalb Kontraindikationen, also Umstände, bei denen das Medikament nicht angewendet werden darf, quasi programmiert sind.« Die mit der Sozial-Holding kooperierenden Apotheken verpflichten sich in neu abgeschlossenen Verträgen, ab 2012 jede Neuverordnung eines Bewohners automatisch auf Kontraindikationen mit bereits verordneten Arzneimitteln zu prüfen.

So viel wie nötig, aber so wenig wie möglich

Nun gibt es aber natürlich auch gute Gründe für die Verabreichung von Medikamenten an demenzkranke Menschen. Denn im fortgeschrittenen Stadium einer Demenz quälen die Betroffenen manchmal unerträgliche Ängste und Wahnvorstellungen. Andere sind aggressiv oder wandern jede Nacht stundenlang ruhelos umher. Dann erhoffen sich betreuende Angehörige, die am Ende ihrer Kräfte sind, von einer geeigneten Medikation auch Entlastung und Erleichterung im Zusammenleben mit dem Demenzbetroffenen.

Ein anderer Bereich ist die Schmerzbehandlung. Offenbar eine eher zu geringe Medikation erhält ein von Demenz betroffener Mensch nämlich, wenn er Schmerzen hat. Und dafür gibt es nachvollziehbare Gründe: Denn er kann einen Schmerz mit Fortschreiten der Krankheit selbst immer weniger begreifen und auch anderen immer schwerer verständlich machen. Oft kann er ihn gar nicht mehr orten. Es lässt sich fast nur an Verhaltensänderungen erkennen, ob und wo Schmerzen auftreten und vor allem wie sehr sie die Lebensqualität beeinträchtigen.

Schmerzen können zudem auf ganz unterschiedliche Weise ausgedrückt werden: Einige Demenzkranke werden geradezu aggressiv, andere hingegen zeigen bei Schmerzen eher Anzeichen, die denen einer Depression gleichen: Sie ziehen sich zurück, werden apathisch. Das führt oft zu Missverständnissen und die Betroffenen bekommen Psychopharmaka statt schmerzlindernde Analgetika.

Auch wenn jeder seinen Schmerz unterschiedlich empfindet und deshalb auf individuelle Art ausdrückt, gibt es ganz typische, universale Schmerzhinweise. Sie können helfen, Schmerzen bei einem Menschen mit Demenz zu erkennen und zu lokalisieren:

- Stöhnen, Weinen, Wimmern, Ächzen, beunruhigtes Rufen
- angestrengtes Atmen, Atempausen oder Hyperventilation
- grimassierender, trauriger, ängstlicher Gesichtsausdruck
- starre Körperhaltung, geballte Fäuste, angezogene Knie
- Berührungsempfindlichkeit bis zu Abwehrhaltung und Um-sich-Schlagen

Alle, die täglich mit dem demenzbetroffenen Menschen zu tun haben, müssen also sein Verhalten bei gewohnten Aktivitäten wie Essen oder Schlafen beobachten, aber auch seine Bewegungsabläufe oder seine Kommunikations- und Kontaktfähigkeit. Sie müssen ebenso auf verbale Äußerungen, den Gesichtsausdruck und seine Ruhehaltung achten. Zusätzlich müssen sie seine Reaktionen während der Pflegehandlungen verfolgen und auf ängstliche Abwehrreaktionen oder verbale Äußerungen aller Art achten, bei der Mobilisation, bei Eigenbewegung und bei der Pflege von schmerzhaften Zonen.

Es gibt sogar spezielle Fragebögen zur Schmerzerfassung bei kommunikationsgestörten Patienten. Sie erlauben anhand von Skalen (zum Beispiel die ECPA-Schmerzerfassungsskala) eine verlässlichere Einschätzung. Zwar ist dieses Erfassungsinstrument für Pflegeprofis gedacht, Angehörigen kann aber so ein Erhebungsbogen helfen, die Sinne für Veränderungen zu schärfen und eigene Beobachtungen besser einzuordnen. Zu finden ist er auf der Internetseite von Gemidas-QM, einem Modellprojekt zur

Qualitätssicherung und zum Qualitätsmanagement bei der stationären Behandlung von älteren und hochaltrigen Patienten in Fachkliniken und Fachabteilungen für Geriatrie (Download-Adresse im Anhang).

Abwehrhaltungen und schwierige, »herausfordernde« Verhaltensweisen müssen also nicht automatisch demenziell bedingt sein, sondern können einfach Ausdruck großen Schmerzes und schierer Verzweiflung sein. Das belegen auch zwei Studienergebnisse: Das erste hat ermittelt, dass »dementen alten Menschen grundsätzlich weniger Analgetika (Schmerzmittel) verschrieben werden als nicht dementen alten Menschen«.[11] Das zweite kommt zu dem Schluss, dass »demente alte Menschen nach einer Schenkelhals-Fraktur drei Mal weniger Morphiumäquivalent (Schmerzmittel) erhalten als alte Menschen ohne Demenz«.[12]

Das heißt also schlicht und einfach: Menschen mit Demenz müssen allein deshalb mehr Schmerzen ertragen, weil sie nicht mehr sagen können, wo sie welche Schmerzen haben und wie stark diese sind.

In der Debatte um die Medikation von Demenzkranken ist es also wenig hilfreich, vollkommen dagegen oder dafür zu sein. Die richtige Medikation bleibt eine große Herausforderung, der sich Ärzte, Pflegekräfte und auch Angehörige von Demenzkranken nicht entziehen können. So wenig wie möglich und so viel wie nötig an Medikamenten – das funktioniert natürlich nur, wenn sich alle dieser Beteiligten regelmäßig austauschen und die Wirkung der Medikamente analysieren. Bis dahin ist es aber ein weiter Weg, der eine Abkehr von ärztlicher Fortschreibungsroutine erfordert und eine neue Informationspolitik unter den behandelnden Kollegen. Zudem gehören verkrustete Organisationsstrukturen in Heimen auf den Prüfstand. Aber es sind auch aufgeklärte und kritische Angehörige gefordert.

Einige Ärzte und Heimbetreiber gehen tatsächlich neue Wege. Sie stellen bisherige Prozesse in Frage und finden sich nicht mit der üblichen Routine ab. Stattdessen entwickeln sie neue Konzepte, gehen Wagnisse ein, riskieren jede Menge Kritik und Konflikte. Ich finde das sehr mutig und für uns alle ermutigend. Weil ich immer wieder in meinem beruflichen Alltag das Glück habe, solche Menschen kennenzulernen, möchte ich zeigen, wie und mit welchem Erfolg sie neue Methoden umsetzen oder bereits etabliert haben.

»Die ›Haus-Unordnung‹ bestimmt unser Leben ...«

Ich bin eingeladen ins Godenbergschlösschen in Malente (Schleswig-Holstein). Pflegedienstleiterin Margit Kruse und ihre rund 20 Mitarbeiterinnen betreuen in dieser gerontopsychiatrischen Einrichtung 42 Menschen, die neben ihrer Demenzerkrankung meist noch unter weiteren psychischen Beeinträchtigungen leiden oder sich zum Beispiel aufgrund von Alkoholmissbrauch demenziell verändert haben (Korsakow-Syndrom). Ihre Pflegebedürftigkeit ist so umfassend, dass der Medizinische Dienst der Krankenkassen (MDK) ihnen Pflegestufe 2 oder 3 bescheinigt hat.

Menschen mit so massiven Störungen verhalten sich oft besonders auffällig. Sie können ganz plötzlich aggressiv oder aus Angst völlig panisch werden und unvermittelt um sich schlagen, oder sie schreien und jammern pausenlos, tagelang. Dies alles auszuhalten und diese Menschen zu betreuen, gehört zu den größten Herausforderungen für Altenpflegekräfte.

Ich bin etwas zu früh dran und stehe vor einer halbhohen Gartentür mit einem Schild: Bitte klingeln oder den Schlüssel benutzen. Auf mein Klingeln reagiert niemand, aber ich entdecke einen 15 Zentimeter langen »Schlüssel«, eine Art Vierkantwerkzeug an einer langen Kette, mit dem ich nun das Törchen öffne zu einer großen, mit Parkbänken bestückten Terrasse. Während ich die paar Meter auf das Gebäude zugehe, atme ich tief durch – Stationen mit schwerstdemenzkranken Menschen können für Außenstehende unheimlich sein: Entweder herrscht Totenstille, weil die überwiegende Zahl der Bewohner ruhiggestellt in Rollstühlen auf Gängen und in ihren Räumen vor sich hindämmert, oder man hört die verzweifelten Rufen oder das monotone Klagen von bettlägerigen Bewohnern aus ihren Zimmern. Nicht selten riecht es unangenehm – Stuhl- und Harninkontinenz gehört im fortgeschrittenen Stadium der Demenz zum Krankheitsbild.

Es öffnen sich nun die Schiebetüren und ich stehe im Foyer, in dem es zugeht wie auf dem Bahnhof kurz nach Ankunft eines Zugs. Da falle ich erst mal gar nicht auf.

Mich trennt von dieser Szenerie wieder ein halbhoher Zaun mit Tür und dem schon bekannten Schlüssel-Schloss-Prinzip. Später erfahre ich, dass Bewohner, die dieses Prinzip noch verstehen, sich überall im Haus frei bewegen können. Verlässt jemand das Haus, so wird zur Information ein Signal ausgelöst, damit die Mitarbeiter eine Begleitung organisieren können.

Eine Mitarbeiterin lässt mich freundlich ein und führt mich in einen kleinen, mehrfarbig gestalteten Raum mit einem Pflegebett in einem abgeteilten Bereich. Das Zimmer dient für Besprechungen oder Einzeltherapiesitzungen, aber auch mal als Übernachtungsgelegenheit für Angehörige. »Unsere Bewohner kommen hier gerne vorbei, ich hoffe Sie haben Verständnis, wenn hier jemand mal den Kopf reinsteckt?«

Schon bald öffnet sich die Tür. »Guten Tag, meine Name ist Schultze, darf ich mich zu Ihnen setzen?« Herr Schultze nimmt sich meinen schon bereitgelegten Kugelschreiber, bittet mich höflich, meinen Block benutzen zu dürfen, wechselt noch zweimal den Sitzplatz. Er reicht mir den Stift und schaut mich erwartungsvoll an. »Soll ich Ihren Namen aufschreiben?« Als ich ihn falsch notiere, korrigiert er mich: »Schulze mit tz bitte, und Paul, ich heiße Paul.« Dann steht er auf, verabschiedet sich und verlässt den Raum, um eine halbe Minute später wieder einzutreten. Nach einem zweiten Begrüßungsritual stellt er sich vor den Block, liest seinen Namen laut vor und fragt mich, wo er unterschreiben soll. Als Pflegedienstleiterin Kruse mit einem Tablett Kaffee und Kuchen eintritt, setzt er sich erwartungsvoll und lässt sich auch nicht dazu bewegen, uns zur anstehenden Besprechung allein zu lassen. Stattdessen folgt er der Unterhaltung zufrieden kauend. »Das ist hier eben so, wir leben hier alle miteinander, keiner muss sich bei uns ausgeschlossen oder einsam fühlen.

Herr Schultze besucht mich auch regelmäßig im Büro. Er sitzt dann mit Stift und Papier ein Stündchen bei mir, er hat früher im Büro gearbeitet«, erklärt Frau Kruse gut gelaunt.

So also funktioniert das Betreuungs- und Pflegekonzept im Godenbergschlösschen. Es nennt sich »verstehende Pflege und Betreuung« und wurde vom Theologen und Psychotherapeuten Helmut Dorra, Leiter der Akademie für Gerontopsychologie in Quickborn bei Hamburg, entwickelt. »Für uns bedeutet es Pflege mit Herz und Verstand. Wir versuchen, so viel wie möglich über die Vergangenheit unserer Bewohner zu erfahren«, teilt mir die Pflegedienstleiterin mit. Denn die ersten 25 Lebensjahre prägen jeden Menschen am intensivsten und formen seinen Charakter, seine Verhaltensweisen und seine Bewältigungsstrategien. Die Realität von Menschen mit Demenz verschiebt sich zurück in diese prägende Lebenszeit. »Wir gestalten deshalb Gemeinschafts- und Bewohnerräume mit Möbeln und Gegenständen, die unseren 75- bis 85-jährigen Bewohnern aus ihrer Zeit als junge Erwachsene vertraut sind. Und schließlich richten wir uns nach dem, was für unsere Bewohner normal ist, woran sie gewöhnt sind. Das gibt ihnen Sicherheit, wenn Denken, Erinnern und Orientierung nachlassen.« Das gilt für Ess- und Schlafgewohnheiten genauso wie offenbar für Lieblingsbeschäftigungen oder Alltagstätigkeiten, denn »unsere Herren räumen gerne mal tatkräftig irgendwelche Möbel um, während viele der Frauen geschäftig Wäsche zusammenfalten und von einem Schrank zum anderen tragen«. Dann gibt Margit Kruse noch ein weiteres Beispiel: »Frau Ganter war ihr Leben lang in Gesellschaft. Meist ist sie schneller als die anderen mit ihrem Mittagessen fertig und möchte gleich ein Nickerchen machen, alleine sein will sie aber nicht. Dann ziehen wir einen großen Sitzsack in die Mitte unseres Speiseraums. Dort kuschelt sie sich hinein, fühlt sich geborgen und schläft ein, während alle anderen in Ruhe weiter essen und sprechen können.«

In einer Broschüre der Einrichtung finde ich die »Haus-un-ordnung«, die mir als Information für Besucher am Eingang schon aufgefallen war: »Unsere Bewohner haben eigene Vorstellungen von ihrer Welt, die sie zum Ausdruck bringen: Wenn sie sich zu Hause fühlen, gehört ihnen alles – sie nehmen sich auch mal Dinge, die ihnen nicht gehören. Wenn sie müde sind, suchen sie sich irgendein Bett oder einen anderen bequemen Platz. Wenn sie hungrig und durstig sind, nehmen sie sich auch von anderen. Selbstständiges Essen ist von großer Bedeutung und geht auch ohne Besteck. Wenn sie rufen oder singen, wollen sie sich wahrnehmen und ausdrücken. Wenn sie alles aufräumen, was beweglich ist, zeigen sie uns ihre Vorstellung von Ordnung und Fleiß. Wenn sie sich anziehen, genügt es, dass sie sich selbst gefallen und wohl fühlen.«

Später beim Rundgang durch die drei Stockwerke fällt mir auf, wie gut es überall riecht, dass alle Bewohnerzimmer leer sind und niemand schreit, klagt oder pausenlos ruft. Dafür sind die großen Gemeinschaftswohnräume auf jedem Stock so belebt wie unten das Foyer. »Ja, bei uns liegt keiner im Bett, alle suchen die Gemeinschaft, und wir aktivieren unsere Bewohner so gut wie nur möglich, damit keiner bettlägerig wird.« Weil rund 90 Prozent der Bewohner inkontinent sind, tragen zwar fast alle auch Inkontinenzmaterial, werden aber trotzdem dazu angehalten, auf die Toilette zu gehen, und wenn nötig dabei auch unterstützt. Ich habe Einrichtungen kennengelernt, in denen die Menschen oft länger »mit vollen Windeln« verbringen müssen, weil den Pflegekräften die Zeit dafür fehlt.

Haben die Mitarbeiter im Godenbergschlösschen mehr Zeit, sich intensiver um ihre Bewohner zu kümmern? Frau Kruse bestätigt: »Weil wir nur Bewohner mit Pflegestufe 2 und 3 versorgen, konnten wir mit Pflegekasse und Heimaufsicht einen Personalschlüssel von 1:2 aushandeln.« Das ist erstaunlich, denn in Schleswig-Holstein kommen in den Einrichtungen mit gerontopsychiatrischen Abteilungen auf eine Mitarbeiterin in der Regel drei Bewohner. »Um unsere 42 Bewohner kümmern sich in den zwei Tagesschichten jeweils fünf bis sechs und nachts zwei Mitarbeiterinnen«, erläutert Margit Kruse noch.

Es genügt also etwas mehr Personal und das besondere Eingehen auf Gewohnheiten und Lebensweisen, um das Befinden von

Menschen mit Demenz so weit zu verbessern, dass sich damit der Einsatz von Psychopharmaka reduzieren lässt? Frau Kruse lacht: »Was so einfach aussieht und sich auch so amüsant erzählen lässt, ist das Ergebnis fortlaufender, intensiver Schulung unseres multiprofessionellen Teams.« Es besteht aus Pflegefachkräften, Gerontofachkräften, Ergotherapeutinnen, speziell geschulten Mitarbeiterinnen im Bereich Sozialbetreuung und Alltagskompetenz sowie Pflegeassistentinnen.

»In wöchentlichen Einzelfallbesprechungen und Supervisionen reflektieren wir unser Handeln, unsere Reaktionen in bestimmten Situationen und suchen, wenn notwendig, nach kreativen Lösungen, die zu Verbesserungen führen«, führt sie weiter aus. »In diesen Prozess werden neben den unmittelbar beteiligten Pflegekräften, abhängig von der jeweiligen Situation, auch mal die Mitarbeiter der Hauswirtschaft miteinbezogen.« Der Grund leuchtet ein: Will man auf Bewohner, die besonders »agitiert« (also unruhig) und leicht erregbar sind, in dieser besonderen Weise eingehen und so die möglichen Auslöser für Aggressionen oder Schreien vermeiden, dann müssen alle darüber Bescheid wissen, wie man diese Reizauslöser umgeht oder wie ein Deeskalationsszenario aussehen kann. »Gelingt uns das, dann ist es auch viel seltener notwendig, die Betroffenen mit pharmakologischen Mitteln zu beruhigen«, erklärt mir Frau Kruse das Konzept.

Das hat, geht man nach einer 2009 durchgeführten internen Erhebung, dazu geführt, dass sich bei 63 Prozent der Bewohner der Einsatz von Psychopharmaka während ihres durchschnittlich knapp dreieinhalb Jahre dauernden Aufenthalts im Godenbergschlösschen minimieren ließ. »Ohne die intensive Zusammenarbeit mit einem ortsansässigen Neurologen, der im wöchentlichen Wechsel telefonische und persönliche Visite macht sowie monatliche Mitarbeiterschulungen durchführt, könnten wir das aber nicht leisten«, betont Frau Kruse.

Voraussetzung ist natürlich die Fähigkeit und Bereitschaft der Mitarbeiterinnen, sich auf diese Art der Pflege einzulassen. Ist es denn da schwierig, Pflegekräfte zu rekrutieren? »Bei Neueinstellungen merke ich ganz schnell, ob das passt oder nicht«, sagt die Pflegedienstleiterin. »Und so viele müssen wir nicht rekrutieren, denn die meisten in unserem 20-köpfigen Team sind sehr lange dabei, manche schon 15 Jahre.«

Zum Schluss möchte ich noch wissen, ob diese Art der Pflege von Menschen mit Demenz anstrengender ist als herkömmliche Betreuungsformen. Frau Kruse überlegt kurz: »Wenn sich eine Pflegekraft einfühlen kann und bereit ist, sich zu öffnen und kreativ zu werden, dann wird sie zwar merken, dass diese hingewandte Pflege anspruchsvoll, aber wesentlich erfüllender ist als alle anderen Formen der Demenzbetreuung und -pflege.«

7 Fixierung: »Entfessle mich!«

Die Art und Weise, wie wir Filme für Ilses weite Welt drehen, unterscheidet sich natürlich deutlich von den Produktionsmethoden eines Spielfilms. Aber wie jeder Filmemacher muss auch ich herausfinden, wie ein neuer Film bei meinem Publikum ankommt. Nur so kann ich die Filme, aber auch die dazu passenden Beschäftigungsmaterialien optimal auf meine ganz besondere Zielgruppe abstimmen. Für meine Testvorführungen nutze ich seit Jahren unter anderem ein Pflegeheim in Hamburg. Das Pflegepersonal kennt mich schon ganz gut, und mittlerweile habe ich auch einige Bewohner ins Herz geschlossen.

Als ich vor kurzem mit einem neuen Film im Gepäck in das Pflegeheim kam, fiel mir deshalb sofort auf, dass Herr S. im Aufenthaltsraum fehlte. Das wunderte mich, denn bislang hatte er keine meiner Vorführungen verpasst. Trotz seiner stark fortgeschrittenen Demenz war er noch immer ein sehr humorvoller, charmanter Gentleman, der mir immer ein Lächeln ins Gesicht zaubern konnte.

Ich wollte sofort nach ihm fragen, aber rund 15 Bewohner waren schon vor dem Fernseher versammelt, einige sahen mich erwartungsvoll an. Ich schaute in vertraute Gesichter und reichte jedem die Hand, bevor die Vorführung begann. Mit den ganzen Pausen, in denen sich mein Publikum mit dem Begleitmaterial beschäftigte, dauerte die Vorführung fast 90 Minuten. Aber von Herrn S. war weiterhin nichts zu sehen. In der anschließenden Gesprächsrunde, in der ich immer die Eindrücke und Anmerkungen der Pflegekräfte erfrage und erfasse, fragte ich sofort nach ihm. Man teilte mir mit, dass es ihm nicht gut gehe und er deshalb im Bett bleiben wolle.

Ich wollte dem feinen Herrn wenigstens kurz die Hand drücken und besuchte ihn deshalb später in seinem Zimmer. Bevor ich an die

Tür klopfen konnte, hörte ich ein leises Wimmern. Ich ging in das Zimmer und erschrak: Herr S. hatte sich mit einem Bein im Gitter seines Bettes so unglücklich verhakt, dass schon das Zusehen weh-tat. Seinen Zweck, Herrn S. vor einem Sturz aus dem Bett zu bewah-ren, hatte das hochgeklappte Gitter erfüllt. Aber um welchen Preis? Sein panischer Gesichtsausdruck zeigte, dass er sich wohl schon län-ger in dieser Lage befand. Wie ein kleines Kind, das aus seinem Lauf-stall nicht herauskommt, war dieser gestandene Mann auf einmal hilflos in seinem Bett gefangen. Der verzweifelte Ausdruck in seinen Augen hat mich tief erschüttert und nicht mehr losgelassen. In die-sem Bild kam für mich alles zusammen: der Schmerz eines Demenz-kranken an dieser Bevormundung, seine völlige Hilflosigkeit und das Alleingelassensein mit seiner Angst.

Ich holte sofort eine Pflegekraft und zusammen befreiten wir Herrn S. aus seiner Lage. Bevor ich Fragen stellen konnte, wollte mich die Pflegerin gleich beruhigen: »Das mit dem Bettgitter haben die Angehörigen so angeordnet, und es ist ja schließlich auch besser so. Denn wenn er aus dem Bett fällt, wären die Folgen noch schlim-mer.«

Aber seitdem lässt mich diese Frage nicht mehr los: Entweder tief fallen oder gefangen sein – sind Pest oder Cholera tatsächlich die einzigen Optionen für solche Heimbewohner? Auf einmal fühlte ich mich selbst wie gefangen und machtlos. Dieses Gefühl wurde ich erst wieder los, als ich mich ins Auto setzte, den Gurt anlegte und mich damit im Fahrersitz fixierte. Denn ich wusste: Mit einem Knopf-druck konnte ich mich wieder befreien. Herr S. konnte das nicht.

1966 wollte man in Dallas die Auswirkungen der Schwerelosig-keit auf den Körper testen und steckte dazu fünf junge Männer drei Wochen lang ins Krankenhausbett. Sie bekamen eine spezi-elle Magerkost, damit sie nicht zunahmen, und hatten Bewe-gungsverbot. Duschen durften sie in der ganzen Zeit nur ein ein-ziges Mal, auf die Toilette schob man sie im Rollstuhl. »Es waren menschliche Wracks, die sich da nach 21 Tagen schwerfällig aus den Betten erhoben«[1]: Das Schlagvolumen ihrer Herzen war um 25 Prozent gesunken, die Fähigkeit der Lungen, Sauerstoff aufzunehmen, um 28 Prozent. Die Probanden bewegten sich nur schwerfällig und konnten ohne Hilfe kaum gehen.

Auch ohne solche Versuche weiß im Grunde jeder: Bewegung ist Leben, Leben ist Bewegung. Und ohne Bewegung gibt es keine Selbstständigkeit – und kein Gefühl für den eigenen Körper: »Jede Bewegung liefert unserem Hirn ein Bild von unserem Körper, dessen motorischen Funktionen und seiner Lage und Position in der Umgebung«, erklärt die Ergotherapeutin und Demenzexpertin Gudrun Schaade.[2] »Fehlt die Bewegung, können wir uns schon bald nicht mehr richtig im Raum orientieren.«

Für Menschen mit Demenz ist aber das eigene Körpergefühl besonders wichtig. Wenn Erinnern oder Sprechen nicht mehr möglich sind, dann bewahrt es sie davor, sich vollends zu verlieren. Zu gehen, Treppen zu steigen oder von einem Stuhl aufzustehen sind deshalb Schlüsselfähigkeiten, die Menschen mit Demenz brauchen, um sich noch spüren zu können.

Im Verlauf einer demenziellen Erkrankung lässt aber auch die Fähigkeit nach, das Gleichgewicht zu halten oder Bewegungen zu steuern. Aus Unsicherheit bewegt man sich immer weniger, sparsamer und am Ende nur noch in kleinen Tippelschritten. Die Folgen der Bewegungsreduzierung sind dieselben wie bei den jungen Männern aus dem genannten Versuch: Muskeln bauen sich ab, die Kraft schwindet. Und dann stürzen die betroffenen Demenzkranken immer häufiger und verletzen sich dabei oft schwer. Im schlimmsten Fall erleiden sie einen Oberschenkelhalsbruch – die Todesrate liegt im ersten Jahr nach dem Unfall bei zwölf bis 24 Prozent.[3]

»Eure Sorge fesselt mich!«

Rund fünf bis zehn Prozent der Bewohner von Alten- und Pflegeheimen in Deutschland werden mit Gurten fixiert, also regelrecht festgebunden, um Stürze zu vermeiden.[4] Dazu werden ihnen im Bett oder auf dem Stuhl Gurte an Hand, Fuß und Bauch angelegt, damit sie nicht aufstehen können. Es handelt sich meist um Menschen, deren geistige Fähigkeiten und Mobilität stark eingeschränkt sind. Sie überschätzen sich und stürzen deshalb häufig.

Mit Gurten fixiert werden aber auch vier von fünf Demenzkranken[5], weil sie durch sogenannte »fordernde Verhaltensweisen« auffallen: Sie sind verbal und/oder körperlich aggressiv, in vielen Fällen wandern sie Tag und Nacht rastlos umher. Das bedeutet für betreuende Angehörige schlaflose Nächte und überfordert in Pflegeheimen die Pflegekräfte der Nachtschichten, die mit weit weniger Personal besetzt sind als tagsüber.

Es gibt aber noch viele weitere Methoden – die Gurtfixierung ist nur ein Teil der freiheitseinschränkenden Maßnahmen (FEM), die bei schätzungsweise 26 bis 47 Prozent aller Heimbewohner angewendet werden.[6] Wieder einmal sind vor allem Menschen mit Demenz besonders stark betroffen: nämlich vier von fünf.[7] Verschlossene Türen, festgestellte Rollstuhlbremsen sowie schwere Stühle oder Sessel, die nur unter großem Kraftaufwand vom Tisch weggeschoben werden können, zählt man ebenso dazu wie sogenannte Vorsteck- oder Therapietische an Stühlen oder Rollstühlen. Auch einteilige, über die gesamte Länge des Betts reichende Schutzgitter zum Hochschieben oder -klappen. Selbst ohne Schuhe oder Hilfsmittel wie Rollator, Rollstuhl oder Gehstock ist ein Mensch mit Gehbehinderungen in seiner Freiheit eingeschränkt.

Fixierungspraxis im Ausland

Eine schwedische Studie von 1996 verglich die Anwendung von Fixierungsmaßnahmen in Altenpflegeheimen in acht Ländern. Während in Dänemark, Island und Japan weniger als neun Prozent der Bewohner fixiert werden, in Frankreich, Italien, Schweden und den USA zwischen 15 und 17 Prozent, stand Spanien mit einer Fixierungsrate von 40 Prozent an der Spitze der untersuchten Länder.[8]

1990 trat in den USA ein bundesstaatenübergreifendes gesetzliches Regelwerk in Kraft, in dem Altenpflegeheimbewohnern grundsätzlich das Recht zugesprochen wurde, »frei von mechanischen oder chemischen Fixierungsmaßnahmen« zu sein, ausgenommen bei medizinischer Notwendigkeit.[9]

Damit nicht genug: Viele technische Mittel wurden entwickelt, um die Mobilität zu fördern, können aber genauso gut freiheitseinschränkende Maßnahmen begünstigen. Ein Klassiker in diesem Bereich sind Alarmsysteme wie Sensormatten vor dem Bett: Steigt der Demenzbetroffene aus dem Bett, hört die Pflegekraft im Heim einen Signalton. Eigentlich sollte sie ihn nun bei einem Spaziergang oder auf dem Weg zur Toilette begleiten; fängt die Pflegekraft den Bewohner nur ab, um ihn wieder ins Bett zu legen, gehört die Klingelmatte dagegen zum FEM-Repertoire. Dazu zählen schließlich auch sedierende Psychopharmaka, wenn sie gegeben werden, um den Bewegungsdrang zu reduzieren.[10]

Kein Wunder, dass sowohl Juristen als auch Experten in der Altenpflege seit langem diskutieren, ob Fixierungen legal, notwendig und in welchen Fällen sie überhaupt sinnvoll sind: Soll, ja muss man demenziell erkrankte Menschen vor Stürzen schützen? Muss man sie festbinden, damit sie sich nicht selbst gefährden oder weglaufen und möglicherweise nicht mehr zurückfinden? Wo verläuft die Grenze zwischen Fürsorgepflicht, der Wahrung menschlicher Würde (Artikel 1 Grundgesetz) und dem Recht auf Freiheit der Person (Artikel 2 GG)? Wer darf entscheiden, ob jemand mit Gurten im Rollstuhl oder im Pflegebett festgebunden werden muss? Und wie mein am Anfang dieses Kapitels geschildertes Erlebnis zeigt, darf eine Frage nie ausgeblendet werden: Welche Risiken birgt die Fixierung von Menschen mit Demenz?

»Meine Sicherheit ist Euch wichtig. Aber Eure Sorge fesselt mich.« Eindringlicher kann ein Aufruf gegen freiheitseinschränkende Maßnahmen in der Altenpflege gar nicht sein. Der Appell richtet sich an das Pflegepersonal von Senioreneinrichtungen, aber ebenso auch an die Angehörigen und an gesetzliche Betreuer von Menschen mit Demenz. Er ist das Motto einer Informationskampagne für das Schulungsprojekt »ReduFix Praxis«. Es unterstützt Pflegekräfte und Heimleitungen darin, Fixierungen in ihren Einrichtungen zu reduzieren (siehe Kasten Seite 154).[11]

Schützt das Festbinden vor Stürzen?

Es ist tatsächlich so, dass das Sturzrisiko bei Menschen mit Demenz dreimal höher ist als normal, und die Wahrscheinlichkeit, dass sie sich bei Stürzen schwer verletzen, ist drei- bis viermal so hoch.[12] Natürlich verhindert eine Fixierung erst einmal den Sturz eines Menschen.

Längerfristig hat sie aber nur negative Auswirkungen: Wenn sich eine ansonsten fixierte Person kurz frei bewegen darf, verdoppelt sich das Sturzrisiko gegenüber nicht fixierten Menschen.[13] Zudem erzeugen Fixierungen Stress und können sogar selbst Verletzungen verursachen, etwa Strangulationen oder Nervenverletzungen, bis hin zum Tod durch Ersticken und Herzversagen durch den damit verbundenen Stress. Die mangelnde Bewegungsfähigkeit begünstigt zudem medizinische Komplikationen wie Inkontinenz, Muskel- und Sehnenverkürzung (Kontrakturen), Druckgeschwüre (Dekubitus) und Infektionen (häufig Lungenentzündungen). Und Verhaltensauffälligkeiten wie körperliche und verbale Aggressionen, Um-sich-Schlagen oder fortwährendes Schreien oder Jammern nehmen zu[14] – schließlich ist Verhalten immer eine Form der Kommunikation, in diesem Fall des nachvollziehbaren Protests oder der Abwehr.

»Fixieren ist grausam. Es gibt nur wenige Situationen, in denen es tatsächlich kurzfristig notwendig ist. In den meisten Fällen wird es aber wegen des Personalnotstands gemacht«, sagt dazu Claus Fussek. Der bekannte Münchner Pflegekritiker und Mitautor des Buches *Im Netz der Pflegemafia* findet sogar: »Angekettete Zirkuselefanten erregen mehr Ärger und Mitleid als das Anbinden alter Menschen, die sich ein bisschen bewegen oder an die frische Luft wollen.«[15]

Die Verunsicherung unter Angehörigen, Pflegepersonal, Heimleitungen, Ärzten und Vormundschaftsrichtern ist groß. Wenn zum Beispiel ein Demenzkranker bereits mehrmals nachts beim Verlassen des Bettes gestürzt ist, dann sind es oft die Angehörigen, die sich von der Heimleitung eine Sicherung in Form von Bettgittern wünschen. Letztendlich entscheiden gesetzliche Betreuer über eine Fixierung. Und nur Richter dürfen daraufhin die Fixierung genehmigen, nicht jedoch Pflegepersonal. Allerdings haben Pflegekräfte hinsichtlich Dauer und Häufigkeit von Fixierungen im Tagesablauf Entscheidungsspielräume, die sie durchaus im Sinne der Betroffenen nutzen können.[16] Einfacher gesagt: Sie dürfen nicht häufiger fixieren als festgelegt, sie dürfen aber nach eigenem Ermessen weniger fixieren.

Trotz allem gehört Fixierung in vielen Fällen zum Alltag – obwohl die Rechtsprechung sie nur in Ausnahmefällen erlaubt: Freiheitsentziehende Maßnahmen sind zum Wohl des Betroffenen nur zulässig, um eine erhebliche Gesundheitsschädigung abzuwenden. Empfindet ein demenzkranker Mensch, dessen Einsichtsfähigkeit bereits stark vermindert ist, eine Magensonde oder einen Katheter als störend und will sich davon befreien, dann kann eine Fixierung ärztlich angeordnet werden. Diese Anordnung gilt aber meist nur für einen kurzen Zeitraum nach einem operativen Eingriff. Und trotzdem haben nach Angaben des Bundesamts für Justiz innerhalb von zwölf Jahren die Fixierungsgenehmigungen um das Zweieinhalbfache zugenommen: 1998 waren es etwa 38 846, 2010 schon 98 119.[17]

Fixierung als vorsorgliche Schutzmaßnahme ohne konkrete Gefährdung ist überhaupt nicht zulässig. Bloße Befürchtungen, dass etwas passieren könnte, reichen nicht als Begründung. Das unterstreicht auch ein Grundsatzurteil des Bundesgerichtshofs in Karlsruhe von 2005.[18] Demnach hat zwar ein Pflegeheim eine Obhutspflicht zum Schutz der Bewohner, dieses ist aber begrenzt auf die in Pflegeheimen üblichen Maßnahmen, die mit vernünftigem finanziellen und personellen Aufwand realisierbar sind. Maßstab muss dabei das Erforderliche und das für Heimbewohner und Pflegepersonal Zumutbare sein. Der Würde und

Selbstständigkeit der Bewohner kommt dabei ein besonderes Gewicht zu.

Klingt gut, »allerdings krankt das staatliche Genehmigungssystem, eingebettet ins Betreuungsrecht, an mehreren Stellen«, sagt Dr. Sebastian Kirsch.[19] Der Richter am Amtsgericht Garmisch-Partenkirchen hat die als »Werdenfelser Weg« bekannte Initiative mitentwickelt, die freiheitsentziehende Maßnahmen auf ein Minimum reduzieren soll. Um das zu erreichen, sollen Verfahrenspfleger in das Genehmigungsverfahren einbezogen werden, die pflegefachlich besonders geschult sind.

Aber was ist eigentlich ein Verfahrenspfleger? Wenn eine betreute Person nicht selbst an einem Verfahren teilnehmen kann, in dem es um ihre Betreuung geht, dann vertritt ihre Interessen nicht der gesetzliche Betreuer, sondern ein Verfahrenspfleger, der vom Gericht bestellt, also in das Verfahren zusätzlich mit einbezogen wird. Diese Aufgabe übernimmt in der Regel ein Anwalt. Verfahrenspfleger müssen die Rechte der betreuten Person schützen, sind aber anders als ein gesetzlicher Betreuer nicht an deren Wunsch und Willen gebunden. Im Fall des »Werdenfelser Wegs« erstellt ein dafür besonders pflegefachlich geschulter Verfahrenspfleger auch eine fachliche Einschätzung zu Notwendigkeit und möglichen Alternativen zu freiheitseinschränkenden Maßnahmen für den Amtsrichter. Außerdem steht er für die Pflegeeinrichtungen und Betreuer als Berater zur Verfügung und unterstützt sie dabei, Alternativen für die Fixierung zu finden. Auf dieser Grundlage tendiert die Zahl der Neuverfahren in Garmisch-Partenkirchen seit dem Start des Projekts im Jahre 2007 gegen null.[20]

Wie dringend notwendig diese Initiative ist, zeigt die gängige Praxis: Im Vorwort zum »Werdenfelser Weg« bemängelt Kirsch, dass ein Richter in seiner Entscheidung bislang nahezu ausschließlich von den Informationen und Bewertungen der Pflegekräfte abhängig ist. Und zwar deshalb, weil auch ein eingebundener Betreuer, der Arzt und der Anwalt sich letztlich auf die einzige Expertenmeinung aus der Einrichtung zur Fixierungsnotwendigkeit verlassen müsse. Die Genehmigung werde deshalb selten verweigert.[21]

Neue Maßstäbe für die Altenpflege

Um Fixierungen in Pflegeheimen zu minimieren, werden in dem Wissenstransferprojekt ReduFix Pflegekräften praktikable Alternativen zur Fixierung gezeigt und Heimleitungen beraten. Hinter ReduFix stehen die Altenpflegeexperten Dr. med. Clemens Becker vom Robert-Bosch-Krankenhaus in Stuttgart und Prof. Dr. Thomas Klie vom FIVE e. V. (Forschungs- und Innovationsverbund der Evangelischen Hochschule Freiburg Alter/Gesellschaft/Partizipation, Institut für angewandte Sozialforschung). Fixierungen in der Altenpflege als Missstand zu beklagen und gut gemeinte Appelle an die Akteure in der Pflege zu richten – das allein genügte den beiden nicht mehr.

Zwischen Mai 2004 und April 2006 begleitete das Projekt 45 Pflegeheime in Baden-Württemberg, Bayern und Sachsen. Dabei gelang es innerhalb von drei Monaten, von 231 betroffenen Bewohnern 48 Personen zu »entfesseln« (20,8 Prozent), bei weiteren 55 Personen (23,8 Prozent) konnten die Fixierungszeiten deutlich reduziert werden. Trotzdem stieg die Zahl sturzbedingter Verletzungen nicht an und es wurden sogar weniger potenziell nebenwirkungsreiche Psychopharmaka verordnet. Außerdem »ließ sich ein Trend zur Abnahme einiger fordernder (»störender«) Verhaltensweisen im Verlauf der Intervention beobachten«.[22]

Es wurden Methoden entwickelt, um das notwendige Wissen in den Einrichtungen zu vermitteln. Rund 30 ausgebildete Mentoren informieren bis heute mit Vorträgen auf Fachkongressen und Messen sowie mit In-House-Schulungen Pflegekräfte und Einrichtungsleitungen. Dazu gibt es auch eine DVD, die man unter www.eure-sorge-fesselt-mich.de kostenlos bestellen kann.

»Mehr Freiheit wagen« – dazu ruft auch eine 16-köpfige Expertengruppe auf, die eine Leitlinie zur Vermeidung von freiheitseinschränkenden Maßnahmen (FEM) entwickelt hat. Unter der Leitung von Dr. phil. Sascha Köpke (Uni Hamburg) und Prof. Dr. phil. Gabriele Meyer (Uni Witten/ Herdecke) wurde dann in einer Studie mit 36 Alten- und Pflegeheimen in Hamburg und Nordrhein-Westfalen untersucht, ob die Leitlinie tatsächlich zum Erfolg führt. Hierzu führte man in der Hälfte der teilnehmenden Einrichtungen die Leitlinie ein, die Pflegenden nahmen an einer Kurzschulung teil und verantwortliche Personen (sogenannte »FEM-Beauftragte«) wurden speziell geschult. Das Ergebnis nach sechs Monaten: In den Einrichtungen mit neuer Leitlinie erhielten 6,5 Prozent weniger Bewohner freiheitseinschränkende Maßnahmen als in denen ohne Intervention. Auch diese Initiative führte tendenziell zu weniger Stürzen und weniger Frakturen.[23]

Beide Projekte zeigen, dass Wege zu einem neuen Pflegeverständnis möglich sind. Nicole Osterholz, Altenpflegerin und Organisationsberaterin, meint dazu: »Wir haben den helfenden Beruf nicht ergriffen, um Gewalt anzuwenden. Altenpflegekräfte sind froh, wenn sie durch Aufklärung an Handlungssicherheit gewinnen.« Die Hamburgerin wurde als Multiplikatorin des ReduFix-Programms ausgebildet und weiß: »Wir können zeigen, dass es immer auch andere Lösungen gibt, mit denen alle besser leben können: die Betroffenen, deren Angehörige und die Pflegekräfte. Es gibt Einrichtungen der Altenpflege, in denen niemand fixiert wird.«

Es gibt eine ganze Reihe von Möglichkeiten und Maßnahmen, die dazu beitragen, eine Fixierung zu vermeiden:

- Überprüfung der Medikation: Medikamente werden oft falsch dosiert oder zu lange verordnet, Wechsel- und Nebenwirkungen zu wenig beachtet. Das Sturzrisiko sinkt, wenn die Folgen der Einnahme wie Verwirrtheit, Unruhe, Halluzinationen, Schläfrigkeit, Reaktionsschwäche oder veränderte Psyche vermindert werden.

- Spezielle Therapien: Integrative Validation (IVA), Biographiearbeit, Snoezelen, basale Stimulation oder tiergestützte Therapie (alle Begriffe siehe Glossar) regen an, aktivieren oder schulen noch vorhandene Fähigkeiten.

- Arbeitsorganisation: Personenzentrierte Pflege und spezielle Demenzbetreuung in Kleingruppen – solche Maßnahmen schaffen eine ruhige Atmosphäre und Sicherheit, reduzieren »forderndes« Verhalten. Die Einrichtung von »Nacht-Cafés« berücksichtigt das veränderte Schlafverhalten von Menschen mit Demenz: Nächtliche Wachphasen und Wanderungen werden so als normales Verhalten akzeptiert. Der Grund, die Betroffenen im Bett festzuhalten, weil Schlafenszeit ist, fällt auf diese Weise weg.

- Technische Hilfsmittel: Gehhilfen (Rollator, Sicherheitsstuhl, Gehtrainer wie Easy-Walker) sowie Schutzkleidung (Hüftprotektoren, Helm, Knie- und Ellbogenschützer) verringern bei Stürzen die Verletzungen.

- Umgebung/Architektur: Angepasste Beleuchtung, spezielles Mobiliar (zum Beispiel Niedrigbett), Orientierungshilfen, Rundgänge und Sinnesgarten fördern die Bewegung.

- Gezielte Mobilisation und Sturzvermeidung: Ergotherapie und Training stärken Muskulatur und Gleichgewichtssinn.

Weniger Sturzrisiko durch Training

Was generell gilt, gilt natürlich auch für Menschen über 65 Jahre: Wer regelmäßig trainiert, verfügt über bessere Kraft- und Balancefähigkeiten als jemand, der sich nicht oder nur wenig bewegt (bewegen darf). Er hat deshalb einen festeren Stand, läuft sicherer und ist nachweislich weniger sturzgefährdet als jemand, der sich nicht bewegen will oder darf. Und weil Bewegungstraining auch Kreislauf und Atmung verbessert, sollte man sich also auch im höheren Alter fit halten.

Bislang war aber unklar, ob auch Patienten mit bestehender Demenz von körperlichem Training profitieren können. In einer wissenschaftlichen Trainingsstudie mit 122 durchschnittlich 82 Jahre alten Menschen mit beginnender bis mittelschwerer Demenz am Bethanien-Krankenhaus/Geriatrischen Zentrum am Klinikum der Universität Heidelberg wurde deshalb ein Trainingsprogramm entwickelt. Ergebnis: Die Leistungsfähigkeit bei Alltagsbewegungen wie Gehen, »Aufstehen von einem Stuhl« oder Treppensteigen ließ sich durch das Training um 30 bis 50 Prozent verbessern.

Motiviert von diesem positiven Ergebnis entstand in einem zweiten Schritt die Internetseite www.bewegen-bei-demenz.de. Hier können Betroffene und Angehörige einen Fitnesstest absolvieren und anschließend mit dem zwölf- bis 15-minütigen Programm für Einsteiger, Fortgeschrittene oder Profis beginnen. Das scheint mir, ist vor allem ein vielversprechender Ansatz für die rund 70 Prozent der Menschen mit Demenz, die zu Hause leben und von ihren Angehörigen versorgt und betreut werden. Solche regelmäßigen Trainingseinheiten können außerdem willkommene Ankerpunkte im Tagesablauf sein, denn eine feste Tagesstruktur ist für Demenzkranke wie ein Kompass durch die Zeit.

»Unser Leben ist auf Bewegung angelegt. Die Möglichkeit zur Bewegung und die Fähigkeit sich zu bewegen, sind ein wesentliches Kriterium für Wohlbefinden, Selbstbestimmung und Selbstständigkeit.« Zu diesem – durchaus nicht unerwarteten – Schluss kommt ein siebenköpfiges Gremium der Deutschen Expertengruppe Dementenbetreuung e.V. (DED) in seiner Handlungsempfehlung zur Fixierung und zu freiheitsbeschränkenden Maßnahmen Demenzkranker: Für das Wohlbefinden der Demenzkranken sei es von entscheidender Bedeutung, ihren Bewegungsdrang nicht zusätzlich einzuschränken. Das Gremium, so steht in der Empfehlung außerdem, sei sich durchaus darüber im Klaren, dass »dies im Alltag eines Pflegeheims nicht immer einfach sein kann«.[24]

»Stehen Sie auf, damit Sie nicht hinfallen!«

Eine Einrichtung für Demenzkranke ohne jede Fixierung? »Das ist nicht unmöglich!«, davon ist Reinhard van Loh fest überzeugt. Ich sitze mit dem Einrichtungsleiter sowie seiner Stellvertreterin und Pflegedienstleitung Christa Brune am Besprechungstisch seines Büros im Bethesda-Seniorenzentrum.

Es liegt im westfälischen Gronau nahe der niederländischen Grenze. Als eine von vier Einrichtungen der Altenhilfe in einer Stadt mit rund 46 000 Einwohnern betreut das Haus der Diakonie rund 100 Bewohner, von denen die Hälfte von Demenz betroffen ist und in einem »beschützten Bereich« lebt. Das bedeutet, sie können diesen Bereich nicht unbemerkt verlassen, wenn sie etwa in den weitläufigen, eingezäunten Garten wollen. Das Gebäude liegt an einem Park, wurde Mitte der 80er Jahre erbaut und wird derzeit in Teilbereichen modernisiert. Was die finanziellen Mittel, die Relation von Personal und Bewohnern (Personalschlüssel) und die Pflegebedürftigkeit der Bewohner angeht, entspricht das Bethesda dem bundesdeutschen Durchschnitt. Das gilt auch für die Kosten eines Pflegeplatzes.

Da drängt sich mir natürlich die Frage auf, weshalb nicht mehr Pflegeheime Fixierungen reduzieren oder ganz darauf verzichten. »Angst!«, bekomme ich umgehend und wie aus einem Munde von Brune und van Loh zu hören. »Dahinter steckt die Angst, selbstständig zu handeln und Verantwortung zu übernehmen«, erklärt Christa Brune. Und obwohl die beiden im Jahr 2005 den Mut hatten, ein Ausstiegskonzept zu entwickeln, nehmen sie nun die Kollegen und Kolleginnen anderer Einrichtungen in Schutz: »Diese Angst zu überwinden, das ist in der Tat nicht ganz einfach. Wer seit dem ersten Tag seiner Pflegeausbildung eingetrichtert bekommt, dass man die Bewohner vor Stürzen schützt, indem man sie daran hindert aufzustehen, der wird sie eben immer daran hindern aufzustehen«, sagt van Loh. Und seine Stellvertreterin ergänzt: »Zur Fixierung gibt es dieses Bandagensystem, das sich nur mit einem Magnetschlüssel sichern und lösen lässt. Und solange dieser Schlüssel in der Kitteltasche jeder Pflegekraft steckt, hinterfragt auch kaum jemand die gängige Praxis.« Im Bethesda-Seniorenzentrum gäbe es nur noch einen einzigen dieser Magneten, meint sie augenzwinkernd: »Er dient einer langjährigen Kollegin zur Fixierung ihres Schlüsselbunds an der Magnettafel im Büro.«

Vielen Menschen – egal ob Pflegekräften oder Angehörigen von alten Menschen – sei einfach nicht klar, dass es zum natürlichen Lebensrisiko gehört, im Alter häufiger hinzufallen: »Wenn Gleichgewichtssinn, Sehfähigkeit, Muskelkraft und Koordination nachlassen, dann werden Stolperer und Stürze einfach normal«, sagt van Loh. Ich muss ihm recht geben: Wie oft habe ich schon Pflegekräfte von erhöhtem Sturzrisiko und Oberschenkelhalsfrakturen sprechen hören. Niemals aber davon, dass Hinfallen zum Leben gehört – auch zu dem von alten Menschen.

Um das alte Denken aus den Köpfen zu bekommen und ihre Pflegekräfte auf eine fixierungsfreie Zukunft einzustimmen, haben die beiden vor sechs Jahren eine Projektgruppe und ein Fortbildungsprogramm gestartet. Daran nimmt bis heute jeder Mitarbeiter regelmäßig teil: In Kursen zu »Kinästhetik« werden sie für Bewegungsabläufe sensibilisiert – und zwar für ihre eigenen wie auch für die der Bewohner. Von Kinästhetik habe ich schon viel Positives gehört. Das Wort setzt sich zusammen aus den beiden altgriechischen Wörtern kineo, was »sich bewegen« bedeutet, und aisthesis, die »Wahrnehmung«. Immer mehr Menschen in Pflegeberufen sind von diesem besonderen Handlungsprinzip überzeugt, denn es bringt gleich zwei Vorteile: Zum einen lernen sie, die verbliebenen Fähigkeiten von pflegebedürftigen Menschen zu nutzen und zu verbessern. Zum anderen erfahren sie, wie sie ihre eigenen Kräfte einsetzen können, ohne sich selbst körperlich zu überlasten (»rückenschonendes Arbeiten«). Es gibt kein starres Regelwerk für die Kinästhetik. Stattdessen lernen Pflegekräfte, mit dieser Bewegungs-Wahrnehmungs-Methode ihre eigenen Fähigkeiten zu stärken und selbstverantwortliches Handeln zu entwickeln. Und gerade auf diesen letzten Punkt, so wird mir inzwischen klar, kommt es beim Ausstieg aus der Fixierung vor allem an.

Neben der Kinästhetik gibt es im Bethesda einen zweiten, ebenfalls sehr ungewöhnlichen Fortbildungsschwerpunkt. Sämtliche Mitarbeiter in der Pflege, einschließlich der Pflegehilfskräfte, aber auch alle in der Hauswirtschaft tätigen Mitarbeiter und sogar der Hausmeister erlernen eine spezielle Kommunikationsform für den Umgang mit demenziell veränderten Menschen: die Integrative Validation (IVA) nach Nicole Richard, einer Diplom-Psychogerontologin. Ihre pragmatische Methode hat auch mein Film-Beschäftigungskonzept deutlich geprägt. Mit IVA kann man lernen, »in den Schuhen« des Betroffenen zu gehen, sich also ganz auf die Gefühlswelt und die jeweiligen Empfindungen und Stimmungen des Menschen mit Demenz einzulassen.

Zur Pflichtlektüre für jeden, der im Bethesda arbeitet, gehört zudem das Buch »*Ich habe Alzheimer«: Wie die Krankheit sich anfühlt*. Stella Braam hat es zusammen mit ihrem Vater geschrieben, einem ehemaligen Kinderpsychologen und Wissenschaftsjournalisten, der an Alzheimer erkrankte. Die niederländische Autorin ist inzwischen nicht nur zu einer Lesung eingeladen worden, sie hat das Gronauer Heim auch über einen längeren Zeitraum beobachtet und das Projekt auf der Internetseite des »Innovationskreises Demenz«[25] vorgestellt.

Mitarbeiter schulen, Stürze als normales Lebensrisiko akzeptieren – bei allem, was ich bislang gehört habe, denke ich mir: Wenn das so einfach ist, warum bitte schön machen es andere Einrichtungen nicht ebenso? Nun ja, weil es eben doch nicht so einfach ist. »Sie brauchen auch ein Sturzpräventionskonzept!«, erklärt Reinhard van Loh. »Wir haben monatelang in Arbeitsgruppen eines entwickelt, das den Umgang mit Sturzgefahren in unserer Einrichtung und den Umgang mit dem individuellen Sturzrisiko jedes einzelnen Bewohners regelt; und zwar auf der Grundlage des Expertenstandards Sturzprophylaxe in der Pflege des Deutschen Netzwerks für Qualitätsentwicklung in der Pflege (www.dnqp.de).

Wie bitte? Wie so oft in meinen Gesprächen mit Pflegeprofis sind wir gerade wieder mitten drin in der Pflegesprache, die für Angehörige so schwierig zu verstehen ist.

Ein Konzept zu entwickeln ist das eine, es anderen verständlich zu machen ein zweiter wichtiger Schritt. Vor allem wenn »die anderen« Pflegelaien sind – also Angehörige oder gesetzliche Betreuer. Griffige Formulierungen wirken da manchmal Wunder: »Stehen Sie auf, damit Sie nicht hinfallen!« So klar steht es in der Angehörigenbroschüre des Gronauer Konzepts zum Schutz vor Stürzen.

Was hinter diesem markanten Slogan steckt, erfahre ich in der folgenden Stunde. Van Loh und Brune erklären mir genau, was die Bewohner vor Stürzen bewahrt und wie sie dafür sorgen, dass Stürze meistens ohne Folgen bleiben:

- Niedrigbetten können elektrisch bis auf eine Höhe von 20 Zentimetern abgesenkt werden. Eine Abrollmatte oder eine Gymnastikmatte vor dem Bett sorgt dafür, dass keiner mehr aus dem Bett fällt, sondern nur noch rollt. Das macht Bettrahmen oder -gitter überflüssig.

- Sensormatten: Berührt der Bewohner die Matte, werden über die Rufanlage die Mitarbeiter informiert. So kann schnell jemand nachsehen, ob der Betroffene Hilfe braucht.

- ABS-Socken für die Nacht: Diese rutschfesten Socken mit Gumminoppen wurden eigentlich für kleine Kinder entwickelt, die ja auch immer wieder hinfallen. Viele Heimbewohner fühlen sich sicherer, wenn sie nachts mit ABS-Socken unterwegs sind.

- Anti-Rutschmatten verhindern, dass man aus Stühlen oder Rollstühlen nach vorne herausrutscht. Das macht Gurte überflüssig.

- Hüftprotektorenhose, Helm oder Sturzprotektoren für Knie und Ellbogen vermindern die Verletzungsgefahr bei Stürzen. So können »Vielläufer« ihren starken Bewegungsdrang ausleben.

- Überprüfung von Schuhen, Brillen und Hörgeräten, von Gehhilfen und Rollatoren: Wer gut sieht und hört und mit technischen Hilfen klarkommt, dem passiert weniger.

- RCN-Walker: Dieses leicht manövrierbare Geh-Trainingsgerät gewährt rundum Sicherheit, ohne einzuengen. Damit trainieren die Bewohner und gewinnen immer mehr Sicherheit.

- Der »Trippel-Rollstuhl«: Ein normaler Rollstuhl (Fußstützen vorher abmontiert) wird so niedrig gestellt, dass man sich mit Trippelschritten vorwärts bewegen kann. Auch wenn jemand nur noch Mikrobewegungen zustande bringt, kann er sich so noch eigenständig fortbewegen.

- Das Bewegungsprogramm »Fit für 100«: Für dieses Projekt der Sporthochschule Köln haben sich drei Mitarbeiter des Bethesda vor über vier Jahren zertifiziert: In rund 80 Einrichtungen in Nordrhein-Westfalen trainieren Menschen ab 80 Jahren zweimal die Woche jeweils 45 Minuten mit Gewichtsmanschetten an den Unterschenkeln und Hanteln in den Händen ihre Muskelkraft und Balance. Ergebnis: Die Teilnehmer gewinnen ihre Bewegungsfähigkeit zurück, spüren und erleben sich (auch durch Muskelkater) und haben Spaß und Freude an der Bewegung. Darin unterscheiden sie sich offenbar auch nicht von der Trainingsgruppe mit demenziell betroffenen Bewohnern. Bei ihnen konnten die Mitarbeiter sogar leichte kognitive Verbesserungen beobachten.

- Fachärztliche Betreuung durch Spezialisten des in direkter Nachbarschaft gelegenen Lukaskrankenhauses mit den Fachbereichen Geriatrie, Psychiatrie und Psychiatrieambulanz sowie einem niedergelassenen Neurologen: Wöchentliche Visite und regelmäßige Fallbesprechungen. Dosierungsanpassung und Abgleich von Medikation unter anderem anhand der Priscus-Liste (siehe Seite 133), zusätzliche Kontrolle durch die Vertragsapotheken. Wem nicht schwindelig ist, der ist auch sicherer unterwegs.

- Wohlfühlpflege: Sie umfasst unter anderem basale Stimulation, Snoezelen, Entspannungsbäder und Fußreflexzonenmassage. Dabei geht es stets darum, dass man sich spürt, sich besser wahrnimmt und entspannen kann.

- Beschäftigung nach dem »Normalitätsprinzip«: Die Bewohner werden nicht mit – oftmals ungeliebter – Bastelarbeit im Kindergartenstil bespaßt, sondern können tun, was sie auch früher gerne gemacht haben: Kochen, Backen, Arbeiten im Garten und an der Werkbank, Tanzen, Singen, Musik hören, Karten und Brettspiele spielen.

- 24-Stunden-Vollbetrieb: Das Prinzip der Nachtwache, also Mitarbeiter, die nur während der Schlafenszeit in Bereitschaft sind, gibt es im Bethesda so nicht mehr. Stattdessen wurden die Arbeitszeiten so umgestellt, dass die Bewohner jederzeit vertraute Bezugspersonen erleben und nicht nur tagsüber. Dadurch fällt die Einteilung in Tag und Nacht weg, die es ohnehin nur in den Köpfen der Pflegekräfte gibt, nicht jedoch in denen der Menschen mit Demenz. Und so darf jeder die Nacht zum Tag machen, ohne befürchten zu müssen, dass er wieder ins Bett geschickt und dort bis zum Morgen gehalten wird – durch Bettgitter, Gurte oder sedierende Medikamente.

Nach so viel geballter Information kann ich es kaum erwarten, mit eigenen Augen und Ohren zu erleben, wie es ist, wenn Bewohner mit Demenz ihre Freiheit genießen können. Wie sie allesamt nach Belieben herumlaufen dürfen, auch wenn sie mit ihrer inneren Unruhe und Aufregung, mit ihren Schreien und Wehklagen ganz leicht mal einen ganzen Wohnbereich »aufmischen« können. Frau Brune und Herr van Loh nehmen mich nun mit auf eine Tour durchs Haus.

Aber zuvor geht es im Erdgeschoss gleich mal raus in den Garten. Vorbei am Käfig mit einem Pärchen grüner Papageien zu einem Staudenbeet, in dessen Zentrum eine kindergroße Buddhafigur selbstbewusst ihren Platz eingenommen hat – in einer Einrichtung der Diakonie? »Der sitzt hier auf vielfachen Wunsch unserer Bewohner«, schmunzelt van Loh, der meinem Blick gefolgt ist, »und hier rechts geht es dann gleich zu unserer hauseigenen Kapelle.« Wir aber erschließen uns den Garten auf einem Rundweg und ich merke gleich, hier sind zwei Chefs mächtig stolz auf ihre Mitarbeiter, die im Laufe der Jahre dieses Areal zum regelrechten Erlebnisgarten gemacht haben: Mittendrin fühlen sich die Schafe Kimble und Hörnchen auf einer Weide wohl. Der ausgetretene Pfad entlang der halbhohen Einzäunung erzählt von häufigen Besuchen offenbar bei jeder Witterung.

Weiter hinten bevölkern jede Menge Goldfische einen eigens angelegten Teich, in einer Voliere zwitschern und flattern dutzende Finken, Sittiche, Tauben und Fasane, um die sich ein Gronauer Vogelliebhaber ehrenamtlich kümmert.

Neben einem großen regensicheren Pavillon aus Holz stehen Steingrill und Partygrill. »Im Sommer grillen wir jede Woche – Zucchini, Tomaten und Erdbeeren gibt's dazu erntefrisch aus den Hochbeeten«, erzählt van Loh. Und an der Längsseite des Gartens steht eine Reihe Beerensträucher, deren Früchte niemals eine Küche sehen, weil sie wie die Erdbeeren stets direkt in den Mund wandern. Überall stehen Bänke, Gartensessel und Strandkörbe. Aus dem rundum gesicherten Garten kann keiner »ausbüchsen«, deshalb können alle frei herumspazieren. Von der Kräuterschnecke duftet es bis zu uns herüber nach Lavendel.

»Hier unter den großen Linden finden mehrere Pflegebetten Platz. Es gibt für unsere bettlägerigen Bewohner nichts Schöneres, als schon mit der ersten Frühlingssonne hier draußen das pralle Leben zu genießen, wenn da hinten im Sandkasten die Enkel unserer Bewohner spielen oder die Kinder aus der Kita nebenan zum Singen oder Tierefüttern, zum Wasserfest oder einfach so rüberkommen,« schwärmt Christa Brune jetzt ein bisschen und sagt dann: »Alles, was Sie hier sehen, basiert auf den Ideen und dem Einsatz unserer Mitarbeiter!«

Dann fahren wir mit dem Aufzug in den »beschützten Bereich«, der so heißt, weil ihn keiner unbeobachtet verlassen kann: Die Ausgänge zu den beiden Treppenhäusern werden von den Bewohnern gar nicht wahrgenommen, denn sie verschwinden hinter hellen, bodenlangen Vorhängen, und den Aufzug hat immer einer aus dem Team im Blick. Auf der Fahrt nach oben steigt im ersten Stock nun ein freundlich grüßender Herr zu. Es ist der Hausmeister. Ihn werde ich schon wenig später wiedersehen – dann ist er ganz vertieft ins Gespräch mit der 84-jährigen Frau Anger und gerade wieder auf dem Weg nach unten. Mit einem kurzen Nicken signalisiert er der Pflegemitarbeiterin: »Ist gut, ich kümmere mich.« Frau Anger hat das dringende Bedürfnis nach frischer Luft und weil Herr Kernebeck ohnehin den gleichen Weg hat, nimmt er freundlich ihren Arm und spaziert mit ihr seelenruhig zu ihrem Rendezvous mit den Schafen. Vom Fenster sehe ich wenig später, wie ihn dort eine Betreuungskraft ablöst, und nach einem herzlichen Abschied mit viel Winken geht er seines Weges. »Frau Anger wird ihm bald schon wieder begegnen und wie jedes Mal fragen, warum er einen blauen Anzug trägt, was er denn macht und wer er eigentlich ist, und er wird es ihr geduldig wieder erklären«, kommentiert Reinhard van Loh die Aktion.

Als wir aus dem Aufzug treten, müssen wir gleich wieder einen Schritt zurück, denn eine Bewohnerin zieht recht zügig mit ihrem Trippelstuhl im »Achtung-jetzt-komme-ich-Stil« an uns vorbei. Die Phase nach dem Mittagessen, die viele zu einem Nickerchen nutzen, ist gerade vorbei. Der eine oder andere ist offenbar schon wieder ganz schön fit. Wir gehen vorbei an einem Stall, den sich ein Zwerghase mit einem Meerschweinchen teilt. In einem Sessel sitzt ein Herr, der gemütlich den Hals eines großen Wuschelhunds krault. »Wir haben drei Mitarbeiterinnen, die abwechselnd ihre Hunde mitbringen. Und für die Kleintierliebhaber gibt es eben das ›seltsame Paar‹ aus Hase und Meerschweinchen, das sie da vorne schon gesehen haben«, sagt dazu Frau Brune.

Aus einem wohnzimmerähnlich eingerichteten Raum dringen gedämpfte Gespräche, ansonsten ist es … so ruhig, wie es in einer Station mit demenzkranken Menschen eigentlich gar nicht sein kann. Ich hatte erwartet, dass sämtliche Bewohner unterwegs sind, dass man überall die für Demenz typischen Klager und Schreier hört. Aber es ist ruhig, angenehm, einfach normal. »Ja, so ist das, wenn Sie niemanden fixieren«, sagt nun Herr van Loh, »alle werden ruhiger, die Symptome von Hospitalismus gehen zurück, also auch Weinerlichkeit, Ängstlichkeit, die Neigung zu auffälligem Verhalten oder das dauernde Nesteln an Kleidung oder Körper. Keiner kämpft vergeblich gegen das Anbinden, und so fehlen auch die typischen Verhaltensweisen, die aus Frustration entstehen: Wut oder Apathie.« Das leuchtet ein. Wer sich angenommen und akzeptiert, sicher und aufgehoben fühlt, wird ein zufriedener und angenehmer Zeitgenosse. Im Prinzip ist es also doch ganz einfach …

»Und da im späteren Verlauf einer Demenz die Betroffenen fast nur noch über die Gefühle erreicht werden, sich sogar unsere Gefühle in ihrem Verhalten spiegeln, liegt es allein an uns, wie angenehm die Atmosphäre hier für uns alle ist«, schließt Pflegedienstleiterin Brune. »Die Kollegen müssen sich einfach nur trauen, ihrem ganz normalen menschlichen Instinkt zu folgen.«

Und wie sieht es mit den Fixierungsgenehmigungen aus? Reinhard van Loh richtet sich ein bisschen auf: »Seit 2006 gab es im Bethesda, abgesehen von einer einzigen akuten Situation, keine richterliche Genehmigung für eine Fixierung mehr. Und wenn wir einen neuen Bewohner mit einem Fixierungsbeschluss bekommen, setzen wir alles daran, dass er aufgehoben werden kann. Selbstverständlich kann es jederzeit vorkommen, dass eine psychiatrische Erkrankung oder eine Selbstgefährdung eine Fixierung erforderlich macht. Das muss aber der absolute Einzelfall bleiben.« Und dann fügt er noch hinzu: »Jede Fixierung, die wir heute vermeiden, vermeiden wir auch später für uns selbst.«

Auch Christa Brune liegt zum Schluss noch etwas auf dem Herzen: »Der Weg, den die Mitarbeiter und Mitarbeiterinnen des Bethesda-Seniorenzentrums gegangen sind, um ihr Ziel zu erreichen, hat mehrere Jahre gedauert, aber jeder Weg fängt immer mit einem ersten kleinen Schritt an!«

8 Demenz und Sexualität: Vorsicht, Tabuzone!

Als Kind können wir uns gar nicht vorstellen, dass unsere Eltern se-xuelle Begierde oder sogar richtigen Sex haben. Wenn wir dann älter und eigentlich reifer sind, weiten wir diese Tabuzone sogar aus: Wir können und vor allem wollen uns gar nicht vorstellen, dass irgend-ein Mensch im Großeltern-Alter sexuelle Gelüste hat, Leidenschaft empfindet und Triebe hat, die befriedigt werden wollen. Noch schlimmer wird es für uns, wenn bei Eltern oder Großeltern Demenz hinzukommt. Denn diese Krankheit kann den sexuellen Trieb so sichtbar werden lassen, dass es allen Menschen in ihrer Umgebung zur großen Last wird.

Wie sich das anfühlen kann, habe ich im Jahr 2011 in einem Pfle-geheim in Hamburg erlebt. Dort testete ich meine Filme und Pro-dukte zum Fühlen aus Ilses weite Welt mit Demenzkranken. Dabei fiel mir ein Mann auf, der ruhelos durch die Flure streifte. Er hatte feine, sympathische Gesichtszüge und wirkte noch relativ jung.

Wir begegneten uns in einem der Flure, und als sich unsere Blicke trafen und ich ihm mit einem Lächeln begegnete, blieb er stehen und sagte: »Wollen wir ein bisschen ficken? Ja? Schön auf mein Zimmer gehen und ein wenig ficken?« Mir war natürlich nicht klar, wie ernst gemeint diese Frage war. Deshalb war ich einerseits leicht amüsiert und andererseits peinlich berührt. Ich stammelte etwas von »Nein, danke« und »Mein Freund hätte sicher was dagegen«, und schon machte sich der Mann wieder auf seinen Weg.

Dass Menschen mit Demenz sexuell sehr offensiv werden können, hatte ich zwar schon gehört, aber noch nie selbst erlebt. Nach einer Weile fiel mir auf, wie dieser Mann mit seinem Drang nach körperli-cher Nähe umging. Er teilte sein Verlangen einfach jeder Frau mit, die ihm Aufmerksamkeit gab – und das machte mich traurig. Denn dieser gut aussehende Mann wirkte nicht glücklich. Trotz eines bittenden Lächelns hatte er Tränen in den Augen, wenn er seinen Wunsch äußerte. Für mich wirkte er wie ein Getriebener, der immer noch spürte, dass es nicht richtig war, was er da tat.

Ständige Zurückweisung kann sich einfach nicht gut anfühlen – nicht nur für den Abgewiesenen: Einer jungen Pflegerin griff der Mann von hinten in den Schritt, als sie gerade damit beschäftigt war, einem anderen Bewohner Essen zu reichen. Immer und immer wieder in die Schranken weisen, aushalten, ohne aggressiv zu werden, und sexuelle Belästigung nicht persönlich nehmen, sondern mit der Krankheit erklären müssen – das geht nicht immer und belastet extrem. In solchen Situationen hilft nur eines: Man muss offen darüber reden können.

Demenzkranke mit starkem sexuellem Verlangen auf der einen und Pflegende auf der anderen Seite – ich halte es für dringend notwendig, beide Seiten zu sehen und zu verstehen. Ich habe höchsten Respekt für Pflegekräfte, die täglich mit solchen Konfrontationen leben müssen. Aber gleichzeitig fordere ich: Wenn Menschen mit Demenz ein Verlangen nach körperlicher Nähe haben, sollten wir das ernst nehmen. Und nicht – wie den Sex unserer Eltern – einfach verdrängen.

»Das Thema Sexualität ist wahrscheinlich eines der heißesten Eisen in der Pflege Demenzkranker«, sagt Detlef Rüsing, der Herausgeber von *Pflegen: Demenz*, einem Fachmagazin für die Altenpflege. Mit Demenz verbinden wir alles Mögliche. Aber bitte nicht Sex. So aufgeklärt und offen wir sonst in unserer Gesellschaft, in den Medien und im Internet mit diesem Thema umgehen – bei alten Menschen mit Demenz wollen wir es einfach nicht wahrhaben. Aber warum ist das so? Ich sehe dafür drei Erklärungen:

Erklärung Nummer 1: Alter

Noch immer gehört »Sex im Alter« zu den Tabuthemen in unserer Gesellschaft. In der westlichen Gesellschaft herrscht ein klarer Konsens über alle Altersstufen hinweg: Im Alter hat man keinen Sex und keine sexuellen Bedürfnisse mehr zu haben. Punkt. Dabei sieht die Realität ganz anders aus: Nach einer amerikanischen Untersuchung hatten in einer Gruppe mit einem durchschnittlichen Alter von 86 Jahren noch 64 Prozent der Frauen und 82 Prozent der Männer regelmäßig sexuelle Kontakte. Dazu gehörten neben Koitus auch Masturbation, manuelle und orale Stimulation. Nach einer schwedischen Studie gaben 71 Prozent der 50-bis 80-jährigen Männer an, noch regelmäßig Geschlechtsverkehr zu haben. Und nach Leipziger Untersuchungen waren noch 54 Prozent der 75-Jährigen sexuell aktiv. Ein Drittel der über 70-Jährigen ist sexuell aktiv, wenn sie einen Partner haben.[1]

Trotzdem reagiert die große Mehrheit – sogar der alten Menschen – irritiert, ablehnend oder sogar angewidert bei dem Gedanken, dass alte Menschen sexuell aktiv sein könnten. Daran ändern offensichtlich auch Ratgeberbücher wie *Silver Sex* der über 80-jährigen amerikanischen Sexualtherapeutin Ruth Westheimer nichts.[2] Auch der inzwischen verstorbene Chefaufklärer der Nation Oswalt Kolle hat sich stark gemacht für Sex im Alter. Er antwortete ziemlich empört auf die Frage, ob es wirklich sein muss, dass ein Siebzigjähriger noch Viagra nimmt: »Gehen Sie etwa zu Ihrem Großvater und sagen ihm: Du brauchst keine Brille mehr, du hast schon genug gesehen ...?«[3]

Bücher und Filme können das Thema vielleicht kurzfristig in die Feuilletons, aber nicht in die breite Gesellschaft tragen. Der deutsche Spielfilm *Wolke 9* griff 2008 zwar mutig die schamhaft gemiedene Thematik auf: Eine Frau von über 60 Jahren bricht aus ihrer eingefahrenen Ehe aus und beginnt eine Affäre mit einem 80-jährigen Mann, was schließlich zur Trennung der Ehepartner führt. Aber die realistische Darstellung der Sexszenen in diesem Film polarisiert das Publikum bis heute – die einen finden den offensiven Umgang mit diesem Thema ermutigend, die anderen stößt der Anblick alter Menschen bei leidenschaftlichem Sex einfach ab. Denn aus anderen Filmen hat das Publikum gelernt: Leidenschaftlicher Sex ist eine Sache für junge, perfekte, faltenlose Körper.

Erklärung Nummer 2: Krankheiten

Je älter ein Mensch wird, desto häufiger begleiten ihn altersbedingte, meist chronische Krankheiten. Für seine Angehörigen
und die Menschen in seinem Leben wird er so zu einem Wesen,
dessen Altersbeschwerden Mitleid erregen und das Fürsorge
braucht, weil es unselbstständig und hilflos ist. Deshalb nimmt
man alte Menschen gerne mal einfach in den Arm und streichelt
sie liebevoll – so wie man das mit kleinen Kindern tut.[4] Man weist
ihnen damit automatisch eine ähnlich asexuelle Rolle wie Kindern zu.

Erklärung Nummer 3: Hilflosigkeit

Wer ein Leben lang alleine auf die Toilette gegangen ist und sich
alleine gewaschen hat, der muss sich im Alter plötzlich von anderen Menschen dabei helfen lassen. Er spürt in dieser Fürsorge
aber nicht nur seine eigene Hilflosigkeit. Nein, er muss nun sogar
sein Intimstes mit diesen Menschen teilen und wird von ihnen an
Stellen berührt, die zuvor nur er selbst oder Sexualpartner berührt haben. Und nur selten ist es der eigene Partner, der einen
beim Waschen unterstützt. Stattdessen übernehmen diese Aufgaben häufig erwachsene Töchter, Schwiegertöchter oder Pflegekräfte. Damit kommen Männer, die ein Leben lang die Macher
und Bestimmer waren, meist noch weniger klar als Frauen, die
gelernt haben, sich den Umständen anzupassen. Viele alte Menschen schämen sich deswegen. Andere sind wütend und verzweifelt oder einfach nur deprimiert angesichts ihrer Hilflosigkeit und
ihres Verlusts der eigenen Würde. So entsteht ein schwer auflös-
bares Durcheinander von sich widersprechenden Gefühlen.

Auch Demenzkranke kennen Lust, Erotik und Begierde

Dieses Gefühlschaos ist für einen geistig wachen alten Menschen
schon kaum zu bewältigen. Ein altersverwirrter Mensch aber, der
Personen nicht mehr erkennt oder nicht mehr weiß, in welcher
Zeit und an welchem Ort er sich befindet, ist damit vollkommen

überfordert: Er kann gar nicht mehr einordnen, warum ihn ein anderer Mensch berührt und warum etwa beim Waschen auch noch ausgerechnet dort, wo es sich so schön und angenehm und vielleicht auch erregend anfühlt. Eines verändert nämlich selbst die Demenz nicht: unsere Gefühle und unsere Sexualität. Die geben wir beim Einzug ins Altenheim nicht einfach am Empfang ab. Und bei Demenz schon gar nicht, denn dann sind Gefühle oft das letzte Mittel, sich mitzuteilen.

Menschen mit Demenz empfinden also durchaus Lust, haben erotische Gefühle und eine Sehnsucht nach Erfüllung. Aber wenn sie diese Gefühle ausleben, stehen sie damit oft in krassem Gegensatz zu dem, was die meisten von uns angemessen finden. »Unangemessenes sexuelles Verhalten« von Menschen mit Demenz nun allein als Krankheitssymptom abzuhaken, schafft jedoch das Problem nicht aus der Welt. Damit ist keinem geholfen, den Betroffenen nicht und auch nicht denen, die mit ihnen tagtäglich umgehen. Man muss erkennen, wie und warum Situationen entstehen, in denen Menschen mit Demenz sich so sehr nach körperlicher Zärtlichkeit und Befriedigung sehnen, dass sie vor aller Augen masturbieren oder »übergrifflich« werden, wie es in der Fachsprache heißt.

Wer solches Verhalten verstehen will, muss wissen, wie ein Mensch aufgewachsen ist, welche Erfahrungen er mit seiner Sexualität gemacht hat, welche Erziehung er bekommen hat und in welcher Zeit er aufgewachsen ist: Viele, die heute um die 80 Jahre alt sind, plagen traumatische Erinnerungen an Krieg und Gewalt. Diese Generation hat außerdem größtenteils eine Erziehung ohne sexuelle Aufklärung erlebt und ihre »besten Jahre« in den von Lustfeindlichkeit geprägten Nachkriegsjahren verbracht. Als Sex etwas Schmuddeliges war und üblicherweise reduziert auf den reinen Geschlechtsakt. Als Selbstbefriedigung verpönt war und Frauen keineswegs als gleichwertige Partner galten – mit einem eigenen Anspruch auf Lusterfüllung.

Deshalb sollte man das Verhalten von Demenzkranken immer vor dem Hintergrund ihrer persönlichen Entwicklung sehen. Denn für diese Menschen verschiebt sich zunehmend die eigene

Erlebniswelt und damit die Realität, die sie wahrnehmen: Je weiter die Krankheit fortschreitet, desto mehr Erinnerung wird gelöscht. Zuerst an das, was gerade oder letzte Woche erst passiert ist. Später vergisst man die Namen seiner Kinder und bald darauf, dass es sie überhaupt gibt. Dieses Schicksal trifft auch oft Ehepartner: Man hat sich in einer Zeit kennengelernt, die dem Demenzkranken gar nicht mehr präsent ist.

Und so kann es dazu kommen, dass Demenzkranke eine Situation ganz anders als ihre Umwelt wahrnehmen und einfach umdeuten. Sie wandern in ihrer Biographie zurück und verhalten sich nach ihrem eigenen Empfinden völlig normal. Wähnt sich ein Mann mit Demenz zum Beispiel gerade in seinen Zwanzigern, dann empfindet er nett gemeinte Umarmungen von jungen Altenpflegerinnen als Start zu einem Flirt und deren Hilfestellung beim Ausziehen als Vorspiel zum Geschlechtsverkehr.

Es können also ganz groteske, peinliche, traurige oder tragische Situationen entstehen, die für Ehepartner oder erwachsene Kinder nur schwer erträglich sind. Und die auch Pflegekräfte sehr oft an die Grenzen ihrer professionellen Haltung bringen. Hier einige typische Beispiele, von denen ich erfahren habe:

- Der demenzkranke Herr P. umwirbt ganz heftig an der Bushaltestelle eine junge Frau, die seiner Ehefrau ähnlich sieht, als diese jung war. Er bedenkt das Objekt seiner Begierde mit diversen Anzüglichkeiten, während seine eigene Frau daneben steht – entsetzt, verletzt und peinlich berührt.
- Herr S. ist im Demenzwohnbereich als Busengrapscher schon einschlägig bekannt – solche Zwischenfälle passieren vor allem dann, wenn man mit ihm morgens und abends im Bad ist. Keine der weiblichen Pflegekräfte möchte sich dem noch weiter aussetzen.
- Frau L. betreut ihre 85-jährige Mutter, deren Demenz weit fortgeschritten ist. Vor einiger Zeit hat die Mutter angefangen, sich »zwischen den Beinen zu befingern«, um sich selbst zu befriedigen. Dann schimpft die Tochter mit ihr und schlägt ihr wie bei einem kleinen Kind auf die Finger.

- Im Restaurant bekommt die Bedienung nach der Bestellung im Weggehen noch einen kräftigen Klaps auf den Po: »Einen knackigen Hintern hast Du!«, ruft Herr K., der demenzkranke ehemalige Oberstudienrat, fröhlich hinterher. Seine am Tisch versammelte Familie ist fassungslos.

- Herr D. besucht seine demenzkranke Frau jeden Tag im Heim. Für ihn ist es nur noch eine einzige Qual: Nach fast 50 Ehejahren kommt er nun im Leben seiner Frau irgendwie gar nicht mehr vor, denn sie verbringt die meiste Zeit mit einem ebenfalls von Demenz betroffenen Mitbewohner – frischverliebt und Händchen haltend. Man hat die beiden auch schon »miteinander im Bett erwischt«.

- Wenn die ambulante Pflegehilfskraft den alleinstehenden 80-jährigen Herrn K. mit dem Handtuch im Intimbereich abtrocknet, wird jedes Mal sein Penis steif. Dann lacht er immer frech und guckt sie an: »Darfst ruhig weitermachen!«

- Den sexuellen Missbrauch durch männliche Verwandte in ihrer Jugend nimmt Frau P. als erneut grauenhafte Realität wahr. Und zwar immer dann, wenn die demenzkranke Frau ausgezogen und gewaschen werden soll. Dann schlägt das frühere Vergewaltigungsopfer bei jeder körperlichen Berührung wild um sich.

- Bei Frau M. entdeckte die Tochter immer wieder Eierschalen im Bett. Mit dem rohen Inhalt der Eier hatte sich die Frau den Genitalbereich eingerieben. Die Tochter konnte sich dieses Verhalten nicht erklären. Bis eine ehrenamtliche Mitarbeiterin vom Besuchsdienst erzählte, dass im Krieg Frauen zum Schutz vor Vergewaltigungen mit dem angetrockneten Eiweiß eine Geschlechtskrankheit vortäuschten.

- Sobald Frau K. ihren demenzkranken Mann abends zu Bett bringt, will er mit ihr schlafen. Versucht sie sich zu entziehen, wird der Mann gewalttätig. Das belastet die 85-Jährige schwer, als Pflegende hatte sie mit dem Thema Sex ohnehin schon vor Jahren abgeschlossen. Ihre Scham verbietet es ihr aber, sich professionellen Rat zu holen.

Was können wir tun?

Wie soll man sich nun als Tochter, Ehefrau, Schwiegertochter, Pflegekraft oder auch als Bedienung im Restaurant oder Frau an der Bushaltestelle richtig verhalten, wenn man vermeintlich unverschämt angegangen wird von einem Mann mit Demenz? Darauf gibt es tatsächlich keine wirklich befriedigende Antwort: Manchmal können einfach nur Charme und eine gute Portion Humor so eine peinliche Situation auflösen. Bewegt man sich als Angehöriger mit einem Demenzkranken im öffentlichen Raum, dann hilft nur entwaffnende Offenheit: Informiert man zum Beispiel die Gäste am Nebentisch und die Bedienung schon bei der Ankunft im Restaurant, dann ist es oft erstaunlich, wie viel Verständnis alle aufbringen.

Sind »sexualisierbare« Situationen so vorhersehbar wie beim morgendlichen Waschen und Anziehen oder abends beim Zu-Bett-bringen, dann kann schon die Anwesenheit einer dritten Person oder der Einsatz von männlichen Pflegepersonen entschärfend wirken. In fortschrittlich geführten Pflegeeinrichtungen unterstützen die Pflegedienstleitungen ihre Mitarbeiter und Mitarbeiterinnen durch Deeskalationstraining und professionelle Begleitung. Darüber habe ich mit einer Heimleiterin gesprochen, die sich intensiv damit auseinandergesetzt hat (siehe Seite 179).

In Pflegeeinrichtungen kommt das Thema Sexualität natürlich zur Sprache, meist nach entsprechenden Vorfällen. Betroffene Angehörige, die zu Hause mit Demenzkranken leben, sprechen dagegen kaum darüber, wenn solche Probleme auftauchen. Deshalb beschäftigen sich bislang auch nur Pflegeexperten mit dem Thema: In Fachartikeln und auf Kongressen loten sie die verschiedenen Aspekte aus, ermitteln Ursachen und Auslöser und suchen Lösungen, die Betroffene und die Menschen in ihrem Umfeld gleichermaßen unterstützen und auffangen können. Aber solange Sexualität und Demenz ein diskret behandeltes Fachthema bleibt, können all die Angehörigen, die zu Hause Menschen mit Demenz betreuen, von solchen Diskussionen, Erkenntnissen und Lösungsansätzen nicht profitieren.

Deshalb müssen wir auch außerhalb der Pflegefachkreise darüber sprechen. Denn nur so werden wir ein Klima der Offenheit schaffen, in dem endlich auch diejenigen Hilfe und Beratung suchen und finden, die bislang jahrelang in oft unerträglichen Lebenssituationen ausharren – zu Hause isoliert aus tiefster Scham.

Mit einer wachsenden Offenheit wird es dann vielleicht auch leichter möglich sein, dass Heimleitungen, Angehörige beziehungsweise gesetzliche Betreuer und Pflegekräfte verstärkt nachdenken über Sexualassistenz – und damit über Sexualität als Dienstleistung für Menschen mit Demenz. Das ist aber gar nicht so einfach, denn dieses heikle Thema kollidiert mit gesellschaftlichen Konventionen, persönlichen Schamgrenzen und Tabus. Aber vielleicht fällt es etwas leichter, das Thema anzusprechen und offen damit umzugehen, wenn man sich eines klarmacht: Der Vater, Opa, Ehemann, die Mutter, Oma, Ehefrau ist ganz offensichtlich in großer seelischer Not, die sich aber auflösen lässt, wenn wir es nur wollen. Und zulassen.

Sexualassistenz: eine »authentische menschliche Begegnung«

Sexualität definiert der Duden als »Gesamtheit der im Geschlechtstrieb begründeten Lebensäußerungen, Empfindungen und Verhaltensweisen«. Unter Sex verstehen wir die praktische Ausübung von Sexualität in all ihren Facetten: Dazu gehören Blicke, Gesten, Berührungen, Worte und Emotionen aller Art. Häufig wird Sex aber gerade mal auf den Geschlechtsakt reduziert – ein Fehler vor allem in Bezug auf den Sex im Alter: Hier verschieben sich die Prioritäten. Es geht mehr um das Genießen von Nähe und Zärtlichkeit, das liebevolle Berühren, die seelische Harmonie, Sicherheit und Selbstbestätigung. Alleine das Flirten, also die Anbahnung einer erotischen Beziehung, ist Balsam für das Selbstwertgefühl.

Das Pflegeheim ist zwar »eine sexualitätsneutrale Institution mit Berührungsauftrag«, schreibt die Diplom-Psychogerontologin Nicole Richard, »wirkt jedoch auf die Sexualität in besonderem Maße ein: Je geringer die verbliebene Selbstständigkeit, desto tiefer die Eingriffe in die Intimsphäre. Je größer der Unterstützungsbedarf, desto weniger vorstellbar sind erotische Wünsche oder gar eine Unterstützung bei ihrer Befriedigung.«[5]

Das könnte sich zunehmend ändern, denn es gibt Frauen wie Nina de Vries. Die Niederländerin lebt in Potsdam und bietet seit 1997 Sexualassistenz für Menschen mit Beeinträchtigungen. Ihrer Meinung nach führt »Hilflosigkeit, Unwissenheit, aber auch die sture Weigerung der Umwelt, derartige Wünsche, Bedürfnisse und Sehnsüchte zu beachten, bei pflegebedürftigen alten Menschen zu großer Einsamkeit sowie emotionalem und körperlichem Verhungern«.[6] Das kann sich dann ausdrücken »in Zwangshandlungen, Verspannungen, Selbstverletzungen, ›störendem‹ oder übergriffigem Verhalten«.

Unter Sexualassistenz versteht de Vries eine »bezahlte sexuelle Dienstleistung«. Und sie zählt auf, was alles dazu gehören kann: »Beratung, erotische Massage, gemeinsames Nacktsein, sich gegenseitig streicheln und umarmen, Anleitung zur Selbstbefriedigung, Oralverkehr und Geschlechtsverkehr.«[7] Sie selbst schließt die beiden letztgenannten Serviceleistungen allerdings nicht in ihr Angebot ein.

Die Vorträge der Sexualassistentin auf Kongressen für Altenpflege und Demenz sind gut besucht, aber am liebsten würden beruflich Pflegende die Sexualassistenz nur in einem therapeutischen Zusammenhang sehen. Dagegen wehrt sich de Vries allerdings: »Sexualassistenz ist nämlich kein Wunderheilmittel und erst recht keine Therapie. Sie ist vielmehr eine Erfahrungsmöglichkeit, eine authentische menschliche Begegnung.«[8]

Was sie für Menschen mit Demenz tun kann, beschreibt ihre Kollegin Catharina König. Sie nennt sich Sexualbegleiterin und ist ausgebildet am Institut zur Selbstbestimmung Behinderter (ISBB) im niedersächsischen Trebel. Die 52-Jährige arbeitet im Raum Bochum und schätzt, dass rund 35 Prozent ihrer Kunden Bewohner von Alten- und Pflegeheimen sind. »Wenn Bewohner demenzkrank sind, äußern sie ihre Wünsche manchmal in einer so drastischen Art und Weise, dass sich das Personal verbal oder körperlich belästigt fühlt. Dann kann mein Besuch auch zur Entspannung dieser Situation beitragen«, sagt König.[9] Sie räumt aber ein, dass sich Angehörige schwer damit tun, Kontakt zu ihr aufzunehmen. »Dennoch gibt es immer mal wieder Ehefrauen oder Enkel, die mich anrufen und für ihren Mann beziehungsweise Opa eine Stunde buchen.«

Gibt es für Menschen mit Demenz ein Recht auf Sex?

Im Prinzip ja. Im Grundgesetz Artikel 2 steht: »Jeder hat das Recht auf freie Entfaltung seiner Persönlichkeit, soweit er nicht die Rechte anderer verletzt und nicht gegen die verfassungsmäßige Ordnung oder das Sittengesetz verstößt.« Und Artikel 3 des Grundgesetzes stellt fest: »Niemand darf wegen seiner Behinderung benachteiligt werden.«

Das Bürgerliche Gesetzbuch geht in Paragraph 1901 ins Detail, wenn es um den Umfang der Betreuung sowie die Pflichten des (gesetzlichen) Betreuers geht: »Der Betreuer hat die Angelegenheiten des Betreuten so zu besorgen, wie es dessen Wohl entspricht.«

Drei typische Fragen zu diesem Thema lassen sich anhand der aktuellen Rechtslage klar beantworten:

- Dürfen Mitarbeiterinnen und Mitarbeiter in Seniorenheimen einem Bewohner oder einer Bewohnerin Pornohefte oder -videos besorgen? Ja, sofern Personen unter 18 Jahren, etwa minderjährige Azubis oder Besucher von Bewohnern, keinen Zugang dazu haben (Verbot der Verbreitung von Pornographie, Strafgesetzbuch Paragraph 184).

- Dürfen sie ihm oder ihr bei der Selbstbefriedigung helfen, wenn er oder sie das dringende Verlangen danach hat, es aber selber nicht schafft? Nein, denn damit machen sie sich des sexuellen Missbrauchs widerstandsunfähiger Personen schuldig (§ 174 c und 179 StGB).

- Dürfen Betreuende auf Wunsch jemanden ins Heim holen, der gewerblich sexuelle Dienstleistungen anbietet? Ja, die Vermittlung (passive Sexualassistenz) einer Prostituierten oder einer Sexualassistentin oder Sexualbegleiterin ist nicht rechtswidrig – vorausgesetzt, in dem Heim leben keine Menschen unter 18 Jahren und per Heimordnung sind solche Besuche nicht verboten.[10]

»Schwester, rubbel etwas fester« lautet die Überschrift eines Beitrags in *Pflegen: Demenz*. Sie bringt die Problematik von Sexualität in der Pflege auf den Punkt – und Pflegende übrigens in Schwierigkeiten, wenn sie der Aufforderung nachkommen (siehe Kasten). Die Autorin dieses Beitrags und Begründerin der Integrativen Validation (IVA) Nicole Richard sucht nach Auswegen aus diesem Dilemma. Sie hat die Kommunikationsmethode »Validation« der Amerikanerin Naomi Feil weiterentwickelt, um genau solche »Spannungszustände in Pflegesituationen« aufzulösen. Richards Kommunikationsprinzip für den Umgang mit Menschen mit Demenz basiert auf einer gewährenden und wertschätzenden Grundhaltung: Man nimmt die Gefühle und Antriebe des Demenzkranken wahr (zum Beispiel Lust oder Erregung), bestätigt diese (»Sie sind aber ein leidenschaftlicher Mann«) und versucht dann, aus der Situation hinauszuleiten: »Sie vermissen die Nähe Ihrer Frau. Sie sind oft mit ihr spazieren gegangen. Wollen wir zusammen ein Stück gehen?« Was dabei geschieht, nennt Richard den »paradoxen Effekt« ihrer Methode: »Wenn Gefühle nicht wahrgenommen oder geleugnet werden, haben sie die Tendenz, sich stärker zu äußern. Werden negative Gefühle hingegen wahrgenommen und bestätigt, können sie sich auflösen. Angenehme Gefühle können noch lebendiger werden.«[11]

Die erfahrene Psychogerontologin weiß, »dass sich sexuelle Bedürfnisse nicht ›wegvalidieren‹ lassen«. Sie hat aber auch bei vielen Betroffenen festgestellt, dass die »kokettierenden und imponierenden Anteile der Anbahnung einer sexuellen Kontaktaufnahme gegenüber der Ausführungsphase eindeutig den Vorrang haben«. Wenn also Flirten oder »Anmache« oft zum Selbstzweck werden, dann kann frau als Ziel dieser Aktion souverän oder charmant einen Weg aus dieser Situation herausfinden, wertschätzend und mit Respekt.

Weil solche Methoden aber nicht bei jedem Menschen mit Demenz funktionieren, müssen wir auch andere Wege akzeptieren, damit sie ihre sexuellen Wünsche befriedigen können – die Sexualassistenz kann einer davon sein. Den Besuch einer entsprechend geschulten Begleiterin zu ermöglichen, kostet manch einen sicher Überwindung. Aber wer wirklich mitfühlt mit den Nöten eines Demenzkranken, dem sollte es nicht so schwerfallen, die eigenen Moralvorstellungen der Realität anzupassen und über seinen Schatten zu springen. Aber bedauerlicherweise sind jedoch solche Angebote in Deutschland bislang rar.

»Männer ticken einfach anders!«

Der Westerwald gilt als idyllisches Naherholungsgebiet, die meisten seiner Erhebungen liegen 600 Meter über dem Meer. Der Dernbacher Köppel schafft es zwar nur auf 540 Meter, aber wer wie ich aus Hamburg kommt, genießt selbst hier Höhenluft. Später aber, als Sandra Krautscheid mich von Dernbach nach Eitorf mitnimmt, damit ich meinen Zug nach Hause noch erwische, erlebe ich diese schöne Landschaft als ein für mich magenunfreundliches, kurvenreiches Auf und Ab aus Tälern und Bergen.

Sandra Krautscheid leitet seit 2000 das Seniorenzentrum St. Josef in Dernbach. Auf einem Altenpflege-Kongress 2011 hatte ich ihren Vortrag gehört über die speziellen Problemlagen bei der Pflege von Männern mit Demenz. Grundlage des Vortrags waren die Erfahrungen bei der Entwicklung eines Männer-Betreuungskonzepts im St. Josef. Und dafür gab es im gleichen Jahr sogar noch eine Auszeichnung: den Innovationspreis des Verlags PRO PflegeManagement.

Nun war ich einfach neugierig darauf, wie der Alltag für Männer mit Demenz aussieht, wenn man wie Krautscheid und ihr Team ganz auf solche besonderen Bedürfnisse eingeht. Und: Was heißt eigentlich besondere Bedürfnisse?

»Männer leben ihre Demenz deutlich körperbetonter als Frauen aus. Sie haben ein starkes Aggressionspotenzial, das ist latent vorhanden oder ganz offensichtlich«, sagt Krautscheid. »Daraus ergeben sich ganz automatisch Probleme. Denn unsere Männer mit Demenz sind häufig den weiblichen Pflegenden körperlich weit überlegen.« Damit spricht sie sogleich eine Besonderheit der Altenpflege an: In der Branche arbeiten überwiegend Frauen (siehe Kapitel 4), und in Pflegeheimen leben fast 90 Prozent weibliche Bewohner. Es fehlen also nicht nur männliche Pflegekräfte, auch gibt es praktisch kaum Erfahrungen in der Pflege und Betreuung von alten Männern – seien sie nun demenzkrank oder nicht.

Krautscheid und ihre langjährige Mitarbeiterin Diana Daubach, eine examinierte Krankenschwester und Sozialpädagogin, haben also Neuland betreten, als sie 2005 beschlossen, eine zweite Wohngruppe für Menschen mit Demenz zu schaffen, die zur Hälfte aus Männern bestehen sollte. Dieses Ziel war zum Erstaunen aller schon zwei Jahre später erreicht. »Aber damit haben dann auch die Probleme angefangen«, erinnert sich Krautscheid und erzählt auch gleich warum: »Frauen mit Demenz sind häufig für Gruppen-Beschäftigungsangebote aufgeschlossen, Männer eher nicht. Wo Frauen mit Demenz nur Wäsche von einem Schrank in den anderen räumen, verrücken Männer ganze Schrankwände. Und auch das gibt es: Einige pinkeln in jede erreichbare Ecke, andere sind wirklich ekelhaft zu Frauen. Da hören weibliche Pflegende jede Menge vulgäre Sprüche und sexuelle Anspielungen.« Dann macht die Heimleiterin aber eine Pause und fängt an zu lächeln: »Und außerdem wurde die Wohngruppe schon nach kurzer Zeit zum reinsten Beziehungsmarkt.«

Nach meinen Recherchen zu diesem Kapitel interessiert mich dieses Thema natürlich ganz besonders. Denn auf den ersten

Blick kann das Verliebtsein ja nur positiv, also geradezu stimmungsaufhellend wirken. »Da haben Sie natürlich recht, aber wir befinden uns in einer Pflegeeinrichtung und nicht zu Hause in den eigenen vier Wänden, wo jeder tun kann, was er will. Und unsere Bewohner haben außerdem Angehörige, die sich für sie verantwortlich fühlen und für sie sprechen. Und vor allem die finden es oft unerträglich, wenn Vater oder Mutter so einen zweiten Frühling erleben. Auch unsere Pflegekräfte haben Situationen erlebt, mit denen sie zuvor so nicht konfrontiert waren.« Zum Beispiel? »Na ja, da gehen frischverliebte demente Bewohner gemeinsam ins Bett, werden eindeutig sexuell aktiv, ganz unbeeindruckt übrigens von der Anwesenheit des Mitbewohners im gemeinsamen Doppelzimmer ...«

Aber auch sonst verändert sich offenbar einiges, wenn der Männeranteil in der Wohngruppe steigt: Männer unter sich pflegen andere Sitten und Gebräuche. Wenn sie körperlich spüren, was sie am Tag geleistet haben, dann geht's ihnen gut. Und so stehen Gartenarbeit, das Versorgen der rund sechs Hasen und sieben Meerschweinchen in drei großen Ställen auf der Tagesordnung und ab und zu Schreinerarbeiten an der Werkbank. »Aber solche Arbeiten funktionieren nur in der Einzelbetreuung, für Beschäftigung in der Gruppe sind die Herren nicht zu haben. Außer vielleicht in der Kneipe.«

»Kneipe« steht da tatsächlich am Eingang eines Gemeinschaftsraums, und schon von draußen höre ich kräftige Männerstimmen. Worte sind nicht zu verstehen, aber es scheint hoch herzugehen bei einem Kartenspiel. Der Stammtisch in der Ecke ist noch leer, erst heute Abend gibt es da eine Runde Bier. Weiter hinten steht ein Tischkicker. »Wir fanden die Idee ganz toll, aber keiner unserer Bewohner spielt damit. Er bleibt aber trotzdem hier stehen, für die Enkel der Bewohner ist der Kicker im Seniorenheim nämlich ein Knüller, und entsprechend lebhaft geht es dann auch an den Wochenenden hier zu. Da sollten Sie mal die strahlenden Gesichter hier sehen«, freut sich Krautscheid.

Wir kommen in einen Raum mit einer ganz anderen Stimmung. Es ist ein gediegenes Wohnzimmer mit mehrarmigen Hängelampen, die ein Licht verbreiten, wie man es auch von zu Hause kennt. »Das sind kleine, aber wichtige Details, ebenso wie die Auswahl der Tapeten. Da gab es lange Diskussionen mit der Architektin, die ihr eigenes Raumkonzept verwirklichen wollte.« Die Frau kann ich irgendwie verstehen, mein Geschmack ist es auch nicht – ich fühle mich wie zurückgebeamt in die Fünfziger. Oder wie auf dem Flohmarkt: Da steht eine alte Vitrine, angefüllt mit Suppenterrinen, Kristallschalen und solchen entsetzlichen Sammeltassen, wie sie meine Oma Ilse auch hatte. Sandra Krautscheid folgt meinem Blick: »Wir leben aber hier nicht wie im Museum, am Wochenende kommt bei uns das ganze ›Sonntagsgeschirr‹ auch auf den Tisch!«, grinst sie. »In der anderen Wohngruppe haben wir einen Gemeinschaftsraum wie eine Wohnküche auf einem Bauernhof eingerichtet. Jeder hier verbringt einfach da seine Zeit, wo er sich am wohlsten fühlt. Dafür besucht man dann auch mal die andere Wohngruppe.«

Was ich hier sehe, folgt übrigens einem ganz bestimmten Plan: Er nennt sich psychobiographische Milieugestaltung. Diese gehört zum psychobiographischen Pflegemodell von Prof. Erich Böhm, für das beide Wohngruppen in der Dernbacher Einrichtung zertifiziert sind. Wer diese Zertifizierung halten will, wird alle zwei Jahre geprüft und vom Böhm'schen Institut ENPP (Europäisches Netzwerk für psychobiographische Pflegeforschung) beraten, begleitet und geschult.

»Kennt man die Biographie eines Menschen mit Demenz nicht oder nur lückenhaft, dann ist es manchmal einfach unmöglich, seine Verhaltensweisen einzuordnen. Aber je mehr man aus seiner Vergangenheit weiß, desto besser kann man beispielsweise die Ursache für einen unvermittelten Wutausbruch erkennen.« Krautscheid hat auch gleich einen Fall parat: »Hat ein Bauer immer am Kopf eines langen Tisches mit Familie und allen Mitarbeitern Platz genommen, dann wird er sich nicht damit abfinden, jetzt irgendwo anders sitzen zu müssen. Und weil er immer Chef war, wird er entsprechend lautstark zu seinem Recht kommen wollen. Ohne solche Informationen wird es schwer, eine manchmal schnell eskalierende Situation aufzulösen.«

Dazu stelle ich mir jetzt noch ein paar zarte Pflegemitarbeiterinnen vor: Sie versuchen, mit freundlichen Worten polternde alte Männer zu beruhigen, die für vernünftige Argumente krankheitsbedingt so gut wie gar nicht zu haben sind. Wie lässt sich so etwas lösen? »Wir haben dafür zwei Wege eingeschlagen«, erklärt mir die Heimleiterin.

»Unsere Mitarbeiterin Diana Daubach, die auch das Böhm-Projekt leitet, wurde zusammen mit einem Kollegen im Rahmen eines Präventionskonzepts der Berufsgenossenschaft zur Deeskalationstrainerin ausgebildet.« Beide trainieren die Mitarbeiter im Umgang mit verbalen und körperlichen Aggressionen. Sie beraten die Teams oder einzelne Mitarbeiter im Umgang mit schwierigen Bewohnern, damit erst gar keine sogenannte Eskalationsspirale entstehen kann: »Wer nachgibt, zeigt Schwäche.« Im Pflegeheim funktioniert somit der bekannte Spruch »Der Klügere gibt nach« (oder »Der Gesündere hört damit auf!«) oft nicht. Stattdessen kommt es häufig zu Machtkämpfen zwischen Mitarbeitern und Patienten, in denen ausgefochten wird, wer der Stärkere ist.[12]

Das Team ist auch die erste Anlaufstelle für die Mitarbeiter, wenn doch etwas vorgefallen ist. Dann können sie die psychischen Auswirkungen von Auseinandersetzungen oder sexuellen Übergriffen auf die betroffenen Mitarbeiter auffangen. »Wir haben dadurch zum Beispiel gelernt, Gespräche mit der Mitarbeiterin über den eigentlichen Tathergang in den ersten 48 Stunden nach einem Vorfall möglichst zu vermeiden. Denn es besteht die Gefahr, dass sich erst durch das Erzählen ein Trauma entwickelt. Mitgefühl und Trost sind aber wichtig, es kommt vor allem darauf an, dass sie sich in dieser Phase aufgehoben, sicher und verstanden fühlt.«

Die richtige Personalpolitik ist der andere Weg, von dem Sandra Krautscheid vorhin gesprochen hat. »Haben Sie unser Plakat gesehen? Das mit den beiden Armdrückern?« Klar, das ist mir gleich beim ersten Besuch auf der Internetseite von St. Josef aufgefallen. Unter der Aussage »Pflege ist stark« sieht man da nämlich einen breit grinsenden, muskelbepackten Pfleger beim Armdrücken mit einem älteren Herren, der sich diebisch freut über das typisch männliche Kräftemessen. Mit diesem Plakat gelang es dem Träger des Hauses, der Maria Hilf RLP gGmbH, fünf männliche Jugendliche für eine Ausbildung zum Altenpfleger zu gewinnen. Insgesamt liegt die Männerquote des Pflegepersonals in der speziellen Wohngruppe mittlerweile bei sensationellen 50 Prozent.

Und der Effekt? »Na, ganz viele Situationen, die in einem sexualisierbaren Kontext stehen, gibt es so schon mal gar nicht mehr. Zwischen den Pflege-Männern und den Bewohnern entsteht so eine kumpel- oder kollegenhafte Nähe. Die männlichen Bewohner fühlen sich damit sichtbar wohler.« Das Resümee der Heimleiterin nach fünf Jahren Männerexperiment: »Männer ticken halt einfach anders!«

9 Abschied: Am Ende eines langen Lebensweges

Meine Großmutter hatte seit Wochen nicht gegessen, konnte nur noch liegen, und auch ihr letztes Wort lag lange Zeit zurück. Sie war nur noch ein Schatten ihrer selbst. Aber jedes Mal, wenn wir uns über sie beugten, ihren Blick trafen, hellte sich für ein paar Sekunden ihr Gesicht auf und sie schenkte uns ein kleines Lächeln. Wir alle wussten, dass der Abschied nun nicht mehr lang hin war und gingen täglich zu ihr ins Heim. Es kam der Tag, an dem eine Pflegerin zu uns meinte, dass Ilse wohl »in den nächsten Stunden gehen« würde. Das spüre sie nach jahrelanger Erfahrung. Es war Nachmittag, und ich entschied mich, die Nacht bei Omi zu bleiben. Die Pflegerin nahm sich etwas Zeit für mich und gab mir ein paar Tipps: Positive, klassische Musik mit luftigen Instrumenten wie Streichern könne beruhigen. »Wenn ein starkes Rasseln aus der Brust erklingt, dann ist das ganz typisch«, erklärte mir die Pflegerin. »Das heißt nicht, dass sie erstickt, sondern es ist ein Zeichen, dass es so weit ist.«

Wenn dann der Tod käme, solle ich positive Worte verwenden wie: »Du kannst gehen.« »Wir lassen dich los.« »Es ist gut so.« Negative Worte solle ich vermeiden: »Du brauchst keine Angst haben« wäre also genau das falsche. Mit den Worten »keine« und »Angst« würde ich es ihr schwerer, nicht leichter machen. Und dann sollte ich noch den berühmten Tunnel und das Licht beschreiben: »Wenn Du ein Licht am Ende des Tunnels siehst, geh auf das Licht zu!«

Ich fuhr also schnell nach Hause, holte Musik, einen Schlafanzug, ein Buch, und versuchte, mich neben Omi einzurichten. Ich schob mein Gästebett direkt an ihr Bett, legte leise Mozart auf und streichelte ihre Hand. Draußen wurde es langsam dunkel, und die Schwestern verabschiedeten sich bei uns, eine nach der anderen.

Kurz darauf stellte sich ein junger Mann bei mir vor, er war der Pfleger für die Nacht und meine Ansprechperson. Er nahm mich beiseite und erklärte mir seine Aufgabe: Falls Omi Krämpfe bekäme, sollte ich auf die Klingel neben Ilses Kopf drücken. Dann würde er kommen und ihr eine Morphiumspritze geben.

In dieser Nacht ließ ich Omi nicht aus den Augen und fand natürlich keinen Schlaf. Entweder erzählte ich ihr leise von früher, las ihr etwas vor, lauschte mit ihr der Musik oder streichelte einfach ihre Hand.

Gegen Mitternacht wollte der Tod das erste Mal Omi holen. Es begann mit einem Röcheln. Dann schüttelte sich ihr kraftloser, schmaler Körper und bebte für Minuten. Sie lag mit weit aufgerissenen Augen da, und ich sah ihr die Angst deutlich an. Ich drückte wie wild auf die Klingel und versuchte gleichzeitig so positiv wie möglich unter Tränen die folgenden Worte zu sagen: »Omi, Du kannst gehen, es ist alles gut so. Wir werden uns alle wiedersehen. Geh auf das Licht zu.«

Nach einer gefühlten Ewigkeit kam der junge Pfleger und gab Ilse eine Spritze, die sofort wirkte. Ihre Atmung wurde ruhiger, sie entspannte sich wieder, schlief ein, und ich war hellwach.

Der Tod kam viermal in dieser Nacht und versuchte, Omi mitzunehmen. Doch Omi schien noch nicht bereit zu sein und erkämpfte sich noch ein paar Stunden Leben.

Wir schafften es gemeinsam durch die Nacht, und am nächsten Morgen kam die Familie wieder im Zimmer zusammen. Während die Schwestern Omi kurz frisch machten, gingen wir nach draußen an die frische Luft und ich berichtete von der Nacht.

Als wir wieder nach oben kamen, kam uns die Schwester entgegen und sagte: »Sie hat es geschafft.« Ich war verwirrt, ausgerechnet jetzt, wo ich nicht da war? Sie nahm mich in den Arm und meinte freundlich, dass sie es nicht anders kennt: Die Menschen gehen, wenn die Familie nicht im Raum ist.

Ich kann jeden verstehen, der so eine Erfahrung nicht machen möchte. Ich jedoch möchte sie nicht missen, denn in diesen letzten Stunden ist mir vor allem eines klar geworden: Es kommt nicht darauf an, was man im Leben erreicht hat, sondern wen man erreicht.

Meine Großmutter hat mich ihr Leben lang mit Liebe erreicht, und nun konnte ich etwas zurückgeben. Sie musste nicht in Einsamkeit gehen.

Die meisten Menschen möchten zu Hause sterben. Dieser Wunsch wird aber nur selten erfüllt. Die Todesfälle aus dem Jahr 2009 betrachtet, ist rund die Hälfte der Menschen während des stationären Aufenthalts im Krankenhaus gestorben. Davon waren knapp 60 Prozent 75 Jahre und älter. Dass so viele Menschen im Krankenhaus sterben, hat für die Experten des unabhängigen und gemeinnützigen Internetportals »Faktencheck Gesundheit« der Bertelsmann-Stiftung einen einfachen und durchaus nachvollziehbaren Grund: Bei vielen Menschen wird unmittelbar vor dem Tod mit medizinischen Maßnahmen versucht, den Tod zu verhindern oder zu verzögern. Aber auch veränderte Familienstrukturen und Lebensverhältnisse sind offenbar ein Grund dafür, dass immer weniger Menschen die Möglichkeit haben, in ihrer vertrauten Umgebung zu sterben. »Das Krankenhaus fungiert vielfach als einzige permanent verfügbare und aufnahmebereite Institution, die sich der Betreuung von Sterbenden widmen kann.«[1]

Aber es gibt noch weitere bedrückende Zahlen: 20 bis 30 Prozent der Menschen sterben in Pflegeeinrichtungen.[2] Aber etwa einem Drittel der Bewohner ist nicht einmal ein Sterben in dieser mittlerweile einigermaßen vertrauten Umgebung vergönnt, denn sie werden kurz vor ihrem Ableben noch ins Krankenhaus verlegt.[3] Und das schafft Situationen mit enormem Stress: Menschen in signalfarbener Kleidung stürmen in den Raum, sie reden schneller, lauter und unverständlicher als die gewohnten Menschen, es folgen Blaulicht, Martinshorn und Schütteln im Krankenwagen, und dann wieder andere, ganz unbekannte Menschen in der Notaufnahme, die in den Arm stechen, eine Sauerstoffmaske aufsetzen und Fragen stellen. All das ist selbst für einen jungen Menschen, der gerade einen Unfall hatte, extrem belastend, wenn auch unausweichlich. Für einen alten Menschen, der gerade gehen wollte, ist es nur schrecklich. Und wenn er auch noch an Demenz leidet, ist es für ihn die Hölle.

30 Jahre lang hat Michael de Ridder als Internist, Rettungs- und Intensivmediziner Menschen begleitet, die sich in ihrer letzten Lebensphase befanden. Er kommt zu folgendem Schluss: »Neben allen ihren Errungenschaften und Leistungen hat die moderne Medizin beängstigende und grausame Existenzweisen hervorgebracht, in die Menschen ohne sie nie geraten wären, weil sie zuvor eines natürlichen Todes gestorben wären.«[4] Zwar lässt er keinen Zweifel daran, dass er die moderne Medizintechnologie für unerlässlich hält. Er kritisiert aber ihre »uferlose Ausweitung (…), weil auch betagte Patienten mit schwersten chronischen Erkrankungen Wiederbelebungsmaßnahmen unterworfen werden, die praktisch nie erfolgreich enden«.[5]

Der Mediziner glaubt, dass viele Ärzte den Tod eines Patienten noch immer als persönliche Niederlage wahrnehmen. Ihm sei oft aufgefallen, »dass die Angehörigen von Schwerstkranken und Sterbenden das, was sinnvollerweise getan und was unterlassen werden sollte, sehr häufig viel sicherer und entschiedener zu beurteilen vermochten, als die Vertreter der Helferzunft, Ärzte, Krankenschwestern oder Altenpfleger«.[6] Und deshalb fordert der Berliner Arzt: »Statt Todkranke um jeden Preis am Leben zu erhalten, müssen Mediziner lernen, in aussichtslosen Situationen ein friedliches Sterben zu ermöglichen.«[7]

Sein Kollege, Palliativmediziner Gian Domenico Borasio, ist einer, der sich stark gemacht hat für das Gesetz über die Patientenverfügung (siehe Seite 196) und dafür, dass sich heute jeder Medizinstudent während seiner Ausbildung mit der Begleitung Sterbender auseinandersetzen muss. Für ihn ist »Sterben ein natürlicher Vorgang, der in der Regel am besten abläuft, wenn er nicht gestört wird«. Wie die Geburt sei auch der Tod ein Prozess, für den die Natur bestimmte Abläufe vorgesehen hat. Früher hätten sich alte Leute zurückgezogen, sich weniger bewegt, gegessen, getrunken und sich irgendwann in ihr Bett gelegt und überhaupt nichts mehr zu sich genommen. »Sind sie deswegen verhungert und verdurstet?«, fragt er in einem Interview mit der *Süddeutschen Zeitung*. »Nein. Sie sind ausgegangen wie eine Kerze erlischt. Auch die Demenzkranken von heute könnten so sterben, wenn man sie nicht mit schrecklichen Dingen wie einer Magensonde quält.«[8]

Die Forderungen der beiden Ärzte nach dem »Weniger« lässt sich aber noch ergänzen: Wir alle müssen lernen, unseren Angehörigen und Freunden friedliches Sterben zu ermöglichen. Das verlangt von uns, dass wir uns unseren eigenen Ängsten stellen und dass wir Sterben und Tod nicht länger aus unserem Alltag verbannen. Das erfordert auch, dass wir rechtzeitig miteinander darüber reden, wie wir am Ende unseres Lebens behandelt werden möchten und was wir uns wünschen.

Nur: Das alles sagt sich so einfach, es ist aber verdammt schwer. Und längst nicht jeder ist in der Lage, einen geliebten Menschen beim Sterben zu begleiten. Deswegen eröffnete 1967 Dr. Cicely Saunders das erste Sterbehospiz in Großbritannien und legte damit den Grundstein für die heute weltweite Hospizbewegung. Sie sagte Sterbenden: »Sie sind wichtig, weil Sie eben Sie sind. Sie sind bis zum letzten Augenblick Ihres Lebens wichtig, und wir werden alles tun, damit Sie nicht nur in Frieden sterben, sondern auch bis zuletzt leben können.«[9]

Was ist würdevolles Sterben?

Im Rahmen einer 2011 durchgeführten Befragung erklärten 1782 Personen, was für sie würdiges Sterben bedeutet.[10] Ohne Schmerzen sterben zu dürfen, scheint demnach für die meisten am wichtigsten zu sein. Mit dem eigenen Sterben niemandem zur Last fallen zu wollen, wurde an zweiter Stelle genannt. Knapp die Hälfte der Befragten wollen ihre Familie und Freunde bei sich haben und bis zuletzt zu Hause leben.

In einem zweiten Fragenkomplex sollten die Befragten Einflussfaktoren für ein würdiges Sterben nennen: Die Fähigkeit, den eigenen Willen zu äußern, wurde hier von den meisten Befragten als wichtigster Faktor genannt. Für die Hälfte von ihnen war die Begleitung durch Familie und Freunden wichtig. Gute Pflege, aber auch ein guter Hausarzt spielten ebenfalls eine große Rolle.

Professor Dr. Johann-Christoph Student, Leiter des Deutschen Instituts für Palliative Care, stellt in seinem Ratgeber *Zu Hause sterben* fest: »Am unwahrscheinlichsten (wenngleich nicht unmöglich) ist, dass sich all dies in der nüchternen Abgeschiedenheit eines Krankenhauszimmers finden lässt. Viel wahrscheinlicher ist, dass es dort zu finden ist, wo die Menschen leben, die dem Sterbenden nahe gewesen sind, sich ihm noch immer verbunden fühlen: zu Hause. Kein Wunder also, dass Menschen, die man nach ihren Wünschen hinsichtlich ihres Lebensendes befragt, ganz überwiegend angeben, zu Hause sterben zu wollen, dort, wo sie hoffen dürfen, zu leben bis zum Ende.«[11]

Dass es auch für Menschen, die in Einrichtungen der Altenhilfe leben, eine andere Sterbekultur geben muss als bisher, darüber sind sich immer mehr Heimbetreiber im Klaren. »Aufgrund der demografischen Entwicklung werden Pflegeheime immer stärker zu Orten höchster Pflegeintensität und des Sterbens«, stellt Angelika Christ fest. Die Referentin für Altenhilfe und Pflege beim Paritätischen Wohlfahrtsverband in Hamburg sagte dies zum Start eines bis Ende 2012 angelegten Projekts namens »Palliativkompetentes Heim«. Der Grund für die Durchführung dieses Projekt mit dem Ziel, Sterbebegleitung in den Pflegealltag in drei Hamburger Heimen zu integrieren, liegt auf der Hand: Bewohner in Hamburger Pflegeheimen sind derzeit durchschnittlich 82 Jahre alt – und sie werden immer älter. Außerdem wird sich ihre Zahl bis 2050 voraussichtlich verdreifachen. »Daher muss Sterbebegleitung zu einem zentralen Thema in den Einrichtungen werden«, fordert Christ.[12]

Viele Menschen in unserem Land haben Sterbebegleitung bereits ganz bewusst zu ihrem Thema gemacht und setzen sich schon lange für ein würdevolles Sterben ein: Haupt- und ehrenamtliche Hospizhelfer in rund 1250 ambulanten Hospizdiensten begleiten Sterbende und ihre Angehörigen zu Hause und in Pflegeheimen sowie in bundesweit etwa 170 Hospizeinrichtungen. Immer mehr Mediziner und Pflegekräfte bilden sich fort in Palliative-Care, um es sterbenden Menschen zu ermöglichen, die letzten Monate, Wochen oder Tage schmerzfrei zu erleben.

Was aber die wenigsten wissen: Auch Menschen, die an Demenz erkrankt sind, können in ihrer letzten Lebensphase hospizlich und palliativ begleitet werden. Um mehr darüber zu erfahren, habe ich mich mit ehrenamtlichen Hospizhelfern und -helferinnen getroffen und sie gefragt, wie ihre Arbeit aussieht, was sie dazu gebracht hat, wie sie darauf vorbereitet werden und wie sie damit zurechtkommen. Ein Woche nach unserem Gespräch durfte ich sogar an einer Teambesprechung teilnehmen – mehr darüber ab Seite 204.

Palliativversorgung: mehr Lebensqualität und Selbstbestimmung

Bislang ist vielen Menschen in unserem Land gar nicht richtig klar, was Palliativmedizin überhaupt ist. Einerseits kennen die meisten Menschen die grundsätzliche Zielsetzung dieser Versorgungsform am Lebensende – also Schmerzen lindern und die Lebensqualität bis zum Schluss erhalten. Andererseits glaubt laut »Gesundheitsmonitor 2011« bis heute ein Drittel der Befragten, dass die Ärzte in der Palliativversorgung den Patienten bereits aufgegeben hätten und Sterbehilfe leisteten.

Palliative Pflege bedeutet jedoch keineswegs assistierten Suizid oder Tötung auf Verlangen.[13] Ganz im Gegenteil: Das lateinische Wort *pallium* bedeutet »Mantel« und steht für beschützen, umhüllen. Ganz unmissverständlich bezieht dazu auch die Deutsche Gesellschaft für Palliativmedizin Stellung, und zwar in der Präambel ihrer Satzung. Dort heißt es: »Palliativmedizin und Palliative Care ist gemäß der Definition der Weltgesundheitsorganisation (WHO) von 2002 ein Ansatz zur Verbesserung der Lebensqualität von Patienten und ihren Familien, die mit Problemen konfrontiert sind, welche mit einer lebensbedrohlichen Erkrankung einhergehen. Dies geschieht durch Vorbeugen und Lindern von Leiden durch frühzeitige Erkennung, sorgfältige Einschätzung und Behandlung von Schmerzen sowie anderen Problemen körperlicher, psychosozialer und spiritueller Art. Durch eine ganzheitliche Herangehensweise soll Leiden umfassend gelindert werden, um Patienten und ihren Angehörigen bei der Krankheitsbewältigung zu helfen und deren Lebensqualität zu verbessern. Die Palliativmedizin bejaht das Leben und sieht im Sterben einen natürlichen Prozess. Das Leben soll nicht künstlich verlängert und der Sterbeprozess nicht beschleunigt werden.«[14]

Ergänzt wird Palliativmedizin durch Hospizarbeit: Hauptamtliche oder ehrenamtliche Hospizhelfer begleiten den Sterbenden sowie seine Angehörigen sozial, psychologisch und spirituell. Welche Aufgaben Hospize, Palliativstationen, ambulante Hospizdienste und Palliative-Care-Teams haben und wie sie arbeiten, das hat die Patientenschutzorganisation Deutsche Hospiz Stiftung klar und übersichtlich zusammengestellt:[15]

Hospize

In Hospizen werden schwerstkranke Menschen von speziell für diese Arbeit weitergebildeten Pflegekräften, niedergelassenen Ärzten und ehrenamtlich tätigen Mitarbeitern versorgt. Mit medizinischer Behandlung, bedarfsgerechter Pflege und psychosozialer Betreuung wollen Hospize die Lebensqualität der Schwerstkranken und Sterbenden bis zum Lebensende fördern und erhalten. Das geschieht in einer wohnlichen und geschützten Atmosphäre. Welche Menschen in ein Hospiz aufgenommen werden können, ist gesetzlich geregelt (siehe Kasten auf Seite 194). Die Finanzierung wird zu 90 Prozent von der jeweiligen Krankenkasse übernommen, das über Spenden finanzierte Hospiz muss zehn Prozent der Kosten tragen. Für die Patienten ist der Aufenthalt kostenlos.

Palliativstationen

Palliativstationen sind gesonderte, sehr wohnlich eingerichtete Bereiche in Krankenhäusern. Hier erhalten schwerstkranke und sterbende Menschen eine Behandlung nach dem Palliative-Care-Konzept, ganz ähnlich wie in einem Hospiz. Ziel ist aber, die Menschen nach erfolgreich angepasster Medikation wieder nach Hause zu entlassen, wo sie weiterbehandelt werden. Aber naturgemäß verbringt ein Teil der aufgenommenen schwerstkranken Menschen auf einer Palliativstation die letzte Lebensphase und verstirbt. Der Aufenthalt wird ebenso wie der auf anderen Krankenhausstationen von der gesetzlichen Sozialversicherung finanziert.

Palliative-Care-Teams

Sie heißen offiziell »Leistungserbringer der spezialisierten ambulanten Palliativversorgung« und koordinieren die Arbeit verschiedener Berufsgruppen, um Schwerstkranke und Sterbende in ihrer vertrauten Umgebung ganzheitlich zu versorgen. Die spezialisierte ambulante Palliativversorgung (SAPV, siehe Kasten auf Seite 194) umfasst ärztliche und pflegerische Leistungen. Dazu zählen auch die Koordination der Ruf-, Notfall- und Kriseninterventionsbereitschaft rund um die Uhr sowie die psychosoziale Unterstützung in enger Zusammenarbeit zum Beispiel mit Seelsorge, Sozialarbeit und ambulanten Hospizdiensten. Ziel ist es, den Menschen das Sterben in gewohnter Umgebung zu ermöglichen und eine Krankenhauseinweisung zu vermeiden. Auch Leistungen der Palliative-Care-Teams werden von der gesetzlichen Sozialversicherung finanziert.

Ambulante Hospizdienste

Die Mitarbeiter ambulanter Hospizdienste widmen sich der spirituellen und psychosozialen Betreuung schwerstkranker und sterbender Menschen und ihrer Angehörigen. Vergleichsweise alltägliche Dinge wie Spaziergänge, Gespräche und haushaltliche Unterstützung machen den Hauptteil ihrer Arbeit aus: Sie helfen damit den schwerstkranken und sterbenden Menschen und ihren Familien, mit ihrer Situation umzugehen. Medizinische und pflegerische Tätigkeiten leisten sie aber nicht. In jedem ambulanten Hospizdienst koordiniert eine hauptamtlich tätige Kraft die Arbeit von mindestens 15 ehrenamtlich tätigen Mitarbeitern. Erfüllen die Dienste bestimmte Qualitätsanforderungen, dann erhalten sie Förderbeiträge von den gesetzlichen Krankenkassen. Die Begleitung ist für Betroffene kostenlos.

Spezialisierte ambulante Palliativversorgung (SAPV)

Schwerstkranke Patientinnen und Patienten, die an ihrem Lebensende im häuslichen Umfeld gepflegt werden, haben im Rahmen der Gesetzlichen Krankenversicherung seit 2007 Anspruch auf eine bessere Versorgung. So steht es im Fünften Sozialgesetzbuch unter Paragraph 37b.

Die Leistung wird von einem Vertragsarzt oder Krankenhausarzt verordnet und von der Krankenkasse genehmigt. Die spezialisierte ambulante Palliativversorgung umfasst ärztliche und pflegerische Leistungen einschließlich ihrer Koordination insbesondere zur Schmerztherapie und Symptomkontrolle. Ihr Ziel ist es, die Betreuung der Betroffenen in der vertrauten häuslichen Umgebung zu ermöglichen.

Aber auch Pflegebedürftige in stationären Einrichtungen haben einen Anspruch auf die spezialisierte Palliativversorgung. Entsprechende Verträge (Paragraph 132d Abs. 1) regeln, ob ambulante Palliative-Care-Teams oder dafür ausgebildetes Personal der jeweiligen Einrichtung die Versorgung übernimmt.[16]

Bis Mitte 2011 waren bundesweit rund 120 solcher SAPV-Verträge zwischen Krankenkassen und den Palliative-Care-Teams abgeschlossen. Ein solches Team besteht aus acht Mitarbeitern (Ärzte, Krankenschwestern und Koordinationskräfte, zum Beispiel Sozialarbeiter) und soll jeweils für 250000 Einwohner zuständig sein. Das macht rund 330 Palliative-Care-Teams zur Bedarfsdeckung in Deutschland notwendig.[17]

Die Patientenschutzorganisation Deutsche Hospiz Stiftung moniert denn auch, dass bei weitem nicht jeder seinen gesetzlichen Anspruch auf hospizliche Begleitung und Palliative-Care-Versorgung nutzen kann. Nach ihrer Studie 2010 blieben rund 78 Prozent der Menschen, die diese Versorgung benötigt hätten, ohne jede Begleitung. 8,8 Prozent wurden auf Palliativstationen von Krankenhäusern versorgt, 7,7 Prozent durch ambulante Hospizdienste, und gerade mal 0,8 Prozent durch Palliative-Care-Teams.[18]

Ein Grund liegt wohl auch hier – typisch für unser Gesundheitssystem – an den bürokratischen Hürden. Deshalb rät Palliativmediziner Gian Domenico Borasio in seinem Buch *Über das Sterben* den Angehörigen, sich nicht ausspielen zu lassen von den Krankenkassen, wenn sie die Familien vor die Wahl stellen, den Sterbenden entweder durch einen ambulanten Pflegedienst oder ein SAPV-Team versorgen zu lassen: »Das widerspricht der Intention des Gesetzgebers, der die SAPV bewusst als zusätzliche Leistung zu den bestehenden Versorgungsstrukturen geschaffen hat. Die SAPV soll gerade nicht die Grund- und Behandlungspflege leisten, sondern die Pflegedienste, Hausärzte und alle anderen Professionellen in der Sterbebegleitung koordinieren, beraten und unterstützen.« Borasio geht sogar noch weiter und sagt: »Es kann nur jeder Familie geraten werden, die vor eine solche Wahl gestellt wird, der jeweiligen Kasse mit juristischen Schritten und notfalls mit dem Gang an die Öffentlichkeit zu drohen – das wirkt nach unserer Erfahrung Wunder.«[19]

Warum wir Sterben und Tod nicht verdrängen dürfen

Kennen Angehörige und Freunde eigentlich unsere Wünsche am Ende des Lebens? Meine Großmutter hat in den Zeiten vor ihrer Demenzerkrankung ihrer Familie ganz unmissverständlich klargemacht, wie sehr sie lebensverlängernde Maßnahmen ablehnt. Es ist uns trotzdem nicht leicht gefallen, ihren Wünschen zu entsprechen. Aber wir waren froh, ihre Vorstellungen überhaupt zu kennen. Wie viele Angehörige aber fühlen sich in der gleichen Situation überfordert und vollkommen alleingelassen, weil sie niemals mit dem Betroffenen darüber gesprochen haben?

Es ist für jeden Einzelnen schon keine leichte Aufgabe, sich vorzustellen, unheilbar krank und vollkommen hilflos zu sein. Niemand setzt sich gerne mit dem Tod und mit einer Entscheidung für oder gegen lebensverlängernde medizinische Maßnahmen auseinander. Darüber auch noch mit den Angehörigen zu sprechen, das fällt oft noch schwerer. Angehörige wiederum reagieren häufig abwehrend oder gar entsetzt, wenn man darüber ein Gespräch beginnen will. Aber es hilft nichts: Im Interesse aller müssen einander nahestehende Freunde und Verwandte über dieses Thema frühzeitig und offen miteinander reden. Auch wenn das schwierig und emotional belastend sein kann.

Am besten nimmt man sich allein, mit dem Partner oder einem anderen vertrauten Menschen ausreichend Zeit für die Suche nach den nötigen Informationen. Im zweiten Schritt sollte man neben der Patienten- auch eine Betreuungsverfügung und eine Vorsorgevollmacht verfassen (siehe Kasten auf Seite 198).

Jeder kann in gesunden Tagen seine Wünsche zur medizinischen Behandlung, zur Nichtbehandlung oder zur Handlungsbegrenzung äußern – und zwar in einer Patientenverfügung. Gerade wer durch eine Demenz nach und nach sein Entscheidungsvermögen einbüßt, will, dass seine persönlichen Wünsche so berücksichtigt werden, wie er sie noch formulieren konnte. Die Patientenverfügung ist für Angehörige und behandelnde Mediziner sowie Pflegepersonal eine Entscheidungshilfe, etwa im Rahmen einer ethischen Fallbesprechung (siehe Kapitel 5). Sie ist aber keine strikte Handlungsanweisung wie zum Beispiel ein Testament. Wenn etwa per Patientenverfügung eine künstliche Beatmung abgelehnt wurde, wird sich der Arzt nicht daran halten, wenn der Betroffene zum Beispiel in jungen Jahren einen schweren Autounfall hat und dringend für kurze Zeit beatmet werden muss. In so einer akuten Notsituation weiß der Arzt zudem nichts von einer Patientenverfügung. Fällt der Patient dann jedoch in ein Koma, sieht die Sache wieder anders aus.

Mancher hat schon recht genaue Vorstellungen davon, wie er medizinisch behandelt werden möchte oder welche Maßnahmen er ablehnt. Dabei geht es um Aspekte wie lebenserhaltende Maßnahmen, Wiederbelebung, Schmerz- und Symptombehandlung, künstliche Ernährung, Flüssigkeitszufuhr und Beatmung. Aber nicht jeder kann seine Wünsche so formulieren, dass andere sie zweifelsfrei verstehen oder gar, dass sie juristisch einwandfrei sind. Wer sich damit überfordert fühlt, lässt es am Ende vielleicht doch bleiben und verzichtet auf eine Patientenverfügung.

Um das zu vermeiden, hat das Bundesjustizministerium eine ausführliche Broschüre zum Thema Patientenverfügung herausgegeben. Darin gibt es unter anderem Textbausteine für Verfügungen, die unmissverständlich und juristisch gesichert sind. Man kann sie für die eigenen Formulierungen einfach übernehmen (Download- und Bezugsadresse siehe Anhang).

Nach einem ausführlichen Beratungsgespräch können aber auch Rechtsanwälte oder Notare eine Verfügung aufsetzen, die mit der persönlichen Unterschrift wirksam wird. Mit dem Suchwort »Patientenverfügung« findet man im Internet auch standardisierte Muster. Sie lassen sich einfach ausdrucken und unterschreiben. Manchmal muss man zuvor noch einen Fragebogen durcharbeiten. Auf der Basis der Antworten erhält man dann eine maßgeschneiderte Patientenverfügung zum Ausdrucken.

Wichtig in allen Fällen ist: Die Verfügung muss datiert und persönlich unterschrieben sein. Es wird außerdem empfohlen, mindestens alle zwei Jahre die Patientenverfügung mit einer weiteren datierten Unterschrift zu aktualisieren, damit sie ihre Gültigkeit behält. Nur so ist nämlich gewährleistet, dass der Verfasser noch immer die gleiche Überzeugung hat. Liegt eine Verfügung zehn Jahre unberührt in der Schublade, ist nicht sicher, ob der Verfasser heute tatsächlich noch dieselbe Meinung vertritt, denn Einstellungen und Sichtweisen wandeln sich erfahrungsgemäß mit dem Lebensalter und der Lebenserfahrung.

Wo man die Patientenverfügung aufbewahrt, sollte den Angehörigen bekannt sein – in einem Ordner mit persönlichen Unterlagen, bei einer Vertrauensperson oder beim Notar.

Vorsorgevollmacht und Betreuungsverfügung

Vor allem Menschen, die alle Entscheidungen in ihrem Leben selbstbewusst treffen, scheuen sich davor, das Heft des Handelns aus der Hand zu geben. Jemandem eine Vollmacht zu erteilen, verlangt aber genau das. Wer zum Beispiel als Führungskraft über Jahrzehnte ständig über das Leben anderer mitbestimmt hat, will sich gar nicht vorstellen, dass er eines Tages nicht mal mehr sein eigenes Leben regeln kann.

Dazu kommen diffuse Ängste vor einer Entmündigung, die vor allem bei vielen älteren Menschen tief sitzen. Sie befürchten, dass gierige Verwandte ihr Konto plündern, während sie machtlos zusehen müssen. Diese Befürchtungen sind aber unbegründet, denn Entmündigungen gibt es seit 1992 gar nicht mehr. Sie sind ersetzt worden durch eine rechtliche Betreuung, bei der man seine Geschäftsfähigkeit auch weiterhin behält. Deshalb kann man Vollmachten jederzeit widerrufen.

Wer allerdings gar keine Vollmacht, Betreuungsverfügung oder Patientenverfügung verfasst hat und plötzlich keine Entscheidungen mehr treffen kann, muss darauf hoffen, dass Ärzte und Angehörige sich so entscheiden, wie man das selbst getan hätte. Wer einem Menschen seines Vertrauens, zum Beispiel dem Lebenspartner, den erwachsenen Kindern oder Freunden, die Vollmacht erteilt, in seinem Interesse zu handeln, der gibt dieser Person einen sogenannten Ausweis, der sie zum Handeln berechtigt. Die Vollmacht muss schriftlich festgehalten und mit den vollständigen Namen von Vollmachtgeber und Bevollmächtigten, Ort, Datum und Unterschrift versehen sein. Es ist nicht unbedingt notwendig, dass auch der Bevollmächtigte unterzeichnet. Mit seiner Unterschrift dokumentiert er allenfalls, dass er den Auftrag angenommen hat.

Für welche Entscheidungen die Vollmacht gelten soll, das legt der Vollmachtgeber im Einzelnen selbst fest: So kann er bestimmen, dass der Bevollmächtigte Entscheidungen im gesundheitlichen Bereich treffen darf, also bei Untersuchungen, Heilbehandlungen, operativen Eingriffen oder auch über die Aufnahme in ein Krankenhaus oder die Unterbringung in einem Pflegeheim.

Für den vermögensrechtlichen Bereich kann der Vollmachtgeber festlegen, dass der Bevollmächtigte Bank- und Geldgeschäfte übernehmen, Verträge abschließen und ihn gegenüber Behörden, Gerichten, Privatkassen und Krankenkassen vertreten darf. Manche Geldinstitute akzeptieren übrigens keine Vorsorgevollmacht, sondern bestehen auf einer Bankvollmacht auf hausinternen Vordrucken.

Für die einzelnen Bereiche können auch unterschiedliche Personen bevollmächtigt werden, denn vielleicht möchte oder kann eine Person nicht ganz allein die Verantwortung übernehmen. In vielen Familien findet sich auch für einige Teilbereiche ein »Spezialist« – arbeitet zum Beispiel der Sohn in einer Bankfiliale, empfiehlt er sich als Bevollmächtigter in Geldangelegenheiten.

Kann ein Mensch keine Entscheidungen mehr treffen, wird eine Betreuung notwendig. Das Vormundschaftsgericht bestellt in diesem Fall einen gesetzlichen Betreuer. Es muss bei der Auswahl des Betreuers nicht nur die verwandtschaftlichen und sonstigen persönlichen Bindungen des Betroffenen berücksichtigen, also zu Kindern, zu Ehegatten und Lebenspartnern, sondern auch die Gefahr von Interessenkonflikten beachten. Ein Berufsbetreuer wird bestellt, wenn keine andere geeignete Person zur Verfügung steht.

Eine rechtliche Betreuung kann durch eine wirksame und ausreichende Vollmacht vermieden werden. Wer im Angehörigen- oder Bekanntenkreis jemandem uneingeschränkt vertraut, sollte daher dieser Person eine Vorsorgevollmacht erteilen.[20] Ein auf diese Weise Bevollmächtigter steht – anders als der Betreuer – nicht unter der Kontrolle des Vormundschaftsgerichts. Wer aber niemanden hat, dem er eine Vollmacht anvertrauen will, der kann in einer Betreuungsverfügung bestimmen, wer der Betreuer werden soll, aber auch wessen Betreuung man auf keinen Fall akzeptieren möchte.

Meine Oma Ilse hatte selbst im Pflegeheim etwas, was viele alte Menschen nicht mehr haben: Freunde und eine Familie, die sich um sie kümmert. Es ist nicht selbstverständlich, im hohen Alter noch einen Ehepartner und gleichaltrige Freunde zu haben. Wenn alte Menschen noch Verwandte haben, dann leben sie häufig weit entfernt von ihren Familien. Zudem haben nicht selten unüberwindbare Differenzen und lange zurückliegende Konflikte die Familienmitglieder voneinander getrennt. Wer aber kümmert sich um die, die keinen mehr haben, der sie umsorgt? Ehrenamtliche Hospizhelfer begleiten todkranke Menschen beim Sterben. Und das kann, wenn diese Menschen Demenz haben, sehr lange dauern. Denn keiner weiß, wann das Sterben bei einer Demenz eigentlich beginnt.

Heimleiter Peter Dürrmann betreut schwerst pflegebedürftige Menschen mit Demenz in der Pflegeoase seines Pflegeheims in Holle bei Hildesheim. Er beschreibt plastisch, dass es mit einer zeitlich befristeten Sterbebegleitung eben nicht getan ist: »Diese letzte Lebensphase in einer Demenz ist nicht die Sterbensphase, sondern eine Zeit, die sich über Wochen, Monate, manchmal Jahre erstrecken kann.«[21]

Wenn sich jemand auf den Weg macht ...

Ortstermin im Diakonischen Werk Hamburg. Ich blicke in fröhliche, ja strahlende Gesichter. Das habe ich nicht erwartet und bin nun ein bisschen irritiert. »Falsche Veranstaltung?«, geht mir zuerst durch den Kopf. Und dann die Frage: »Warum hatte ich bisher gedacht, dass Menschen, die dem Tod und der Trauer so besonders nahe sind, ernst, würdevoll und irgendwie traurig sein müssen?« Ich frage einfach.

»Vielleicht, weil heute das Sterben nicht mehr zu unserem Leben gehört, sondern davon abgekapselt ist?« Mit diesem ersten Erklärungsversuch setzt sich Astrid Karahan an den Tisch. Zusammengebracht hat uns Sonja Schneider-Koch. Sie ist Referentin für Hospiz- und Palliativarbeit beim Diakonischen Werk Hamburg. Nach der Einführung der spezialisierten ambulanten Palliativversorgung (SAPV) im Jahr 2007 hatte sich die Diakonie mit der Kampagne »Zu Hause sterben« für die Entwicklung von Netzwerken eingesetzt, die Menschen das Sterben im eigenen Wohnumfeld ermöglichen sollen. Die hospizlich und palliativ tätigen Einrichtungen des Diakonischen Werkes Hamburg sind im Verbund für Hospizkultur und Palliative Care des Diakonischen Werkes (VHPC) organisiert. Und diesem Verbund gehören die Teilnehmer dieser Runde an.

Astrid Karahan ist Koordinatorin im Malteser Hospiz-Zentrum Bruder Gerhard. 100 ehrenamtliche Hospizhelfer begleiten sterbende Menschen und ihre Angehörigen zu Hause, aber auch in Pflegeheimen schon seit über 20 Jahren. Karahan hat Hospizhelferin Julia Littmann zu dem Treffen mitgebracht. Die 70-jährige ehemalige Betriebsärztin hat lange Zeit ihren schwerkranken Mann bis zu seinem Tod versorgt. Neben ihr nimmt Christiane Schmale vom Diakoniewerk Tabea Platz. Sie betreut 38 Hospizhelfer bei der Begleitung Sterbender und koordiniert deren Einsätze. Den ambulanten Hospizdienst Tabea gibt es seit 16 Jahren, und auch hier gehen die Helfer zu den Menschen nach Hause oder sie begleiten die Bewohner der Tabea-Einrichtungen, zu denen Pflegeheime und Einrichtungen für betreutes Wohnen gehören. Im Laufe dieses Gesprächs wird sie mich noch einladen zu einem Teamabend ihrer Hospizhelfer.

Aber zuerst will ich wissen: Verkörpert Julia Littmann die typische Hospizhelferin? Alle nicken. »Ehrenamtliche Hospizhelfer sind meist weiblich und zwischen 55 und 75 Jahre alt«, erklärt

Frau Schmale, »Männer zählen zu den Exoten.« Was bringt denn jemanden dazu, andere Menschen beim Sterben begleiten zu wollen? »Häufig sind es persönliche Erlebnisse mit dem Tod, also wenn zum Beispiel ein naher Verwandter gestorben ist. Auch wem es grundsätzlich ein großes Bedürfnis ist zu helfen und für andere da zu sein, kommt zu uns«, erzählt Astrid Karahan. »Und wenn jemand als Angehöriger eines Sterbenden die Begleitung durch einen Hospizhelfer erlebt hat, kann es sein, dass er eines Tages selbst Begleiter werden möchte«, bestätigt unsere Gastgeberin Sonja Schneider-Koch.

Gibt es denn auch Menschen, die sich nicht eignen und denen man lieber davon abrät, eine solche Aufgabe zu übernehmen? »Ja, die gibt es tatsächlich«, meint dazu Christiane Schmale. »Wir führen mit jedem, der sich für einen unserer Vorbereitungskurse anmeldet, ein ausführliches Gespräch. Wir wollen einfach wissen: Welche Haltung steckt hinter dem ›Helfenwollen‹? Wenn wir erkennen, dass sich jemand selbst noch in einer Trauerphase nach dem Tod eines nahestehenden Menschen befindet, dann bitten wir ihn, zu einem späteren Zeitpunkt noch einmal wiederzukommen.«

Dann müssen freiwillige Helfer also eine regelrechte Eignungsprüfung bestehen? »Das ist wirklich ein bisschen so, denn Hospizhelfer sollten auch noch andere Fähigkeiten mitbringen«, wirft Schmale ein. Und die wären? »Na, zum Beispiel sollten sie in der Lage sein, sich einfühlen und mitfühlen zu können. Sie sollten nicht nur Hilfe geben wollen, sondern auch Hilfe annehmen können.« Frau Schmale macht deutlich, dass sie keine Heldinnen und Helden braucht, die sich aufopfern und am Ende selbst ausbrennen.

Wie in den meisten sozialen Berufen, gibt es auch in den Hospizgruppen regelmäßige Teambesprechungen, in denen Erfahrungen und Eindrücke ausgetauscht werden. In sogenannten Supervisionen können die Gruppen mit Hilfe eines von außen hinzugezogenen Experten ihre Arbeit gemeinsam reflektieren. Hier erlebt und übt man auch Selbstwahrnehmung und die eigene Wirkung auf andere.

Eines ist mir schon jetzt klar: Es eignet sich nicht jeder für die Begleitung von Sterbenden und ihren Familien. Aber selbst wer sich eignet, ist noch lange kein Hospizhelfer. Denn jeder absolviert vor seinem ersten Einsatz einen rund 100 Stunden umfassenden Vorbereitungskurs, der sich über ein halbes Jahr erstrecken kann.

Klar, gute Vorbereitung ist wichtig. Aber ist man damit der ersten Begleitung eines Sterbenden bis zu seinem Tod tatsächlich gewachsen? Astrid Karahan beruhigt: »Es ist wie im ganz normalen Leben auch. Mit jeder Begleitung wächst die Erfahrung.« Sie ist ebenso wie Christiane Schmale eine Fachkraft in Palliative Care mit Pflegeerfahrung und hat viele Menschen auf ihrem letzten Weg begleitet. »Man entwickelt ein Gespür dafür, was wann getan werden muss und was man besser bleiben lässt. Wann es richtig ist zu sprechen und wann es sinnvoll ist zu schweigen. Und wann der Zeitpunkt gekommen ist, dass jemand sich auf den Weg macht.«

Das kann man spüren? »Ja, das fühlt sich dann anders an, vielleicht riecht es auch anders«, bestätigt Schmale, »und ganz egal, wie krank jemand ist oder wie wenig von dem, was er einmal war, noch da zu sein scheint – da ist noch ganz viel eigene Entscheidungskraft. Wir erleben es immer wieder, dass Sterbende dann gehen, wenn die Angehörigen für einen Augenblick das Zimmer verlassen. Vielleicht, um ihnen diesen schmerzhaften Augenblick zu ersparen? Andere sind erst dann bereit zu gehen, wenn etwas, worauf sie gewartet haben, passiert ist.«

Aber natürlich lässt der vielfach erlebte Tod auch einen bestens ausgebildeten Helfer nicht unberührt und unverändert. »Solche Erlebnisse machen den Blick aufs Leben gelassener und bereichern«, sagt Astrid Karahan. Julia Littmann hat für sich erkannt: »Je älter ich werde und je öfter ich den Tod erlebe, desto intensiver erlebe ich das Leben. Ich fühle mich reich an schönen Erlebnissen, gesund und kräftig, und kann deshalb meinem eigenen Ende gelassen entgegensehen.«

Unsere Zeit ist längst um, die letzten zweieinhalb Stunden sind wie im Flug vergangen. Aber schon eine Woche später bin ich Gast bei einer Teambesprechung mit 18 Hospizhelfern.

In der Mitte des Raums, in dem sich einmal im Monat die Hospizhelfer von Tabea treffen, befindet sich eine kleine Insel: Auf einem großen gerafften Seidentuch liegen in einer flachen, mit Sand gefüllten Schale kleine Kerzen, in einer weiteren Schale liegen Steine aus dem Meer in hellem Sand, glattgeschliffene, rundgewaschene, welche mit rauer Oberfläche und Kanten, andere flach geformt oder kompakt. Jeder von ihnen trägt einen handgeschriebenen Namen. Ein Frühlingsblumenstrauß, verschiedene persönliche Erinnerungsstücke und alte Schwarz-Weiß-Fotografien liegen aufgefächert auf dieser Insel.

Nach und nach füllt sich der Raum, ich höre Gelächter zwischen Begrüßungen und Umarmungen, es ist, als würden sich hier alte Freunde nach langer Zeit wiedersehen. Nach einer kurzen Ansprache bittet Christiane Schmale reihum jeden, der gerade in einer Begleitung ist, zu erzählen, wie er sich fühlt, was ihm aufgefallen ist und wie er die aktuelle Situation erlebt und einschätzt.

Nicht jeder der anwesenden Helfer begleitet gerade jemanden. Ist eine Sterbebegleitung beendet, ist also der Betroffene gestorben, dann legt sein Helfer eine Pause von einigen Wochen ein, um selbst Abstand gewinnen zu können und wieder neue Kraft zu schöpfen. Denn es kann sehr belastend sein, einem Todkranken mit seiner Familie bis zum Ende beizustehen.

Als hauptamtliche, vom Diakonischen Werk Tabea angestellte Koordinatorin muss Schmale die Begleiter nicht nur aufmerksam begleiten und beraten. Sie entscheidet auch, welchen Begleiter sie jeweils einsetzt. Dazu lernt sie zunächst bei einem Besuch den Sterbenden und seine Familie kennen und überlegt dann, welcher Hospizhelfer sich als Begleiter eignet. »Die Chemie muss stimmen. Eine grundsätzliche Übereinstimmung in den Wertvorstellungen ist zwar keine Voraussetzung, aber sie hilft.« Beim nächsten Besuch kommt der künftige Begleiter mit, »und dann stellt sich ganz schnell heraus, ob das passt oder nicht«. Von nun an besucht der Begleiter den Sterbenden einmal in der Woche für mehrere Stunden. Wenn das nicht ausreicht, dann setzt Schmale aber auch mehrere Helfer bei einer Begleitung ein.

Bei der letzten Begleitung war das offenbar der Fall, weil der Ehemann einer chronisch schwerkranken Frau nach vielen Jahren liebevoller und aufopferungsvoller Pflege einfach am Ende war. Er konnte den immer schlechter werdenden Gesundheitszustand seiner Frau psychisch nicht länger alleine tragen. Damit er der belastenden Situation in der Wohnung entfliehen konnte, entlasteten ihn gleich drei Begleiterinnen und ein Begleiter viermal in der Woche. Die Helfer waren da, wenn die Mitarbeiter des Pflegedienstes oder der Physiotherapeut kamen, sie unterhielten sich mit der kranken Frau oder sahen mit ihr gemeinsam am Fenster in die tiefstehende Wintersonne. Manchmal stundenlang, schweigend.

Wie sehr die vier Helfer das Erlebte noch immer bewegt, kann man jetzt in der Aussprache spüren. Zwei Wochen zuvor ist die Frau gestorben. Keiner der vier Begleiter war dabei anwesend. Ohne einen Abschied wird es aber auch für sie schwer, mit den Erinnerungen an diese nicht ganz einfache Begleitung zu leben. Auch sie brauchen ihren Abschied.

Einer von ihnen geht nun zur Insel in der Mitte, wählt aus einem Steinhaufen einen großen Kiesel und schreibt den Namen der verstorbenen Frau darauf. Er legt ihn zu den anderen in die Schale und zündet eine der kleinen Kerzen an. Eine Minute lang schweigen alle zusammen und nehmen Abschied. In ein paar Monaten werden sie sich wie jedes Jahr am Elbstrand treffen – alle Begleiter und die Angehörigen der Verstorbenen. Nach einem Gebet wird jeder dieser Steine von einem Angehörigen oder dem Begleiter ins Wasser gebracht. Manche werden behutsam hineingelegt, andere dürfen nochmal einen großen Bogen fliegen, bevor sie weit draußen aufs Wasser der breiten Elbe klatschen und man beobachten kann, wie die Wellen ihre Kreise ziehen.

Das ist eine weitere Besonderheit der Hospizbegleitung: Mit dem Tod ist nicht alles vorbei. So wie die Helfer werden auch die Angehörigen in ihrer Trauer weiterhin begleitet. Der Kontakt wird aufrechterhalten durch Anrufe, Briefe und Einladungen zum Besuch des Trauercafés. Die Antwort auf einen solchen Brief liest Frau Schmale gerade vor. Darin erzählt eine Verwandte, es sei dem geduldigen Zuhören einer Hospizhelferin zu verdanken, dass die zerstrittenen Kinder einer sterbenden Frau wieder miteinander geredet hätten. Als die Frau, die sich über viele Monate hinweg so gequält hatte, das bemerkt habe, sei sie friedlich gegangen.

Das erinnert mich an die Abschiedsworte von Astrid Karahan vergangene Woche. Als ich den drei Hospizfrauen sagte, wie sehr ich ihr Engagement bewundere, erhielt ich nach kurzem Schweigen zur Antwort: »Das freut uns natürlich, aber Sie sollten auch eines wissen: Der selbstlose Helfer ist nicht besser als der selbstbewusste Helfer, der zugibt, dass er auch etwas für sich davon hat. Die Hospizarbeit bereichert uns alle.«

10 Demenz in unserer Gesellschaft: So bauen wir Brücken

Während ich mein interaktives Film-Beschäftigungs-Konzept für Menschen mit Demenz entwickelte, war ich schon ein bisschen stolz – mit meinem neuen, frischen Projekt fühlte ich mich ein bisschen wie ein Pionier. Aber schon bald lernte ich viele andere Pioniere kennen, die ebenfalls neue Initiativen oder wegweisende Konzepte erarbeitet haben oder sie gerade entwickeln. Erstaunlich viele Menschen suchen derzeit ganz neue Wege, um die Welt der Alten(pflege) und die Situation der Demenzkranken zu verbessern.

Diese Pioniere entwickeln zwar sehr unterschiedliche Ideen und Konzepte, aber sie stehen immer wieder vor demselben Problem: Wie lassen sich nie hinterfragte Konventionen und verkrustete Strukturen aufbrechen, um den Blick auf neue Lösungen zu öffnen? Dieses Problem taucht in fast allen Bereichen des gesellschaftlichen und politischen Lebens auf und erweist sich meist als unüberwindbare Hürde. Aber erstaunlicherweise nicht im Bereich der Altenpflege. Denn hier werden Pioniere selten alleine gelassen: In keiner Branche, in der ich bislang gearbeitet habe, ist mir so ein Wir-Gefühl begegnet. Wissen wird ohne Angst vor Nachahmern oder Neidern weitergegeben, es werden Hände gereicht, selbst wenn die Ressourcen fast am Ende sind. So entsteht ein Netzwerk, das nicht nur alte Menschen auffängt, sondern auch diejenigen, die sich um sie kümmern.

Im Folgenden stelle ich einige dieser innovativen Projekte vor. Sie stehen exemplarisch für viele weitere, die sich überall entwickeln. Viele von ihnen sind auf bürgerschaftliches Engagement und Spenden angewiesen – alle Kontaktinformationen stehen deshalb im Anhang.

Konfetti im Kopf

Wie man unser Bild von Demenz ändern kann.

Als ich Michael Hagedorns Fotografien von Menschen mit Demenz zum ersten Mal gesehen habe, ist mir das Herz aufgegangen. Mit meiner Oma Ilse habe ich zwar viele schöne und oft sehr anrührende Augenblicke erlebt, aber nie hatte ich in solchen Momenten eine Kamera zur Hand. Und wahrscheinlich hätte ich mit einer Kamera vor dem Gesicht solche Momente auch gleich wieder zerstört. Dem Fotografen Michael Hagedorn gelingt es aber, genau solche Momente mit der Kamera festzuhalten. Seit 2005 arbeitet er an der weltweit umfangreichsten Fotodokumentation über Menschen mit Demenz und begleitet dabei Betroffene und ihre Angehörigen über einen längeren Zeitraum mit der Kamera. Dabei entstehen genau solche Fotos, wie ich sie mir von Omi gewünscht hätte: Porträts, die berühren, die manchmal tragische, aber auch komische Geschichten erzählen.

Michael teilt meine Überzeugung, dass in der Demenz auch eine Chance liegt, das Leben anders und neu kennenzulernen. Er sagt: »Demenz ist für viele Menschen ein deprimierendes Thema, das sie am liebsten verdrängen. In der Regel assoziiert man mit Demenz ja einen völligen Verlust von Persönlichkeit und Lebensqualität. Im Laufe der Zeit habe ich allerdings viele einzigartige, eigenwillige Menschen mit Demenz getroffen, die ihr Leben durchaus zu genießen schienen.«

Viele Fotografen machen einfach Ausstellungen mit ihren Werken. Doch Michael kam Anfang 2007 auf die Idee, um seine Ausstellung herum eine ganze Kampagne zum Thema Demenz zu entwickeln: Das Projekt »Konfetti im Kopf – Demenz berührt mit vielen Gesichtern« zeigt Menschen mit Demenz, die Freude, Würde, Individualität ausstrahlen. Wer das sieht, wird ermutigt, ganz neu hinzuschauen.

Schon bald gewann Michael weitere Mitstreiter: Ferdinand Borchmann-Welle von der Agentur SilverLife Concept, die Konzeptionerin und Texterin Jutta Rath und Art Directorin Bea

Krause. Gemeinsam gründeten sie den Förderverein »Freunde & Förderer Konfetti im Kopf«. Wer mitmachen will: Der Verein sucht noch Fördermitglieder.

Im Oktober 2009 wurde mit der Umsetzung des Pilotprojekts in Berlin aus einer verrückten Idee endlich Realität: Eine gute Woche lang waren die außergewöhnlichen Fotoporträts Teil des Stadtbilds, sei es auf Plakatwänden, Großbannern und an Haltestellen. Das Herzstück dieser sogenannten Aktivierungskampagne war eine große Open-Air-Fotoausstellung, im Umfeld gab es viele kreative und informative Aktionen rund um Demenz: Veranstaltungen, Live-Konzerte, Lesungen, Workshops und Kinoabende. Prominente aus Film, Fernsehen und Politik unterstützten »Konfetti im Kopf«: Klaus Wowereit, Berlins Regierender Bürgermeister, übernahm die Patenschaft. Schirmherr von »Konfetti im Kopf« ist der ehemalige Bundespräsident Prof. Dr. Roman Herzog.

Für ähnliche Aktionen liegen bereits über 80 Anfragen aus Städten und Kommunen in ganz Deutschland vor. Im Sommer 2013 stand ganz Hamburg im Zeichen der lebensbejahenden Kampagne zum Thema Demenz. Die Besucher konnten hinter der Diagnose die Menschen entdecken, deren Leben oft viel facettenreicher und bunter ist, als man es vermuten mag. Das zehntägige Event wurde begleitet von den Konfetti-im-Kopf-Botschafterinnen Bettina Tietjen, Dagmar Berghoff und Helga Rohra: Herzstück war die große Open-Air-Ausstellung an der Hauptkirche St. Petri. Auf der Hauptbühne fanden zu unterschiedlichen thematischen Schwerpunkten Vorträge und Workshops statt. Talkrunden, Lesungen, Konzerte, Theateraufführungen, ein Literaturfest zu Wasser, Poetry-Slams und vieles mehr vermittelten ungewohnte Perspektiven auf Demenz. In allen Hamburger Bezirken gab es Konfetti-Infobörsen mit lokalen Akteuren und ein buntes Kulturangebot auf den mobilen Konfetti-Bühnen. »Wo immer es möglich ist, beziehen wir Menschen mit Demenz in die Kampagne mit ein, von der Konzeption bis zur Umsetzung – übrigens nicht nur Frühbetroffene!«, erklärt Michael. »Konfetti im Kopf« wurde für mehrere Preise nominiert, darunter für den Deutschen Engagementpreis und den Aspirin-

Sozialpreis. Bereits 2010 erhielt die Kampagne den PR Award und im Februar 2012 bekam das Projekt den Hertie-Preis für soziales Engagement und Selbsthilfe 2011, »weil sie ein Zeichen setzen und die Menschen mit Demenz in die Mitte unserer Gesellschaft holen«, so die Laudatio.

Eine Schule für pflegende Angehörige

Wie wichtig unabhängige Beratung und Schulung ist.

Wer kann mir über die Nöte von pflegenden Angehörigen berichten? Vor dem Start meiner Firma wollte ich möglichst viel darüber lernen und erfahren. Marion Seigel wusste Rat – und machte mich bekannt mit Martin Moritz, einem Pflegeberater mit einem ganz besonderen Anliegen, wie sich später herausstellen sollte. »Pflegende Angehörige sind meist Einzelkämpfer, denen wir den Rücken stärken müssen: Sie brauchen Aufklärung, Information und Ermutigung und, wenn sinnvoll, ganz praktische Anleitung und Training!«, so hatte er es bei unserem ersten Gespräch knapp zusammengefasst.

Drei Jahre zuvor hatte er zusammen mit dem Kinaesthetics-Trainer Martin Burka in der Asklepios Klinik Harburg die erste Angehörigenschule Deutschlands gegründet. Sie bietet seitdem in Hamburg und Umland ein weitgehend kostenfreies Kursprogramm zu allen Themen rund um die Versorgung und Betreuung pflegebedürftiger Angehöriger. Diese Kurse kann jeder Interessierte besuchen, der sich auf eine mögliche Pflegesituation vorbereiten möchte oder muss. Zudem gibt es individuelle Beratung und Schulungen zu Hause und im Krankenhaus – hier wird aber vorausgesetzt, dass der Pflegebedürftige bereits eine Pflegestufe hat oder sie zumindest beantragt ist.

Laut Gesetz übernehmen die Pflegekassen zwar seit 2002 die Kosten der Pflegekurse für Angehörige von pflegebedürftigen Menschen und für ehrenamtliche Pflegepersonen, aber entsprechende Kurse waren bislang Mangelware. Martin Moritz sah täglich, wie dringend nötig Aufklärung und Unterstützung für pflegende Angehörige waren, und gründete deshalb die Angehörigenschule.

Nach vier Jahren Kooperation mit zwei verschiedenen Trägern hat Moritz Anfang 2012 die Schule nun organisatorisch und strukturell auf eigene Füße gestellt. »Das Prinzip, Angehörige und ehrenamtlich Helfende mit unabhängigem Rat und praktischer Schulung zu versorgen, noch dazu möglichst kostenlos, lässt sich so einfach am besten realisieren. So bin ich nicht den Interessen Dritter verpflichtet und muss nicht fürchten, von großen Trägern vor den Karren gespannt zu werden.«

Damit sich das Unternehmen trägt, hat sich Moritz ein weiteres Standbein geschaffen: Elder Care. Seit mehreren Jahren bietet er Workshops bei der KWB (Koordinierungsstelle Weiterbildung und Beschäftigung) im Haus der Wirtschaft in Hamburg an. Jetzt geht er auch in die Unternehmen, um dort Vorträge zu halten. Außerdem hilft er dabei, Strategien und Lösungen für Mitarbeiter zu entwickeln, die zusätzlich mit der Pflege von Familienangehörigen belastet sind. Schließlich ist die Vereinbarkeit von Pflege und Beruf für immer mehr Menschen ein wichtiges Thema. »Dennoch ist das in den Unternehmen häufig ein Tabuthema«, sagt Moritz. »Aus Angst, den Arbeitsplatz zu verlieren, verschweigen Mitarbeiter, dass sie in einer solchen Doppelbelastungs-Situation leben, und werden dann irgendwann selbst krank. Das kann letztlich auch nicht im Sinne der Arbeitgeber sein.«

Martin Moritz arbeitet nicht allein, sondern in einem Netzwerk mit examinierten Pflegefachkräften, Beratern und Ärzten, die als Gastdozenten mitwirken. Die wichtigste Aufgabe seiner Angehörigenschule? »Es sind eigentlich zwei wichtigste Aufgaben: Selbstbestimmung fördern und dabei helfen, Entlastung zu organisieren. Viele Angehörige empfinden es schon als Entlastung, dass es eine solche Anlaufstelle für sie gibt! Und sie können sich jederzeit an uns wenden, wenn sich ihre Pflegesituation ändert. Wir wollen so etwas wie ein ›Geländer‹ im Hintergrund sein.«

Helfer auf vier Pfoten

Wie Hunde zu Türöffnern für Menschen mit Demenz werden.

Der WDR hatte mich Anfang 2011 zum *west.art Talk* eingeladen. In der Runde saß ich neben Änne Türke, einer sympathischen Frau in meinem Alter. Jede von uns sollte erklären, was sie macht und warum. »Wo die zwischenmenschliche Kommunikation mit Demenzkranken nicht mehr funktioniert, können Tiere Türen öffnen«, erklärte Änne damals den Grund für ihre Initiative »4 Pfoten für Sie«. »Wenn man Menschen mit Demenz nur noch über Gefühle erreichen kann, dann können meine Filme ein Fenster öffnen«, beschrieb ich das interaktive Filmbeschäftigungskonzept von Ilses weite Welt.

Nachdem wir beide also fast dasselbe gesagt hatten, haben wir uns nur angeschaut – und gelacht. Seit unserer ersten Begegnung tauschen wir uns aus und unterstützen uns gegenseitig. Ännes Arbeit hat mich auch inspiriert zu unserem dritten Projekt, einem Hundefilm.

Die Deutschen sind nun mal ein tierliebes Volk, und die meisten von uns haben im Laufe ihres Lebens positive Erfahrungen mit Tieren gemacht: Hunde, Katzen und andere Haustiere können Wärme vermitteln, Trost spenden, und man kann mit ihnen Spaß haben. »Hunde scheinen für diese Aufgabe besonders geeignet zu sein«, davon ist Änne Türke überzeugt. »Sie gehen vorbehaltlos auf uns zu, wirken beruhigend, aktivierend oder aufmunternd. Unsere Hunde können bei Menschen mit Demenz Gefühle und Erinnerungen aktivieren, Nähe und Kontakt schaffen.«

Aber wegen der Demenzerkrankung halten meist weder die Betroffenen noch ihre Familien einen Hund. Tiergestützte Therapien sind für diese Zielgruppe jedoch kaum verfügbar oder kostenaufwendig. »›4 Pfoten für Sie‹ schließt hier eine Lücke«, meint Änne deshalb. »Wir ermöglichen mit unserem ehrenamtlichen Hunde-Besuchsdienst Menschen mit Demenz diesen wohltuenden Kontakt zu Tieren. Wir gehen mit ihnen zusammen spazieren oder beschäftigen uns in der Wohnung mit dem Hund: Streicheln, Bürsten, Spielen, Füttern.« Aber sie betont auch: »Wir verfolgen damit keinen therapeutischen Ansatz. Wir wollen einfach ein bisschen Freude in den Alltag der Betroffenen bringen.« Die Hunde müssen nicht als »Therapiehunde« ausgebildet sein, sondern nur freundlich und aufgeschlossen dem Menschen gegenüber. Das prüft vorher eine kooperierende Kölner Hundeschule. »Das Tolle ist, dass wir damit auch Hundebesitzer erreichen, die eine sinnvolle Beschäftigung für sich und ihren Hund suchen. Ohne ›4 Pfoten für Sie‹ hätten viele von ihnen über eine ehrenamtliche Betreuung von Menschen mit Demenz nicht einmal nachgedacht«, freut sich Änne.

Für jeden Besuch veranschlagt der Dienst zehn Euro. Diesen Betrag übernehmen die Pflegekassen, wenn Demenzkranke Leistungen für niedrigschwellige Hilfe- und Betreuungsangebote für Menschen mit Demenz (Paragraph 45b SGB XI) erhalten (siehe auch Kapitel 3). Und trotzdem wäre im November 2011 beinahe das Aus für den Hunde-Besuchsdienst gekommen. »Wir brauchen für die fachliche Begleitung und die Organisation rund 10000 Euro im Jahr. Und diesmal hat uns erst ein Spendenaufruf im *Kölner Stadt-Anzeiger* gerettet! So können wir jetzt wieder ein Jahr weitermachen.«

Gegen die Verarmung durch Pflege

Wie man einsteht für die Rechte pflegender Angehöriger.

Dr. Hanneli Döhner ist erst seit kurzem im Ruhestand. Jahrelang hat sie die Arbeitsgruppe Sozialgerontologie des Universitätsklinikums Eppendorf (UKE) in Hamburg geleitet und auch Vorträge auf Kongressen gehalten – auf einem davon haben wir uns kennengelernt.

In dem kleinen Vereinsbüro in einem Gebäude auf dem weitläufigen Gelände des UKE versucht sie, für den Verein »wir pflegen« alle Fäden zusammenzuhalten, »obwohl das nicht immer so ganz leicht ist, wenn man als Organisation so viele unterschiedliche Interessen vertritt«. Der Verein setzt sich nämlich für *alle* pflegenden Angehörigen in Deutschland ein, darunter sind junge Eltern, die ein mehrfach behindertes Kind pflegen, ebenso wie der Ehemann, der seine an Multipler Sklerose (MS) erkrankte Frau versorgt, oder die erwachsene Tochter, die ihre pflegebedürftigen Eltern betreut.

Ein internationales Forschungsprojekt, an dem Frau Dr. Döhner vor Jahren mitgearbeitet hatte, brachte es an den Tag: In Deutschland gab es bis 2008 – im Gegensatz zu anderen europäischen Ländern – keinerlei Interessenvertretung für die 1,4 Millionen pflegenden Angehörigen. Zwar existieren unzählige regionale Initiativen, Institutionen, Selbsthilfegruppen oder auch nationale, krankheitsbezogene (Alzheimer, Schlaganfall, MS, und so weiter) Interessenverbände für Pflegebedürftige und deren Angehörige. Aber es fehlte bislang eine Vereinigung, die mit einer Stimme für alle pflegenden Angehörigen spricht, um ihre Anliegen zu bündeln und in politische Forderungen umzusetzen.

Deshalb gründete sich 2008 der Verein »wir pflegen«, um mehr Mitspracherecht, mehr politisches Gewicht sowie bessere Information zur Situation pflegender Angehöriger zu erreichen. Dafür hatten die rund 40 Gründungsmitglieder elf Leitlinien erarbeitet und 33 konkrete Vorschläge entwickelt, wie sich diese Leitlinien politisch und gesellschaftlich umsetzen lassen. Inhaltlich orientieren sich die Forderungen an den Leitlinien der Europäischen Organisation zur Interessenvertretung pflegender Angehöriger (Eurocarers).

Als dann 2010 das »Europäische Jahr zur Bekämpfung von Armut und sozialer Ausgrenzung« ausgerufen wurde, einigten sich die Mitglieder von »wir pflegen« darauf, ihre Aktivitäten auf das Thema »Armut durch Pflege« zu konzentrieren. »Wer hinter der Reform der Pflegeversicherung 2008 ein Sicherheitsnetz vermutet, das pflegende Angehörige vor dem Absturz in die Armut rettet, der täuscht sich«, warnt Hanneli Döhner. Deshalb will der Verein dokumentieren, wie sehr pflegende Angehörige Opfer von Diskriminierung, Armut und Hartz IV werden, weil unser System der »Pflegeunterstützung im eigenen Haus« viel schlechter bewertet und bezahlt wird als die Pflege im Heim. Und so hat die Arbeitsgemeinschaft »Armut durch Pflege« Betroffene dazu aufgerufen, ihr Schicksal öffentlich zu machen. Insgesamt haben 18 pflegende Angehörige diesen Mut gehabt. Sie erzählten ihre Geschichte den beiden Dokumentarinnen von »wir pflegen«, Susanne Haltermann und Helen Günther.

Daraus haben die beiden Frauen eine erschütternde Dokumentation von 18 Familienschicksalen entwickelt. Schade nur, dass es dem Verein derzeit an den nötigen Mitteln fehlt, diese aufrüttelnden Aufzeichnungen als Buch herauszugeben. Die Interessenvertretung für pflegende Angehörige freut sich über Spenden, Förderer und weitere Mitglieder!

Demenz Support Stuttgart

Wie man zum Motor für die deutsche »Demenzszene« wird.

Am 5. November 2010 ging die Internetseite von Ilses weite Welt online und am gleichen Abend sprach ich zum ersten Mal öffentlich über mein Konzept, Filme für Menschen mit Demenz zu machen – in der *NDR Talk Show*. Bereits am nächsten Tag meldete sich Peter Wißmann ganz begeistert, und wenig später trafen wir uns zum Interview für die Zeitschrift *demenz – das Magazin*. Zusammen mit dem Gerontologen und Kunsttherapeuten Michael Ganß ist Wißmann der Herausgeber dieses viermal im Jahr erscheinenden Magazins für Demenzbetroffene, Angehörige, bürgerschaftlich Engagierte und die Profis aus der Pflege. Was ich besonders interessant an diesem Magazin finde: Menschen mit Demenz arbeiten daran mit und kommen so selbst zu Wort.

Aber Wißmann ist nicht nur Herausgeber. Er baut auch, wie er selbst sagt, »Brücken zwischen einer Fachwissenschaft ohne Praxistransfer und einer Praxis ohne Theoriebezug«. Dieser Aufgabe kommt er unter anderem als Geschäftsführer und wissenschaftlicher Leiter von Demenz Support Stuttgart nach. Die gemeinnützige GmbH wird von der Gradmann Stiftung unterhalten. Sie versteht sich als Zentrum für Informationstransfer, als Mittlerin und

Moderatorin zwischen unterschiedlichen Gruppen, Professionen, Fachrichtungen und Perspektiven im Bereich Demenz.

Wißmann meint deshalb auch, dass wir lernen sollten, »die Situation von Menschen mit Demenz und derjenigen, die sie begleiten, zu verbessern. Unsere Aufgabe ist es, genau hinzuschauen, Entwicklungen zu beobachten, Erfahrungen auszuwerten und Diskussionen anzustoßen. Dabei müssen wir auch scheinbar unumstößliche Gewissheiten infrage stellen.«[1]

Demenz Support Stuttgart führt auch eigene Forschungsprojekte durch und begleitet Projekte in ihrer Praxiserprobung wie etwa die Pflegeoase von Peter Dürrmann im niedersächsischen Holle (Kapitel 3). Mit Buchprojekten sorgen die Stuttgarter aber auch dafür, dass die Betroffenen selbst zu Wort kommen. So können Menschen wie Christian Zimmermann und Helga Rohra davon erzählen, wie es ist, mit Demenz zu leben (siehe Kapitel 2).

Mit derselben Offenheit, mit der Wißmann und seine Mitarbeiter neue Ideen und Konzepte aufgreifen, stellen sie auch scheinbar Bewährtes in Frage. »In der aktuellen Diskussion um die Versorgung von Menschen mit Demenz geht es vorrangig um Optimierungspotenziale in Heimen, um Kosten und Evaluationen«, sagt Wißmann. »Es wird versucht, bestehende Systeme zu verbessern, aber die Systeme an sich werden nicht hinterfragt. Dabei sollte viel mehr Energie in die Beantwortung der Frage gesteckt werden, wie man Menschen mit Demenz nachhaltig in die Gesellschaft einbindet.«[2]

Neben seiner Tätigkeit als Herausgeber und als Leiter der Demenz Support Stuttgart schreibt Peter Wißmann Bücher (siehe Anhang) und engagiert sich als stellvertretender Vorsitzender der Aktion Demenz e. V., deren Aktivitäten ich nun vorstelle.

Aktion Demenz e. V.

Wie man Kräfte bündelt für ein besseres Leben mit Demenz.

Als 2009 Filme für Menschen mit Demenz noch eine verrückte Idee in meinem Kopf waren, hörte ich auf einer Veranstaltung der Alzheimer Gesellschaft in Berlin einen Vortrag von Prof. Dr. Dr. Reimer Gronemeyer. Der Mitbegründer und Vorstand von »Aktion Demenz e. V.« hat auch das Vorwort zu diesem Buch geschrieben. Gronemeyer zitierte damals den Kulturphilosophen Egon Friedell, der sagte: »Jede Gesellschaft bringt die Krankheiten hervor, die für sie charakteristisch sind.« Dann beschrieb Gronemeyer, der viel in Afrika unterwegs ist, dass er dort eigentlich keine Demenzkrankheit erlebe. Die Alten würden dort integriert im großen Familienverband leben und hätten auch im hohen Alter bestimmte Verantwortungsbereiche und Aufgaben.

Unseren alten Menschen aber signalisiere man, dass sie keinen Wert und keine Bedeutung mehr für diese Gesellschaft haben, »dass ihre Kenntnisse und Kompetenzen nicht mehr gefragt sind. Eine mögliche Reaktion darauf ist der Verfall, der Rückzug aus einer Welt, die überfordert, unterfordert oder einfach nur frustriert. Wozu sich erinnern, wenn mein Wissen niemanden mehr interessiert? Warum sprechen, wenn niemand mehr zuhört? Woran teilnehmen, wenn man die hierfür überall geforderte Leistung, Schnelligkeit, Effektivität nicht mehr erbringen kann?«[3]

Die Zahl der Menschen mit einer demenziellen Veränderung wird wachsen und ihre würdige Umsorgung und Integration wird zu einer der größten Herausforderungen für unsere Gesellschaft. »Aktion Demenz« sucht und findet inzwischen immer mehr neue Wege im Umgang mit Demenz: Der Verein schiebt Initiativen an, fungiert als Mittler zwischen den vielen Akteuren und fördert ihre Kreativität, zum Beispiel mit diesem Aufruf: »Wie verwandeln wir unsere Dörfer, Städte und Gemeinden in Orte, die ein besseres Leben mit Demenz ermöglichen?« Die Mitglieder von »Aktion Demenz« finden nämlich, »dass die Kommune der Ort ist, an dem Bürger, politische Entscheidungsträger sowie weitere gesellschaftliche Akteure ihr Gemeinwesen ein Stück weit neu erfinden sollen«.[4]

Das gelingt ihnen mit der Initiative »Unterwegs zur demenzfreundlichen Kommune« schon jetzt in vielen Gemeinden. Die eigens dafür geschaffene Interseite www.demenzfreundliche-kommunen.de informiert über 50 dieser zahlreichen Projekte. Hier kann sich jeder inspirieren lassen von »Ideen, die nichts kosten« oder von den vielen Erfahrungen, die die Aktiven gerne teilen. Dafür hat der Verein im November 2011 sogar eine Auszeichnung bekommen: Beim Wettbewerb »Land der Ideen« wurde »Aktion Demenz e. V.« zu einem der 365 Orte im Land der Ideen gekürt.

»Zivilgesellschaftliches Engagement sollte auch Bürger und Bürgerinnen einschließen, die nicht unmittelbar oder durch Angehörige betroffen sind. Letztlich geht es um die Erfindung neuer Netze der Freundschaft in unserer Gesellschaft und damit um eine Wiederbelebung und Stärkung der eigenen Kräfte im sozialen Sektor«, fasst der Vorstand von »Aktion Demenz« zusammen.

Und damit, finde ich, sollte jeder von uns eigentlich auch gleich mal anfangen!

Ein Clown auf der Demenzstation

Wie »herausforderndes Verhalten« andere zum Lachen bringt.

Ich habe schon viele PowerPoint-Präsentationen erlebt. Die meisten sind langweilig, manche sind richtig informativ, aber ich habe nur eine erlebt, bei der ich nach 45 Minuten Tränen in den Augen hatte – vor Lachen. Zu verdanken habe ich dieses seltene Erlebnis Marcel Briand, der sich selbst »freischaffender Begegnungs-Clown in pflegenden Institutionen« nennt. »Menschen mit Demenz und Clowns sind Seelenverwandte«, sagt Briand. »Der Clown verhält sich ebenso auffällig und hat die gleichen Probleme mit Realität und Rationalität wie sie.«

Er hat selbst 15 Jahre in der Pflege gearbeitet, davon fünf als Stationsleiter. Nach seiner Meinung hat Humor nicht nur eine heilsame Wirkung auf Menschen mit Demenz, er kann sogar Institutionen verändern. Deshalb gibt der Schweizer – außer an seinen Clownstagen für die Bewohner – in Pflegeheimen auch Seminare für die Mitarbeiter in der Pflege und schult sie im humorvollen Umgang mit demenzkranken Bewohnern. Und er hält Vorträge auf Kongressen, wo ihm professionell Pflegende zuhören, mitlachen und etwas von seinen Erkenntnissen wieder mit in die Einrichtungen tragen können. Seine Themen: humorvolle Interaktion, Wahrnehmung, Kommunikation, Betriebskultur.

Marcel Briand findet, dass die pflegerische Fachwelt dem Thema Demenz mit einer bemerkenswerten Flut von Modellen und Konzepten begegnet: »Aber Pflege ist nicht nur das, was wir planen oder was wir lernen, sondern in erster Linie das, was wir tun«, sagt er. »Demente Menschen halten sich in den wenigsten Fällen an die Konzepte, die wir für sie erstellen. Deshalb sollten wir die schwindenden kognitiven Fähigkeiten mit einer vermehrten emotionalen Zuwendung kompensieren. Humorvolle Anteilnahme ist für mich dabei eine entscheidende Kompetenz.«

Warum Clown-Sein und Demenz so gut zusammenpassen, hat mir der Vortrag klargemacht: Menschen mit Demenz erschrecken oft über ihre Orientierungslosigkeit, haben Schamgefühle und ziehen sich zurück, werden depressiv. Auch Clowns benehmen sich oft ordentlich daneben, blamieren sich nach Kräften, sind dabei aber nicht kontaktscheu, sondern liebenswert und gut gelaunt. Demenzkranke können sich oft schwer artikulieren, Clowns können auch ohne Worte gut kommunizieren. Menschen mit Demenz sehnen sich oft besonders nach körperlicher Zuwendung. Clowns haben keine Berührungsängste und helfen Menschen mit Demenz und auch denen, die sie betreuen, fröhlicher und gelassener ins Leben zu blicken.

Und trotzdem ist für den gelernten Psychiatriepfleger Briand die »humorvolle Interaktion« keine Therapie. Sie ist auch keine Kunstform. Er sieht sie »als eine Begegnung zwischen Menschen, die geprägt ist von Offenheit, von Wohlwollen und von der Sehnsucht, die der Clown in uns weckt: der Sehnsucht nach einer Freiheit jenseits von Normen und Alltagssorgen und der Sehnsucht, für einen kleinen Moment zu entfliehen.«

In Deutschland haben sich Clowns, die Seniorenheime besuchen, schon richtig organisiert: im »BuBuBü Buntes Bundes-Bündnis – Clowns in Kliniken und Seniorenheimen«. Auf der Seite des Vereins (www.bububue.de) findet man bereits 135 Standorte und die Kontaktdaten der Clowns.

Generationsbrücke Deutschland

Wie man Freundschaften zwischen jungen und alten Menschen stiftet.

Das Lachen der beiden kleinen Mädchen, die in meinem ersten Filmprojekt *Ein Tag im Tierpark* gerade Ziegen füttern, zaubert regelmäßig ein Lächeln in die Gesichter meiner Zuschauer. Wenn Vierjährige amüsiert und haltlos kichern, dann öffnet das die Menschen und macht sie für ein paar Augenblicke glücklich, ganz egal übrigens, ob es Menschen mit Demenz sind oder ihre Angehörigen, ehrenamtliche Helfer oder Pflegekräfte. Deshalb freue ich mich über jede Initiative, die Kinder und alte Menschen zusammenbringt. Eine davon – die auch wiederum nur entstehen konnte, weil Menschen ihre Erfahrungen bereitwillig teilen und weitergeben – ist die »Generationsbrücke Deutschland«.

Angefangen hat alles 1989 in Denver/Colorado in den USA mit einer Initiative zweier Musiktherapeutinnen: Linda Holloway und Sharron Brandrup wollten Alt und Jung so zusammenbringen, dass alle etwas davon haben. »Es ist also gar nicht meine Idee gewesen«, sagt Horst Krumbach bei unserem Gespräch. Krumbach ist Gründer und Kopf der Initiative »Generationsbrücke Deutschland«, die es seit 2012 gibt und die seitdem eine beachtenswerte Entwicklung hingelegt hat.

Zuvor war er Leiter des Aachener Marienheims der Katholischen Stiftung Marienheim Aachen-Brand. 2007 lernte der ausgebildete Bankkaufmann und Theologe im Rahmen des »Internationalen Hospitationsprogramms Pflege und Gesundheit« der Robert Bosch Stiftung das intergenerative Konzept »Bessie's Hope« in Denver kennen. Sechs Wochen lang erlebte er in 18 Heimen, »wie wunderbar verändert die jungen und alten Teilnehmer des Programms aus den einstündigen gemeinsamen Aktivitäten kamen, gegenseitig bereichert und oftmals tief beglückt«.

Bei den Pflegebedürftigen verwandelten sich traurige in fröhliche Gesichter. Und die Kinder schienen ihre Unsicherheit oder Schüchternheit ganz und gar verloren zu haben, sie kamen aus den Begegnungen gut gelaunt und gestärkt heraus. »Ich habe das Konzept unserer amerikanischen Kooperationspartner mit nach Hause genommen und in einem einjährigen, wissenschaftlich begleiteten Prozess an unsere deutschen Rahmenbedingungen angepasst.«

Begegnungen zwischen Kindergärten, Schulen und Altenheimen gibt es natürlich schon seit längerem in Deutschland. Deshalb wollte ich wissen, was dieses Konzept so besonders macht, dass man es aus den USA importieren muss. »Was wir hier erreichen wollen, das schaffen Sie nicht mit den klassischen ›Vorsing-Besuchen‹. Bei diesem speziellen Konzept entstehen persönliche Beziehungen über einen längeren Zeitraum.« Acht bis zwölf Kinder besuchen das Altenheim regelmäßig alle zwei Wochen oder einmal im Monat, und das über ein ganzes Schuljahr. »Sie machen nicht etwas für, sondern mit den ihnen fest zugeteilten Bewohnerpartnern. Und da sind schon tiefe Freundschaften gewachsen.«

Offenbar profitieren beide Generationen davon: Die jungen Besucher fordern die Älteren, und deshalb greifen diese ganz von selbst wieder auf viele vermeintlich verschüttete Fähigkeiten zurück. »Gerade Menschen mit Demenz erleben diese Rückkehr in die Normalität als sehr beglückend und befriedigend. Die Kinder und Jugendlichen wiederum erfahren Wertschätzung, Herzenswärme und besondere Zuneigung von ihren großen Partnern im Heim«, erzählt Krumbach. »Vor allem Kinder und Jugendliche aus gestörten Sozialmilieus erleben ein ganz neues Selbstwertgefühl, und sie bekommen ganz nebenbei menschliche Werte vermittelt.«

Damit die Kinder und Jugendlichen aber nicht völlig ahnungslos mit der Situation im Heim oder auf Menschen mit Demenz treffen, werden sie gründlich vorbereitet. Und das unterscheidet auch die Aktivitäten der Generationsbrücke von den sonst meist ehrenamtlichen und individuell gestalteten Angeboten. In Krumbachs Team arbeiten unter anderem eine Sozialpädagogin, eine Demenz-Alltagsbegleiterin und eine Erzieherin. Sie alle gehen nach klaren Strukturen vor, bieten eine standardisierte Vorbereitung und Schulung der Teilnehmer und begleiten die Begegnungen fachlich.

Schon heute ist die »Generationsbrücke Deutschland« an 24 Standorten in fünf Bundesländern vertreten. Die Initiative gewinnt laufend Mitstreiter, Unterstützer und Fürsprecher. Der *Tagesthemen*-Moderator Tom Buhrow und seine Frau Sabine Stamer haben die Schirmherrschaft für Horst Krumbachs Projekt übernommen. Im Rahmen des »Europäischen Jahres für aktives Altern und Solidarität zwischen den Generationen« ist die Generationsbrücke als eines von 46 Projekten gefördert worden, und die Stadt Aachen zählt nun ebenfalls zu den offiziellen Förderern. Auch für die Generationsbrücke Deutschland darf jederzeit nach Herzenslust gespendet werden!

Arnsberger Lern-Werkstadt Demenz

Wie eine ganze Stadt sich auf eine demenzfreundliche Zukunft einstellt.

Abgucken ist ja eigentlich verpönt, aber in Arnsberg ist es ausdrücklich erwünscht: Der engagierte Bürgermeister der Stadt im Sauerland und sein Projektleiter haben die »Arnsberger Lern-Werkstadt Demenz« angestoßen und zu einer Anleitung entwickelt – zum Nachmachen für andere Kommunen. Auf einer Tagung in Darmstadt habe ich Projektleiter Martin Polenz kennengelernt – es ging einen Tag lang um Wege aus der Isolation und die Teilhabe von Menschen mit Demenz. Und bei dieser Gelegenheit hat er für das Arnsberger Projekt geworben und zum Nachmachen aufgefordert

Sein Chef Hans-Josef Vogel ist seit 1999 Bürgermeister von Arnsberg. Er wollte für seine Kommune mit 75 000 Einwohnern alternative Konzepte und Projekte zur Betreuung und Begleitung von Demenzkranken und ihren Familien umsetzen. Er kennt die Voraussetzungen, die eine Stadt wie Arnsberg dafür braucht: »Mitarbeiter, die Potenziale erkennen. Und eine Infrastruktur, die in die Stadtgesellschaft wirkt und Handwerker, Handel, Schulen, Kindergärten, Busfahrer, Taxifahrer, Vereine, Kirchengemeinden, Nachbarschaften, Jugendzentren und Kultureinrichtungen einbindet.«[5]

Ein solches kommunales Experiment kommt nicht ohne entsprechende finanzielle Mittel und fachliche Begleitung aus. Das Modellprojekt »Arnsberger Lern-Werkstadt Demenz« wurde auf drei Jahre angelegt und unterstützt von der Robert Bosch Stiftung, die über ihr Programm »Menschen mit Demenz in der Kommune« deutschlandweit 50 Projekte mit bis zu 15 000 Euro fördert (Initiativen der Aktion Demenz e. V.)

Zum Ende der Pilotprojektphase 2011 zieht Bürgermeister Vogel eine positive Bilanz. »Wir haben gelernt: Das Thema Demenz kann schnell und erfolgreich enttabuisiert werden. Ein besseres Leben mit Demenz wird möglich durch eine neue Kultur des Miteinanders der Generationen, die mit Mut, Freiheit und Neugierde beginnt. Neugierde, auch auf das, was wir von Menschen mit Demenz für unsere Zukunft lernen können.«[6]

Und damit nicht jede Stadt oder Gemeinde beim Thema Demenz das Rad neu erfinden muss, haben die Arnsberger aus ihren Erfahrungen ein Handbuch für Kommunen zusammengestellt. Mit gerade mal 46 Seiten ist diese Anleitung schön kompakt; sie ist aufgeteilt in einen Strategie- und einen Praxisteil, bietet Merklisten, Tipps und eine große Zahl an Praxisbeispielen. Man kann es entweder gratis herunterladen oder günstig als Druckversion kaufen. Projektleiter Polenz gibt ebenfalls bereitwillig Auskunft. Wer die Aktivitäten der ehrenamtlich engagierten Arnsberger unterstützen möchte, findet das Spendenkonto des Fördervereins Wendepunkt e. V. auf der Internetseite (www.projekt-demenz-arnsberg.de).

Ergotherapie bei Demenz

Wie man lernt, sich über Reaktionen zu freuen, die für ungeschulte Augen kaum erkennbar sind.

Sie blickt auf über 20 Jahre ergotherapeutische Betreuung von demenziell erkrankten Menschen in stationären Einrichtungen zurück: Gudrun Schaade ist die Grande Dame der Ergotherapie für Menschen mit Demenz. Für ihre eigene ergotherapeutische

Arbeit hat sie nach und nach eigene Materialien und Therapiegegenstände entwickelt – aus diesem großen Schatz an Erfahrungen und Anregungen durfte auch ich schöpfen: Vieles davon findet sich in abgewandelter Form wieder in den Begleitmaterialien zu unseren Filmen, in unseren Handbüchern und in den Produkten unserer Fühlwelt. Ich habe sie einmal nach ihren schönsten Momenten in ihrem Berufsleben gefragt, und sie hat geantwortet: »Die kleinsten Regungen können mir ein unglaubliches Glücksgefühl vermitteln. Gerade bei Menschen mit zunehmend schwer verlaufenden Erkrankungen freue ich mich über ein Lächeln und über eine positive Wirkung meiner Therapie.«

Das bringt Gudrun Schaade nicht nur Angehörigen, sondern auch Ergotherapeuten in Seminaren und Vorträgen näher. Sie ist Autorin mehrerer Fachbücher und wirkt mit in Arbeitsgruppen der Deutschen Alzheimer Gesellschaft (DAlzG) und der Deutschen Expertengruppe Dementenbetreuung (DED). Im Fachkreis Ergotherapie und Demenz entwickelt sie gerade mit Kolleginnen eine zertifizierte Weiterbildung »Ergotherapeut/in Schwerpunkt Demenz«.

Allen, die sich mit demenzkranken Menschen beschäftigen, gibt sie Folgendes mit auf den Weg: »Es ist ein schmerzhafter Prozess, den geistigen und körperlichen Verfall eines lieben Menschen begleiten und ansehen zu müssen. Man kann manchmal beschimpft oder angegriffen werden, darf dies aber nicht persönlich auf sich beziehen. Fragen Sie den demenzkranken Menschen nie, warum er etwas gesagt hat. Diskutieren Sie nicht, lassen Sie seine Aussage einfach stehen.«

Alzheimer and You

Wie Kinder und Jugendliche lernen, mit demenzkranken Großeltern klarzukommen.

Auch viele Kinder und Jugendliche sind von der Demenz ihrer Großeltern oder manchmal sogar ihrer Eltern betroffen. Oft möchten Erwachsene in diesem Fall die Kinder davon fernhalten, sie nicht einbeziehen. Damit werden Kinder mit ihren Fragen und Gedanken häufig alleingelassen. Wie es gelingen kann, für Kinder das Thema Demenz besprechbar zu machen, habe ich im Rahmen eines Vortrags von Helga Schneider-Schelte von der Alzheimer Gesellschaft e.V. (DAlzG) in Berlin erfahren. So lernte ich auch das *Demenz – Praxishandbuch für den Unterricht* kennen.

Das Jugendprojekt »Alzheimer & You« wurde 2007 ins Leben gerufen und begann mit dem Schülerwettbewerb »Alzheimer & You – Zeig dein Engagement« unter der Schirmherrschaft der damaligen Bundesfamilienministerin Ursula von der Leyen für Jugendliche zwischen 14 und 21 Jahren. Sie waren aufgefordert, sich allein oder in Gruppen, in der Klasse oder im Verein mit der Krankheit auseinanderzusetzen und auf Menschen mit Demenz zuzugehen. Ihre Erfahrungen und Begegnungen sollten dann auf kreative Art und Weise dokumentiert werden.

Aus den vielen Ideen und Erfahrungen entwickelte Helga Schneider-Schelte in Zusammenarbeit mit den beteiligten Lehrern und Pädagogen schließlich das *Demenz – Praxishandbuch für den Unterricht* als Handwerkszeug für Lehrer, Eltern und Aktive in der Kinder- und Jugendarbeit. »Das Handbuch umfasst elf ausgearbeitete Unterrichtsmodule für alle Altersklassen ab der Grundschule. Je nach Altersstufe und Interesse können Pädagogen verschiedene Zugänge oder Schweregrade wählen«, erläutert Frau Schneider-Schelte. Der Medienteil besteht aus vier wirklich sehenswerten Filmen und zwei PowerPoint-Präsentationen – eine zu Grundlagen der Demenz und die andere für den Einsatz im Biologieunterricht.

Dass reine Wissensvermittlung nicht ausreicht, um den Menschen das Thema Demenz näherzubringen, haben wir bei der Entwicklung unserer eigenen Schulungsangebote für Ilses weite Welt auch schon erfahren. Viel wichtiger ist es, soziale Kompetenzen zu fördern, die einen wertschätzenden Umgang mit demenzkranken Menschen erst möglich machen. Und dafür hält das Unterrichtspaket der DAlzG jede Menge Anregungen bereit: »Von Anleitungen zu Rollenspielen und einem Theaterstück über Besuche im ›Anderland‹, also Begegnungen mit Demenzbetroffenen, von Gesprächen mit Angehörigen bis hin zum Demenzkoffer. Darin befinden sich alle Utensilien, mit denen man quasi in die Haut eines älteren Menschen schlüpfen kann. Das macht den Kindern Spaß und lässt sie ganz neu das Alter erfahren«, sagt Helga Schneider-Schelte. Wie wichtig eine solche Erfahrung ist, habe ich selbst erleben können (siehe Kapitel 5).

Was die Beschäftigung mit dem Thema Demenz bewirken kann, das beschreibt eine Lehrerin nach einem Projekttag in ihrer Hauptschule: »Die Schüler waren ungewöhnlich engagiert. Sogar die Schüler einer sonst sehr schwierigen und schwer zu begeisternden Klasse arbeiteten mit großem Eifer mit.« Anderen Lehrern fiel auf, dass Kinder und Jugendliche angefangen haben, sich stärker für ihre Großeltern und deren Biographie zu interessieren. Sie haben an Selbstsicherheit gewonnen, entwickelten mehr Verständnis für die Unterschiedlichkeit von Menschen und erfuhren, wie wertvoll es sein kann, sich um andere Menschen zu kümmern. »Ich find's toll, dass wir die Leute glücklich machen«, fasst es ein Grundschüler treffend zusammen.

Mir geht dabei das Herz auf. Deshalb mein Appell: Liebe Lehrer, traut Euch, das Thema Demenz in den Unterricht zu tragen. Wenn wir unsere Gesellschaft verändern wollen, müssen wir bei denen anfangen, die in zehn bis 15 Jahren erwachsen sind!

Musik ist ein Königsweg

Wie Instrumente, Lieder und Melodien Gefühle und Erinnerungen hervorlocken.

»Stell dir vor, du träumst, und es erscheinen dir Menschen, von denen du nicht sicher weißt, ob du sie kennst; es tauchen Gefühle und Stimmungen auf, und du weißt nicht, woher sie kommen; du befindest dich an Orten, und du weißt nicht, ob du schon einmal dort gewesen oder wie du dorthin gelangt bist.« So beschreibt jemand Demenz, der sich seit vielen Jahren damit beschäftigt: der Musiktherapeut Jan Sonntag. Er ist für mich ein wichtiger Ratgeber, von dem ich viel gelernt habe – vor allem bei der Entwicklung meines zweiten Filmprojekts *Musik – gemeinsam singen*.

Und weil Jan weiß, welche Kraft Musik entfalten kann, gilt für ihn die Musik auch »als ein Königsweg in der Begleitung von Menschen mit Demenz: Musik weckt Erinnerungen, ermöglicht es, Gefühle auszudrücken, und stärkt die eigene Identität. Wo Sprache eingeschränkt ist oder nicht mehr zur Verfügung steht, bietet Musik Raum für Begegnung und Kontakt. Sie kann eine Atmosphäre von Sicherheit und Geborgenheit schaffen.«[7]

Jan beschränkt sich aber zum Glück nicht auf seine Tätigkeit als Musiktherapeut, sondern er blickt weiter und gibt auch weiter: Als Mitglied der Deutschen Expertengruppe Dementenbetreuung (DED) und als Mitglied des Fachteams Gerontopsychiatrie am Hamburger Rauhen Hause teilt er Wissen und Erfahrungen mit anderen. Er gibt Seminare, Workshops und hält Fachvorträge, leitet Fallbesprechungen und bietet berufliches Coaching – für Menschen, die Pflege, Betreuung und Therapie für Menschen mit Demenz ausüben oder die Voraussetzungen dafür schaffen. Außerdem ist die Liste seiner Fachpublikationen lang. Er veröffentlicht in Büchern und Fachzeitschriften und ist Mitautor des Grundlagenwerks *Musik – Demenz – Begegnung. Musiktherapie für Menschen mit Demenz*. Auf meine Frage, wie er denn seine Musik bei Menschen mit Demenz einsetzt, habe ich eine aufschlussreiche Antwort bekommen: »Musik wird weniger eingesetzt, sondern entsteht vielmehr während der Therapie. Als Musiktherapeut nehme ich auf, was mir musikalisch entgegentritt. Musik entwickelt sich zum Beispiel über rhythmische Äußerungen. Wenn eine Frau mit Demenz kontinuierlich auf den Tisch klopft, greife ich das auf und klopfe mit ihr zusammen. Es entsteht etwas, zunächst wird ihr nur bewusst, dass sie auf den Tisch klopft. Doch dann merkt sie, dass sie schöpferisch tätig ist und Musik macht. Das gibt ihr ein gutes Gefühl.«[8]

Für mich ist es deshalb immer wieder ein tolles Erlebnis, wenn Menschen, denen die Worte abhanden gekommen sind, plötzlich alle Strophen von »Hoch auf dem gelben Wagen« mitsingen können und dabei anfangen zu strahlen wie die liebe Sonne.

Ilses weite Welt

Wie Filme die Menschen öffnen können.

Bei der Beerdigung meiner Großmutter Ilse habe ich den Gerontologen Dr. Jens Bruder kennengelernt – er gehört zu den Gründern der Deutschen Alzheimer Gesellschaft e. V. (DAlzG). Ich erzählte ihm von meiner Idee, Filme für Menschen mit Demenz zu machen, und bald öffnete er mir Türen: Besonders aufgeschlossene Senioreneinrichtungen hatten sich bereiterklärt, mit mir zusammen die Wirkung meiner Filme zu testen. Er machte mich auch bekannt mit Gudrun Schaade und Jan Sonntag, sodass ich von Anfang an immer Fachlaute an meiner Seite hatte, denn mein Fachgebiet war damals TV und Medien – nicht Altenpflege.

Meine Filme zeigen Bilder von vertrauten Handlungen und oft erlebten Situationen: Man sieht die liebevollen Gesten einer Mutter, die ihr Kind füttert, die Freude von Kindern beim Toben auf dem Spielplatz oder junge Welpen bei ihrem ersten Ausflug in den Garten. Ich wähle dafür lange Einstellungen und mache viele Nahaufnahmen. Und ich verzichte auf einen komplexen Handlungsstrang, um mein besonderes Publikum nicht zu überfordern.

Wir konnten beobachten, wie selbst ganz in sich gekehrte, schwerst demenziell beeinträchtigte Menschen Regungen und Reaktionen zeigten, wie ganz Rastlose zur Ruhe kamen und Menschen, die seit langem geschwiegen hatten, plötzlich wieder anfingen zu erzählen. Und weil es mir schien, dass ihre Hände immer etwas suchten, gab ich ihnen Gegenstände, die immer mit dem Filmthema zu tun hatten. Der Effekt war für uns alle ganz verblüffend: Im Film sieht man Rehe. Eine Frau, die sich bislang kaum noch rührte, streichelt ein Plüschreh, das ich ihr zuvor in den Schoß gelegt hatte – solche Bewegungen hatte sie bis zu diesem Augenblick schlicht vergessen.

Und so entstanden zu den Filmen auch Begleitbücher mit Beschäftigungsideen und Anleitungen sowie Sets mit Gegenständen zum Fühlen, Anfassen und Tasten, die Assoziationen, Erinnerungen und vor allem Gefühle wecken.

Aber ohne die Offenheit und Bereitschaft der Experten aus der Altenpflege, das Leben von Menschen mit Demenz besser zu machen, wäre es bei der Idee geblieben. Und heute sehen Demenzkranke unsere Filme zu Hause zusammen mit ihren Angehörigen, aber auch in vielen Pflegeheimen, Betreuungsgruppen, Tagespflegeeinrichtungen, ja sogar in Krankenhäusern. Und danach fühlen sie sich ein bisschen besser, weil wir ihre leeren Momente mit etwas Schönem füllen konnten.

Dankeschön

Ein Buch wie dieses konnte nur entstehen, weil ich Menschen gefunden habe, die meine Ideen, Wünsche, Ansichten und Visionen teilen. Eine davon ist die Journalistin Marion Seigel. Sie schreibt seit 2005 über Altenpflege und Demenz. Seit dem Start von Ilses weite Welt 2010 arbeiten wir zusammen. Deshalb war auch sofort klar: Wenn ein Buch, dann schreiben wir es zusammen. Danke, Marion, für alles!

Sophie Rosentreter

Jetzt ist es fertig. Viele Monate lang haben wir während der Recherchen interessante und für das Thema Demenz aufgeschlossene Menschen, ihre Arbeit, ihre Probleme, aber auch ihre Freude kennengelernt. Dafür möchten wir allen, mit denen wir gesprochen haben, von ganzem Herzen danken!

Wir sagen beide vor allem dem Journalisten Martin Seigel Dankeschön, unserem kritischen Erstleser und Sprachpfleger. Er hat an den Wochenenden alle unsere Texte redigiert. Dabei hat er uns mit klugen Fragen und Anmerkungen zurück auf den richtigen Weg gebracht, wenn wir uns zwischendurch im Dickicht der Details verfangen hatten.

Für ihre fachliche Expertise bei der Prüfung der einzelnen Kapitel danken wir außerdem Nicole Osterholz, Ulrike Petersen, Christiane Schmale, Sandra Krautscheid, Prof. Dr. Reimer Gronemeyer, Dr. Hanneli Döhner und Dr. Lars Wojtecki.

Und ein Dank geht auch an Maria Baumheier: Ohne ihre akribische Arbeit wäre der Anhang nicht so informativ und umfangreich geworden.

Wir danken auch dem Westend Verlag, der uns mit diesem Buch die Gelegenheit gegeben hat, zum Thema Demenz Brücken zu schlagen zwischen der Fachwelt und einer breiten Öffentlichkeit.

Wir beide haben Tausende Ideen zu einer Struktur geordnet und später die Hälfte wieder verworfen. Das Buch ist mit uns gewachsen und wir an ihm. Wir haben Hunderte Kilometer in Zügen zurückgelegt, uns dabei gegenseitig Texte zum Lesen vorgelegt. Was die eine gedacht, hat die andere zu Ende geschrieben und umgekehrt. Wir sind Freunde darüber geworden. Danke, dass wir dieses Buch schreiben durften.

Sophie Rosentreter und Marion Seigel
Hamburg im Mai 2012

Anmerkungen

1 Ist das noch normal?

1 Ruprecht-Karls-Universität Heidelberg, Interview vom 24.04.2009 mit Prof. Dr. Dr. hc Konrad Beyreuther und Dr. Birgit Teichmann, www.nar.uni-heidelberg.de/service/int_beyreuther2.html

2 Rüdiger Damann, Reimer Gronemeyer: *Ist Altern eine Krankheit?*, 2009, S. 42

3 ebenda, S. 55

4 B. Schmand et al.: »Subjective memory complaints may announce dementia«. *Neurology 46* (1996)

5 Informationsblatt »Das Wichtigste« 1: *Die Epidemiologie der Demenz*, Deutsche Alzheimer Gesellschaft e. V., 2008

6 *Das Wichtigste über die Alzheimer-Krankheit und andere Demenzformen. Ein kompakter Ratgeber*, S. 12, 16. aktualisierte Auflage, Deutsche Alzheimer Gesellschaft e. V.

7 »DEGAM-Leitlinie Nr. 12, Demenz«, Deutsche Gesellschaft für Allgemeinmedizin und Familienmedizin, 2008, S. 13, 22, 25

8 »Demenz. Evidenzbasierte Leitlinie zu Diagnose und Therapie«, entwickelt durch das medizinische Wissensnetzwerk »evidence.de« der Universität Witten/Herdecke, Version 05/2005

9 Alzheimer Forschung Initiative e. V. www.alzheimer-forschung.de/alzheimer-krankheit/faq.htm#kat_10, Wie wird die Alzheimer-Krankheit diagnostiziert?

10 *Tagesspiegel* vom 09.06.2011

11 »Freud- und Mutlosigkeit im Alter: Depressionen erkennen und überwinden«, Vortrag von Prof. Dr. med. Michael Hüll an der Uniklinik Freiburg, 31.01.2009, S. 7

12 Ebenda, S. 17

2 Angehörige: »Und wie kommen Sie damit klar?«

1 Alzheimer Forschung Initiative e. V.: »Was sind die einzelnen Stadien der Alzheimer-Krankheit?« http://www.alzheimer-forschung.de/alzheimer-krankheit/faq.htm,

2 *Kölner Stadt-Anzeiger*, 02.08.2010

3 Christian Zimmermann, Peter Wißmann: *Auf dem Weg mit Alzheimer*, Frankfurt 2011, S. 37

4 ZDF *heute journal*, 31.01.2012

5 Tom Kitwood: *Demenz. Der person-zentrierte Ansatz im Umgang mit verwirrten Menschen*, Bern 2004, S. 122

6 Gudrun Brauneis: *Verstehender Umgang mit dementen alten Menschen*, Graz 2004, S. 14

7 Anja Ehlers: *Evaluation vernetzter Versorgungsstrukturen für Demenzkranke und ihre Angehörigen – Ermittlung des Innovationspotenzials und Handlungsempfehlungen für den Transfer* (EVIDENT), S. 25

8 *Demenz-Report*, Berlin-Institut für Bevölkerung und Entwicklung, 2011, S. 49, www.berlin-institut.org

9 § 7 a Sozialgesetzbuch XI, Pflegeberatung

10 *Vierter Altenbericht. Risiken, Lebensqualität und Versorgung Hochaltriger – unter besonderer Berücksichtigung demenzieller Erkrankungen,* Bundesministerium für Familie, Senioren, Frauen und Jugend, 2002

11 Nicole Richard, Psychogerontologin, Kassel, »Beziehung zu demenzkranken Ehepartnern oder -partnerinnen« 03/2007. www.integrative-validation.de

12 www.pflegeinitiative-brandenburg.de

3 Betreuungsformen: Wie kann man leben mit Demenz?

1 Bundesministerium für Gesundheit: *Bericht des Beirats zur Überprüfung des Pflegebedürftigkeitsbegriffs*, S. 71

2 Entwurf eines Gesetzes zur Neuausrichtung der Pflegeversicherung (Pflege-Neuausrichtungsgesetz, PNG), Stand: 20.01.2012

3 www.wegweiser-demenz.de

4 Bundesministerium für Gesundheit, www.bmg.bund.de/pflege/ich-pflege-weil/anmeldung.html

5 Ulrich Theil, stellvertretender Pressesprecher der Deutschen Rentenversicherung, auf www.nullbarriere.de

6 Compass Private Pflegeberatung (PKV-Verband), Befragung zur Pflegezeit nach Pflegezeitgesetz und zur geplanten Familienpflegezeit, 21.03.2011

7 Bundesministerium für Familie, Senioren, Frauen und Jugendliche, Pressemitteilung, 20.10.2011

8 Deutsche Seniorenliga e. V.: »Familienpflegezeit – Informationsbroschüre für Beschäftigte«, 11/2011

9 Verein für soziales Leben e. V., www.familienpflegezeit-aktuell.de

10 *Die Welt online*, 21.01.2011

11 www.mehrgenerationenhaeuser.de, Bundesministerium für Familie, Senioren, Frauen und Jugend

12 Auer und Reisberg: *Retrogenesis and communication with persons in the severe stages of dementia*, 2006

13 KDA Pressemitteilung, vom 21.12.2007

14 KDA, Pressemitteilung vom 24.04.2009

15 Qualitätsgeleitete Pflegeoasen verzichten auf Mehrbettzimmer, KDA Pressemitteilung vom 24.04.2009

16 Philosophisch-Theologische Hochschule Vallendar, Pressemitteilung vom 14.04.2011

17 Philosophisch-Theologische Hochschule Vallendar, Pressemitteilung vom 18.03.2011

18 Dr. Anja Rutenkröger/Christina Kuhn: »Im Blick haben«, Evaluationsstudie zur Pflegeoase im Seniorenzentrum Holle, 2008

19 *Süddeutsche Zeitung*, 11.11.2008

20 Bundesagentur für Arbeit, Zentrale Auslands- und Fachvermittlung, Merkblatt, Stand 01.05.2011

21 ebenda

22 *Pflege 2012*, Sonderheft Plusmagazin, S. 39

4 Altenpflegekräfte: Unter Druck und ohne Anerkennung?

1 Presseinformation vom 05.12.2011, Ministerium für Arbeit, Soziales und Gesundheit des Landes Schleswig-Holstein

2 *Altenpflege online*, 19.12.2011

3 Bundesagentur für Arbeit, Zentrale Arbeitsmarktberichterstattung (CF 7), 2011

4 www.buendnis-fuer-gute-pflege.de

5 *Wohlfahrt intern*, 14.02.2012

6 Bündnis für gute Pflege, www.buendnis-fuer-gute-pflege.de, 14.02.2012

7 Ergebnisbericht Imagekampagne für Pflegeberufe auf der Grundlage empirisch gesicherter Daten, März 2010, Institut für Public Health und Pflegeforschung, Universität Bremen, S. 5

8 Bundesministerium für Familie, Senioren, Frauen und Jugend: »Die wesentlichen Inhalte des Altenpflegegesetzes«, 10.03.2006

9 www.junge-pflege.de, Meldung vom 21.12.2011

10 *Dr. med. Mabuse*, März/April 2012, S. 16

11 ebenda

12 Bundesministerium für Gesundheit, Interview von Bundesgesundheitsminister Daniel Bahr mit Eva Quadbeck und Michael Bröcker (*Rheinische Post*), 11.02.2012

13 Stellungnahme der ver.di (Vereinte Dienstleistungsgewerkschaft) vom 15.09.2011 zum *Grünbuch. Überarbeitung der Richtlinie über Berufsqualifikationen KOM (2011) 367* vom 22.06.2011

14 *Dr. med. Mabuse*, März/April 2012, S. 17

15 *Der Tagesspiegel*, 23.11.2011

16 Pressemitteilung bpa, 04.11.2011

17 Bundesagentur für Arbeit, Zentrale Arbeitsmarktberichterstattung (CF 7), 2011

18 Informationsblatt für das Programm Rückenwind, Gender-Aspekte in der Altenpflege, Dr. Regina Frey unter Mitarbeit von Livia Langers, Juli 2011, S. 3f.

19 Ebenda, S. 5

20 Christina Goesmann, Kerstin Nölle: *Berufe im Schatten – Die Wertschätzung für die Pflegeberufe im Spiegel der Statistik*, Technische Universität Dortmund, Wirtschafts- und Sozialwissenschaftliche Fakultät, Forschungsbereich Arbeitssoziologie, 2009, S. 5

21 ver.di Pressemeldung, 12.08.2010

22 Christina Goesmann, Kerstin Nölle: *Berufe im Schatten – Die Wertschätzung für die Pflegeberufe im Spiegel der Statistik*, Technische Universität Dortmund, Wirtschafts- und Sozialwissenschaftliche Fakultät, Forschungsbereich Arbeitssoziologie, 2009, S. 6

23 HSH Nordbank, Branchenstudie, 2006

24 Christoph Lixenfeld: *Niemand muss ins Heim*, 2008, S. 107

25 Claus Fussek, Statement auf der Internetpräsenz der Initiative »daheim statt heim« (www.bi-daheim.de)

26 Zitiert nach dpa, 06.09.2010

27 Bernice Buresh, Suzanne Gordon: *Der Pflege eine Stimme geben*, Bern 2006

28 Christina Goesmann, Kerstin Nölle: *Pflegen kann nicht Jeder! Wertschätzung für die (Alten-)Pflege*, Technische Universität Dortmund, Wirtschafts- und Sozialwissenschaftliche Fakultät, Forschungsbereich Arbeitssoziologie, 2009, S. 2

29 Bundesministerium für Gesundheit, Interview von Bundesgesundheitsminister Daniel Bahr mit Eva Quadbeck und Michael Bröcker (*Rheinische Post*), 11.02.2012

30 Aus der Begrüßungsrede zur 15. Holler Runde in Hildesheim, 22.02.2012

31 MDK-Anleitung zur Prüfung der Qualität nach den §§ 112, 114 SGB XI in der ambulanten Pflege, 2005

5 Essen: Die erste und die letzte Lust

1 *Ernährungs-Umschau* 7, 2004

2 Deutsche Gesellschaft für Ernährung: *Ernährungsbericht 2008*

3 *Pharmazeutische Zeitung* (PZ) online, 14.12.2011

4 Inhaberin von WGP-Produktdesign in Ellerau

5 *Die Zeit online*, »Leben am Schlauch«, 25.06.2010

6 MDK Niedersachsen, Newsletter 02/09

7 Matthis Synofzik: »PEG-Ernährung bei fortgeschrittener Demenz: eine evidenzgestützte ethische Analyse«. *Nervenarzt* 78: 418-428 (2007), S. 7

8 Ebenda, S. 3

9 Ebenda, S. 4

10 Ebenda, S. 8

11 Informationsblatt »Ethische Fallbesprechung«, Hospiz Horn e.V., Bremen

6 Medikation – zugedröhnt dahindämmern?

1 »Zukunftsforum Demenz«, 27. Workshop, 14.11.2007, Band 23, S. 17

2 Ebenda, S. 18 f.

3 *Die Zeit*, Nr. 7, 05.02.2009

4 www.priscus.net, Abteilung für Medizinische Informatik, Biometrie und Epidemiologie, Medizinische Fakultät Ruhr-Universität Bochum

5 Priscus – Teilprojekt 3: »Multimorbidität und Polypharmakotherapie: Analyse von Interaktionen, inadäquater Medikation und Nebenwirkungen«, 01.02.2011

6 Pressemitteilung vom 07.04.2010 zum *Jahrbuch Sucht 2010*, Deutsche Hauptstelle für Suchtfragen e.V.

7 *Bittere Pillen*, überarbeitete Neuausgabe. Köln 2011, S. 19. www.bitterepillen.de, Internetseite zum Buch

8 »Demenzkrankheit. Leitlinie für Betroffene, Angehörige und Pflegende«, medizinisches Wissensnetzwerk www.evidence.de, Universität Witten/Herdecke

9 Kassenärztliche Bundesvereinigung KBV: *Wirkstoff aktuell*, 04/2010

10 »Altenheim online«, vincentz.net, 24.10.2011

11 Aus dem Vortrag »Schmerz und Demenz« von Dr. Not-Rupprecht Siegel, Fachtag »Demenz in Bayern«, Quelle: Kassalainen et al.: *Gerontological Nursing*, 1998 /

12 Aus dem Vortrag »Schmerz und Demenz« von Dr. Not-Rupprecht Siegel, Fachtag »Demenz in Bayern«, Quelle: Morrison et al. in *Journal of Pain and Symptom Management*, 2000

7 Fixierung: »Entfessle mich!«

1 *Der Spiegel* 5/2006

2 Gudrun Schaade (www.schaade.de) ist u.a. beratende Expertin für Ilses weite Welt.

3 www.klinikum-niederberg.de/481.html, Stand 08.11.2011

4 *Altenheim*, 12/2008, S. 38

5 www.alzheimerinfo.de/aktuelles/news/2006/2006-07-27/

6 *Altenheim*, 12/2008, S.38

7 Doris Bredthauer, *Ärztezeitung*, 2005

8 Doris Bredthauer, Dissertation zum Thema: *Gewalt gegen alte Menschen*, S. 25

9 ebenda, S. 26

10 Deutsche Expertengruppe Dementenbetreuung e. V.: *Handlungsempfehlung zu Fixierung und freiheitsbeschränkenden Maßnahmen Demenzkranker*, Kapitel 2.1

11 »ReduFix Praxis« *(Reduzierung von Fixierung), Freiburger Innovations- und Forschungsverbund e. V. der Evangelischen Fachhochschule Freiburg, Arbeitsschwerpunkt Gerontologie und Pflege*

12 Buchner und Larson 1987, Lord et al. 2001

13 MDK-Forum 01/2009

14 *Altenheim*, 12/2008, S. 39

15 *Süddeutsche Zeitung*, 17.01.2012

16 Deutsche Expertengruppe Dementenbetreuung e. V.: *Handlungsempfehlung zu Fixierung und freiheitsbeschränkenden Maßnahmen Demenzkranker*, Kapitel 1.6

17 »Beweglich statt fixiert«, Vortrag von Uwe Brucker, 20.10.2011, www.pea.ev.de

18 Bundesgerichtshof, Urteil vom 28.04.2005 – III ZR 399/04

19 *Der Werdenfelser Weg zur Vermeidung freiheitsentziehender Automatismen*, S. 2

20 *BT prax Betreuungsrechtliche Praxis*, 03/2009, Seite 112

21 *Der Werdenfelser Weg zur Vermeidung freiheitsentziehender Automatismen*, S. 3.

22 *Betreuungsmanagement* 04/2006, S. 187

23 »Mehr Freiheit wagen«, Initiative zur Vermeidung freiheitseinschränkender Maßnahmen in der beruflichen Altenpflege, www.leitlinie-fem.de

24 DED: *Handlungsempfehlung zur Fixierung und freiheitsbeschränkenden Maßnahmen Demenzkranker*, S. 13, Kapitel 3.2

25 www.innovationskreisdemenz.de

8   Demenz und Sexualität: Vorsicht, Tabuzone!

1 Vortrag »Zärtlichkeit und Sexualität im Alter: Bedürfnisse und Ansprüche«, Dr. Karolína Friedlová, E.D.E European Association for Directors and Providers of Long-Term Care Services for Elderly

2 Dr. Ruth K. Westheimer: *Silver Sex: Wie Sie Ihre Liebe lustvoll genießen*, Frankfurt 2008

3 Oswalt Kolle: *Ich bin so frei*, Reinbek 2008

4 »Sexualität im Alter«, *Carekonkret*, 33/2010

5 *Pflegen: Demenz*, 08/2008, S. 24

6 *Altenpflege*, 07/2011, S. 22

7 Ebenda, S. 22

8 Ebenda, S. 24

9 Ebenda, S. 24

10 profamilia-Broschüre »Sexualität und geistige Behinderung«, S. 18

11 *Pflegen: Demenz*, 08/2008, S. 25

12 Ralf Wessuls, Thomas Heinmann, Lutger Brinker: *Professionelles Deeskalationsmanagement (ProDeMa), Praxisleitfaden zum Umgang mit Gewalt und Aggression in den Gesundheitsberufen*, Unfallkasse Baden-Württemberg 2005, S. 29

9 Abschied: Am Ende eines langen Lebensweges

1 »Faktencheck Gesundheit«, Internetportal der Bertelsmann Stiftung, www. faktencheck-gesundheit.de/regionale-unterschiede/sterbefaelle-75-im-krankenhaus/

2 Ebenda

3 Ebenda

4 Michael de Ridder: *Wie wollen wir sterben?*, München 2010, S. 293

5 Ebenda, S. 25

6 Ebenda, S. 68

7 Ebenda, Klappentext

8 *Süddeutsche Zeitung*, 19./20.11.2011

9 Cicely Saunders, zitiert nach www.palliativ-portal.de

10 »Gesundheitsmonitor 2011. Bürgerorientierung im Gesundheitswesen«, Kooperationsprojekt der Bertelsmann-Stiftung und der BARMER GEK, S. 177

11 Professor Dr. med. Dr. h. c. Johann-Christoph Student: *Zu Hause sterben – Hilfen für Betroffene und Angehörige*, Deutsches Institut für Palliative Care, Bad Krozingen 2009

12 Projekt zur Sterbebegleitung in Pflegeheimen: »Sterben als Teil des Lebens«, Der Paritätische Wohlfahrtsverband Hamburg e. V., Pressemitteilung vom 05.11.2009

13 Gesundheitsmonitor 2011 Bürgerorientierung im Gesundheitswesen, Kooperationsprojekt der Bertelsmann Stiftung und der BARMER GEK, S. 188

14 Satzung der Deutschen Gesellschaft für Palliativmedizin e. V. (DGP), 2010, S. 1

15 Auszug aus dem »Sonder Hospiz Info Brief«, 12/2010, mit freundlicher Genehmigung der Patientenschutzorganisation Deutsche Hospiz Stiftung

16 SGB V § 132d, spezialisierte ambulante Palliativversorgung

17 »Gesundheitsmonitor 2011. Bürgerorientierung im Gesundheitswesen«, Kooperationsprojekt der Bertelsmann-Stiftung und der BARMER GEK, S. 189

18 Patientenschutzorganisation Deutsche Hospiz Stiftung, »Sonder Hospiz Info Brief« 3/2010, S. 9

19 Gian Domenico Borasio: *Über das Sterben*, München, 6. Auflage 2012

20 Broschüre *Wegweiser Betreuungsrecht*, Behörde für Gesundheit und Verbraucherschutz Hamburg

21 Peter Dürrmann im Interview mit Patricia Ritter, Redaktion *Altenheim*, Vincentz Network, Hannover, Dezember 2011

10 Demenz in unserer Gesellschaft: So bauen wir Brücken

1 www.demenz-support.de, Leitvorstellung

2 ebenda

3 Rüdiger Damman, Reimer Gronemeyer: *Ist Altern eine Krankheit?*, Frankfurt 2009, S. 64

4 www.demenzfreundliche-kommunen.de

5 www.berlin-institut.org/interviews/hans-josef-vogel.html, Interview mit Margret Karsch und Sabine Sütterlin / Berlin-Institut

6 *Arnsberger »Lern-Werkstadt« Demenz. Handbuch für Kommunen*, S. 4–5

7 www.ilsesweitewelt.de

8 EebeDe.net, Forum für Ergotherapie bei Demenz, Interview mit Anne Jakobs, 12.03.2012, www.ebede.net

Projekte, Initiativen und Akteure in diesem Buch

Kapitel 1

Geriatrie-Zentrum Haus Berge, Memory-Clinic
Prof. Dr. Hans Georg Nehen
Germaniastraße 3, 45356 Essen, Tel.: 0201 89760
www.elisabeth-krankenhaus.contilia.de

»Wir tanzen wieder«
Hans-Georg Stallnig und Stefan Kleinstück
c/o Alexianer Köln GmbH, Kölner Straße 64, 51149 Köln,
Tel.: 02203 369111170
www.wir-tanzen-wieder.de

Kapitel 2

Hamburger Angehörigenschule
Martin Moritz
Richardstraße 45, 22081 Hamburg, Tel.: 040 18204026
www.angehoerigenschule.de

Alzheimer Therapiezentrum Ratzeburg
Michael Stark
Schmilauer Straße108, 23909 Ratzeburg, Tel.: 04541 133820
www.alzheimertherapiezentrum.de

Sozialakademie AWO Sano gGmbH
Horst Weipert
Am Bassin 9, 14467 Potsdam, Tel.: 0331 8170639
www.awosano.de

Förderverein Akademie 2. Lebenshälfte im Land Brandenburg e. V.
Gerrit Friedrich
Karl-Liebknecht-Straße 111a, 14482 Potsdam, Tel.: 0331 2004695
www.akademie2.lebenshaelfte.de

Netzwerk Pflegebegleitung
Koordinierungsstelle / Bundesstelle »Netzwerk PflegeBegleitung« beim
Forschungsinstitut Geragogik
Kerstin Schmitz
Alfred-Herrhausen-Straße 44, 58455 Witten, Tel: 02302 915271/ 272
www.pflegebegleiter.de

Kapitel 3

Vereinigung Integrations-Förderung e. V.
Claus Fussek
Klenzestraße 57 c, 80469 München, Tel.: 089 309048651
www.vif-selbstbestimmt-leben.de

Hamburger Gesundheitshilfe gGmbH
Gabi Reiss, Fachbetreuung Wohngemeinschaften
Wandsbeker Chaussee 8, 22089 Hamburg, Tel.: 040 20988287
www.hamburger-gesundheitshilfe.de

Hamburger Koordinationsstelle für Wohn-Pflege-Gemeinschaften
Ulrike Petersen
Sternstraße 106, 20357 Hamburg, Tel.: 040 43294223
www.koordinationsstelle-pflege-wgs-hamburg.de

Kapitel 4

Alte Wache Sonntag
Musiktherapeut Jan Sonntag
Eichenstraße 37a, 20255 Hamburg, Tel.: 040 72961246
www.altewachesonntag.de

Haus Ilse
Julia Garber, Privates Alten- und Pflegeheim
Segeberger Chaussee 23, 22850 Norderstedt, Tel.: 040 5294153
www.hausilse.com

Holler Runde, Alzheimerberatung e. V.
Peter Dürrmann
Marktstraße 7, 31188 Holle, Tel.: 05062 96480
www.hollerrunde.de

Kapitel 5

WGP-Produktdesign
Annette Gross
Beim Haferhof 5, 25479 Ellerau, Tel.: 04106 6556789
www.wgp-produktdesign.de

Haus Schwansen
Christine Petersen und Hannes Brodersen
Rakower Weg 1, 24354 Rieseby, Tel.: 04355 181100
www.bruecke.org

Kapitel 6

Senator Senioren-Residenz Godenbergschlösschen
Margit Kruse
Godenbergstraße 8, 23714 Malente-Gremsmühlen, Tel.: 04523 996650
www.senator-residenzen.de/pflegeheime/15-einrichtung-malente.htm

Neurologische Klinik der Heinrich Heine Universität
Dr. med. Lars Wojtecki
Moorenstraße 5, 40255 Düsseldorf, Tel.: 0211 8117880
www.neurologie.uni-duesseldorf.de

Kapitel 7

Coach & systemische Organisationsberatung
Nicole Osterholz
Altonaer Straße 66, 20357 Hamburg, Tel.: 040 88177400
www.osterholz-projektmanagement.de

Bethesda-Seniorenzentrum GmbH
Richard van Loh und Karin Brune
Zum-Lukas-Krankenhaus 3, 48599 Gronau, Tel.: 02562 71920
www.bethesda-altenheim.de

Kapitel 8

Seniorenzentrum St. Josef Dernbach
Sandra Krautscheid und Diana Daubach
Josefshausstraße 8, 56428 Dernbach, Tel.: 02602 6700210
www.st-josef-dernbach.de

Nina de Vries
Sexualassistentin
Tel. 0331 5885458 und 0179 4240379
Mail: nina_devries@web.de

Catharina König
Sexualbegleiterin
Postfach 40 01 24, 44735 Bochum, Tel.: 0234 7929353
www.beruehrung.org

Kapitel 9

Diakoniewerk Tabea e. V.
TABEA- Hospiz-Dienste
Christiane Schmale
Am Isfeld 19, 22589 Hamburg, Tel.: 040 80921242
www.tabea.de

Malteser Hilfsdienst e. V.
Hospiz-Zentrum Bruder Gerhard
Astrid Kaharan
Halenreie 5, 22359 Hamburg-Volksdorf, Tel.: 040 6033001
www.malteser-hamburg.de

Zuhause Sterben
Diakonisches Werk Hamburg
Sonja Schneider-Koch
Königstraße 54, 22767 Hamburg, Tel.: 040 30620201
www.zuhause-sterben.de

Kapitel 10

Konfetti im Kopf
Michael Hagedorn
Schmiedestraße 3, 25462 Rellingen, Tel.: 04101 552336
www.konfetti-im-kopf.de

Angehörigenschule & Beratung
Martin Moritz
Richardstraße 45, 22081 Hamburg, Telefon: 040 18204026
www.angehoerigenschule.de

4 Pfoten für Sie – Hunde-Besuchsdienst für Menschen mit Demenz
Änne Türk
c/o Alexianer Köln GmbH, Kölner Straße 64, 51149 Köln, Tel.: 02203 36
9111171
www.4-pfoten-fuer-sie.de

wir pflegen – Interessenvertretung begleitender Angehöriger und Freunde
in Deutschland e.V.
Dr. Hanneli Döhner
Universitätsklinikum Hamburg-Eppendorf, Martinistr. 52, 20246 Hamburg, Tel.: 040 741054528
www.wir-pflegen.net

Demenz Support Stuttgart gGmbH
Zentrum für Informationstransfer
Peter Wißmann
Hölderlinstraße 4, 70174 Stuttgart, Tel.: 0711 9978710
www.demenz-support.de

Aktion Demenz e.V.
Gemeinsam für ein besseres Leben mit Demenz
Prof. Dr. Dr. Reimer Gronemeyer
Karl-Glöckner-Straße 21 E, 35394 Gießen, Tel.: 0641 9923206
www.aktion-demenz.de
Förderprojekte Robert-Bosch-Stiftung:
www.demenzfreundliche-kommunen.de

Ein Clown auf der Demenzstation
Marcel Briand
Bernstraße 30, 3205 Gümmenen, Schweiz, Tel.: (+41)079 6839334
www.nachttopf.ch

BuBuBü Buntes Bundes-Bündnis – Clowns in Kliniken und Seniorenheimen
Andreas Bentrup
Unter den Linden 25, 32052 Herford, Tel.: 05221 3822170
www.bububue.de

Generationsbrücke Deutschland e. V.
Horst Krumbach
Rollefstraße 4, 52078 Aachen, Tel. 0241 41361011
www.generationsbruecke-deutschland.de

Lern-Werkstadt Demenz, Handbuch für Kommunen
Projekt Demenz Arnsberg
Martin Polenz
Lange Wende 16a, 59755 Arnsberg, Tel.: 02932 2012206
www.projekt-demenz-arnsberg.de

Ergotherapie bei Demenz
Gudrun Schaade
Bei der Lutherbuche 32f, 22529 Hamburg, Tel.: 040 562500
www.schaade.de

Demenz im Schulunterricht, Unterrichtsmaterial
Helga Schneider-Schelte
Deutsche Alzheimer Gesellschaft e. V.
Friedrichstraße 236, 10969 Berlin, Tel.: 030 25937950
www.alzheimerandyou.de

Musik für Menschen mit Demenz
Musiktherapeut Jan Sonntag
Eichenstraße 37a, 20255 Hamburg, Tel.: 040 72961246
www.altewachesonntag.de

Ilses weite Welt
Salzstraße 1, 21335 Lüneburg
www.ilseswcitewelt.de

Weitere hilfreiche Adressen

Demenz/Alzheimer

Aktion Demenz e. V.
Gemeinsam für ein besseres Leben mit Demenz
Karl-Glöckner-Straße 21 E, 35394 Gießen, Tel.: 0641 9923206
www.aktion-demenz.de
Hervorgegangen aus einer Initiative der Robert Bosch Stiftung fördert Aktion Demenz lokale Projekte und bietet darüber hinaus zahlreiche Mitwirkungsmöglichkeiten.

ALZheimer-ETHik e. V.
Nassauerstraße 31, 59065 Hamm, Tel.: 02381 9722884
www.alzheimer-ethik.de
Der gemeinnützige Verein, von pflegenden Angehörigen gegründet und geleitet, setzt sich für die Grundrechte von demenzkranken Menschen ein.

Alzheimer Forschung Initiative e. V. (AFI)
Kreuzstraße 34, 40210 Düsseldorf, Tel.: 0211 8620660
www.alzheimer-forschung.de
AFI stellt in seinem Onlineangebot auch Aufklärungsseiten im Comicstil für Kinder im Alter von fünf bis zehn Jahren bereit.

Bundesministerium für Familie, Senioren, Frauen und Jugend – Wegweiser Demenz
Glinkastraße 24, 10117 Berlin
www.wegweiser-demenz.de
Informationen rund um das Thema Demenz – zugeschnitten auf unterschiedliche Gruppen (Betroffene, Angehörige, Fachpersonal etc.), mit Adressdatenbank für Beratungsstellen in ganz Deutschland.

Demenz Support Stuttgart gGmbH
Zentrum für Informationstransfer
Hölderlinstraße 4, 70174 Stuttgart, Tel.: 0711 9978710
www.demenz-support.de
Vermittlung und Austausch von Wissen stehen im Mittelpunkt der Arbeit von Demenz Support. Das Team bietet neben zahlreichen Informationen auch Seminare und Schulungen an.

Deutsche Alzheimer Gesellschaft e. V.
Selbsthilfe Demenz
Friedrichstraße 236, 10969 Berlin, Tel.: 030 25937950
Alzheimer-Telefon: 01803 171017 (9 Cent/Minute)
www.deutsche-alzheimer.de
Informationen über Demenz, Tipps und Adressdatenbank von Selbsthilfegruppen, Alzheimer-Telefon (bundesweit einheitliche Nummer) für Betroffene, Angehörige und Helfer bietet professionelle Beratung von qualifi-
zierten Beratern.

Kuratorium Deutsche Altershilfe (KDA)
Wilhelmine-Lübke-Stiftung e.V
An der Pauluskirche 3, 50677 Köln, Tel: 0221 9318470
www.kda.de
Die Stiftung bietet Fortbildungen und Veröffentlichungen zu unterschiedlichen Themen des Alters sowie Beratungen für Entscheidungsträger (Ar-
chitekten, Kommunen, Sozialunternehmen, Krankenhäuser).

Weitere wertvolle Links:

www.altern-in-wuerde.de
www.alzheimerinfo.de
www.alzheimerforum.de
www.alois.de
www.hirnliga.de
www.patientenleitlinien.de/Demenz/demenz.html
www.bewegung-bei-demenz.de
www.demenz-wg.de
www.gemidas-qm.geriatrie-web.de/docs/ECPA.pdf (Erfassungsbogen zur
Erhebung von Schmerzen bei kommunikationsgestörten Menschen)
www.innovationskreisdemenz.de
www.nahrungsverweigerung.de
www.priscus.net (Arzneimittelliste mit ungeeigneten Arzneistoffen für ältere Menschen)
www.redufix.de (Projekt zur Reduktion körpernaher Fixierung)
www.senioren-initiativen.de (Datenbank für über 1200 Initiativen aus der
Freiwilligenarbeit)
www.pflegebegleiter.de

Urlaub mit Demenzkranken:

www.travelandcare.de
www.urlaub-und-pflege.de
www.runa-reisen.de
www.alzheimerblog.de/wp-content/uploads/2010/04/urlaubs-adressen-
demenz03101.pdf (Liste der Deutschen Alzheimer Gesellschaft e.V. mit
über 30 Adressen für Urlaub mit Demenzkranken)

Rehabilitation für pflegende Angehörige:

www.alzheimertherapiezentrum.de
www.muettergenesung.de
www.aokklinik-bad-liebenzell.de/badliebenzell.html

Leben und Wohnen im Alter

Barrierefrei Leben e. V.
Verein für Hilfsmittelberatung, Wohnraumanpassung und barrierefreie
Bauberatung
Richardstraße 45, 22081 Hamburg, Tel.: 040 29995656
www.barrierefrei-leben.de
Bundesweite Onlineberatung des Vereins: www.online-wohn-beratung.de

Bundesministerium für Familie, Senioren, Frauen und Jugend
www.bmfsfj.de
Unter der Rubrik »Publikationen«: Broschüren »Länger zuhause leben –
Ein Wegweiser für das Wohnen im Alter« oder »Leben und Wohnen für alle
Lebensalter«

Freunde alter Menschen e. V.
Hornstraße 21, 10963 Berlin, Tel.: 030 6911883
www.freunde-alter-menschen.de
Hilfe bei der Organisation von Wohngemeinschaften für Demenzkranke in
Berlin

Zuhause im Alter
Bundesministerium für Familie, Senioren, Frauen und Jugend
www.serviceportal-zuhause-im-alter.de

Pflegeleitstelle Demenz der AOK Rheinland/Hamburg
Tel.: 0241 464275
www.vigo.de/de/behandeln/krankheiten/alzheimer

Weitere wertvolle Links:

www.pflegewiki.de (Umfassendes Online-Nachschlagewerk für den Pflegebereich)
www.pflegen-und-leben.de (Psychologische Online-Beratung für pflegende Angehörige)
www.pflegen-online.de (Aktuelle Nachrichten aus dem Gesundheitswesen)
www.pflegedienst.de (Adressdatenbank für Pflegedienste)
www.kompetenznetzwerk-wohnen.de (Informationen zum Modellpro-
gramm »Neues Wohnen« sowie Beratung bei Wohnentscheidungen oder
Projekteinstiegen)

Palliativpflege

Deutsche Gesellschaft für Palliativmedizin e. V. (DGP)
Aachener Straße 5, 10713 Berlin
www.dgpalliativmedizin.de

Deutscher Hospiz- und PalliativVerband e. V.
Aachener Straße 5, 10713 Berlin, Tel.: 030 82007580
www.dhpv.de
Die bundesweite Interessenvertretung der Hospizbewegung mit umfangreicher Adressdatenbank

Weitere wertvolle Links:

Patientenschutzorganisation Deutsche Hospiz Stiftung
Tel.: 0231 7380730
www.hospize.de
Informationen, telefonische Beratung sowie Hilfe bei der Patientenverfügung

Theodor Springmann Stiftung
Patiententelefon: 030 44024079
www.tss-datenbank.de
Informationen zu den Themen Sterben, Trauer, Schmerztherapie und Patientenschutz

Rechtliche Fragen und Absicherung im Alter

Sozialgesetzbuch
www.sozialgesetzbuch-sgb.de

Bundesministerium der Justiz
Mohrenstraße 37, 10117 Berlin, Tel.: 030 185800
www.bmj.de
Broschüren und Muster zu Betreuungsvollmacht, Vorsorgevollmacht, Patientenverfügung zum Herunterladen

Humanistischer Verband Deutschlands/Berlin (HVD)
Bundeszentralstelle Patientenverfügung
Wallstraße 65, 10179 Berlin, Tel.: 030 61390411/-12
www.patientenverfuegung.de
Informationen zu Patientenverfügung, Vordrucke sowie Beratung

Arbeit in der Pflege

www.der-paritaetische.de/uploads/tx_pdforder/fachkraefte_jungeMenschen_web.pdf (Servicebroschüre: Wie gewinne ich junge Mitarbeiter für mein Unternehmen?)
www.eine-milliarde-mehr.de (Kampagne für zukunftsorientierte Strukturen der Rehabilitation und Teilhabe)
www.prodema-online.de (Präventionskonzept ProDeMa® Professionelles Deeskalationsmanagement der Berufsgenossenschaft)
www.verbraucherzentrale-rlp.de/mediabig/184301A.pdf (Grundlagen der Bedingungen und Voraussetzungen zur legalen Beschäftigung osteuropäischer Haushaltshilfen oder Pflegekräfte)

Weiterführende Literatur

Borasio, Gian Domenico: *Über das Sterben. Was wir wissen. Was wir tun können. Wie wir uns darauf einstellen.* München 2012

Braam, Stella: *»Ich habe Alzheimer«. Wie die Krankheit sich anfühlt.* Weinheim und Basel 2011

Dammann, Rüdiger / Gronemeyer, Reimer: *Ist Altern eine Krankheit? Wie wir die gesellschaftlichen Herausforderungen der Demenz bewältigen.* Frankfurt/Main 2009

demenz – Das Magazin, Erscheinungsweise: vierteljährlich, Vincentz Network GmbH. Hannover. www.demenz-magazin.de

Demenz-Filmratgeber für Angehörige mit dem Spielfilm *Eines Tages* ...: DVD-Box mit drei DVDs und einer CD-ROM. LVR-Zentrum für Medien und Bildung. www.einestages.lvr.de

Demenz Support Stuttgart (Hrsg.): *»Ich spreche für mich selbst«. Menschen mit Demenz melden sich zu Wort.* Frankfurt/Main 2010

de Ridder, Michael: *Wie wollen wir sterben? Ein ärztliches Plädoyer für eine neue Sterbekultur in Zeiten der Hochleistungsmedizin.* München 2010

Deutsch, Dorette: *Lebensträume kennen kein Alter.* Frankfurt/Main 2007

Eder, Ruth: *Netzwerk der Generationen. Gemeinsam statt einsam.* Breisgau 2006

Fussek, Claus / Schober Gottlob: *Im Netz der Pflegemafia. Wie mit menschenunwürdiger Pflege Geschäfte gemacht werden.* München 2008

Geiger, Arno: *Der alte König in seinem Exil.* München 2011

Käsler-Heide, Helga: *Wenn die Eltern älter werden. Ein Ratgeber für erwachsene Kinder.* Weinheim und Basel 2009

Lixenfeld, Christoph: *Niemand muss ins Heim.* Berlin 2008

Menebröcker, Claudia / Rebbe, Jörn / Gross, Annette: *Kochen für Menschen mit Demenz. Genuss im Alter.* Norderstedt 2010

Mueller, Dagmar H.: *Herbst im Kopf: Meine Omi Anni hat Alzheimer.* Wien 2006

pflegen: Demenz, Erscheinungsweise vierteljährlich, Kallmeyer bei Friedrich in Velber GmbH, Seelze, www.pflegen-demenz.de

Pieper, Dietmar (Hrsg.): *Demenz. Was wir darüber wissen, wie wir damit leben*. Hamburg 2010. Auch als Themenheft erhältlich: *Die Reise ins Vergessen. Leben mit Demenz*. Ausgabe Nr. 1, 2010

Schützendorf, Erich / Wallrafen-Dreisow, Helmut: *In Ruhe verrückt werden dürfen*. Frankfurt/Main 2008, 15. Auflage

Stechl, Elisabeth et al.: *Demenz – mit dem Vergessen leben*. Frankfurt/Main 2009

Stolze, Cornelia: *Vergiss Alzheimer! Die Wahrheit über eine Krankheit, die keine ist*. Köln 2011

Wißmann, Peter / Gronemeyer, Reimer: *Demenz und Zivilgesellschaft – eine Streitschrift*. Frankfurt/Main 2008

Zimmermann, Christian / Wißmann, Peter: *Auf dem Weg mit Alzheimer. Wie sich mit einer Demenz leben lässt*. Frankfurt/ Main 2011

Glossar

Agitiertheit: Krankhafter Zustand der Ruhelosigkeit. Die Betroffenen sind häufig angespannt und fühlen sich gehetzt. Zeichen dieser körperlichen Unruhe sind beispielsweise Zittern, Hin- und Herwandern, häufiges Händereiben oder das Umräumen von Gegenständen.

Aktivierende Pflege: Fördert die Selbstständigkeit und Eigeninitiative eines Pflegebedürftigen. Unter Anleitung der Pflegekraft werden bei verschiedenen Tätigkeiten (zum Beispiel bei der Körperpflege oder beim Essen) noch vorhandene Fähigkeiten des Betroffenen genutzt, damit diese nicht noch weiter abnehmen.

Antidementiva (Singular: Antidementivum): Arzneistoffe, die zur Behandlung einer Demenz eingesetzt werden. Sie sollen die Konzentrations- und Leistungsfähigkeit des Gehirns verbessern, können die Erkrankung jedoch nicht heilen. Sie können in manchen Fällen ihr Fortschreiten etwas verzögern.

Basale Stimulation: Konzept, das durch das Setzen verschiedenster Sinnesreize die Wahrnehmung des eigenen Körpers sowie der Umwelt fördert und aktiviert. Ursprünglich in den 1970er Jahren von Prof. Andreas Fröhlich für schwerbehinderte Kinder und Jugendliche entwickelt.

Biographiearbeit/biographieorientierte Pflege: In der Biographiearbeit geht es vor allem darum, den Menschen mit Demenz in seinem Verhalten besser zu verstehen. Die Auseinandersetzung mit seiner Lebensgeschichte (Gewohnheiten, negative Erlebnisse, Vorlieben und so weiter) kann dabei helfen, die Gedankenwelt des Demenzkranken nachzuvollziehen und bei Pflege und Betreuung zu berücksichtigen.

Computertomografie (CT): Bildgebendes Verfahren in der Radiologie. Eine computergestützte Auswertung von Röntgenaufnahmen aus verschiedenen Blickwinkeln liefert Schichtaufnahmen des Körpers.

Gerontologie: Die Wissenschaft vom Alter und Altern befasst sich mit allen relevanten Fragen (körperlichen, seelischen, sozialen), die mit dem Älterwerden verbunden sind.

Hospitalismus: Seelische, geistige und körperliche Schäden, die durch längere Krankenhaus- oder Heimaufenthalte (häufig schon nach drei Monaten) entstehen. Dazu gehören beispielsweise Bewegungsunruhe

(Schaukeln mit dem Kopf oder Körper), Ausdrucksverminderung von Gestik und Mimik, Verlangsamung der körperlichen und geistigen Entwicklung, Depressionen sowie ein allgemein schlechter Gesundheitszustand.

Hypnotika: Schlafmittel

Integrative Validation (IVA): Die integrative Validation nach Nicole Richard ist eine Kommunikationsmethode (verbal und nonverbal), die für Menschen mit Demenz eingesetzt wird. Grundlage ist die Wertschätzung gegenüber dem demenzkranken Menschen und seinen Äußerungen, die nicht hinterfragt und überprüft, sondern akzeptiert werden.

Intoxikation: Eine Vergiftung wird durch die übermäßige Aufnahme von Substanzen verursacht, die den Körper schädigen. Dabei sind Medikamente die häufigste Ursache von Vergiftungen, andere sind die Überdosierung von Drogen und verschiedenen Wirkstoffen aus Haushalt und Gewerbe.

Kinästhetik: Lehre von der Bewegungsempfindung, die davon ausgeht, dass eine bewusste und auf die eigenen Ressourcen angepasste Bewegungsführung einen positiven Einfluss auf die Gesundheitsentwicklung hat.

Kurzzeitpflege: Kurzzeitpflege ist die zeitlich begrenzte Aufnahme (maximal vier Wochen) eines pflegebedürftigen Menschen in eine stationäre Pflegeeinrichtung. Dies kann zum Beispiel der Fall sein, wenn pflegende Angehörige durch Krankheit oder Urlaub vertreten werden müssen oder wenn Pflegebedürftige nach einem Krankenhausaufenthalt auf die Rückkehr in die häusliche Umgebung vorbereitet werden.

Lewy-Body-Demenz: Die Lewy-Body-Demenz oder auch Lewy-Körper-Demenz wird verursacht durch Einschlüsse in den Nervenzellen (Lewy-Körperchen) im Hirnstamm und in der Großhirnrinde. Betroffene fangen häufig an zu halluzinieren und leiden an typischen Symptomen einer Parkinson-Erkrankung wie zum Beispiel Gleichgewichtsstörungen. Auch eine starke Schwankung Ihrer Beschwerden ist möglich.

Magnetresonanztomografie (MRT): Bildgebendes Verfahren, das Schichtaufnahmen vom Körper und einzelnen Organen liefert. Im Unterschied zur CT bedient sich diese Technik jedoch keiner Röntgenstrahlen, sondern arbeitet mit Magnetfeldern und Radiowellen. Besonders nicht-knöcherne Körperteile (Gewebe, Knorpel, Organe) werden gut dargestellt.

Niedrigschwellige Betreuungsangebote: Ehrenamtliche Helfer oder ausgebildete Alltagsbegleiter beschäftigen und betreuen Pflegebedürftige, die einen erheblichen Bedarf an allgemeiner Beaufsichtigung und Betreuung haben. Die Helfer agieren unter der Anleitung von Fachkräften. Ziel dieser Betreuungsangebote ist die Entlastung und Beratung von pflegenden Angehörigen.

Pflegebedürftigkeit: Eine Person ist nach dem Gesetz (§ 14 SGB 11) pflegebedürftig, wenn sie infolge einer Krankheit (seelisch, geistig, körperlich) oder Behinderung nicht mehr fähig ist, alltägliche Aktivitäten auf Dauer – voraussichtlich für mindestens sechs Monate – selbstständig durchzuführen.

Pflegegeld: Das Pflegegeld ist eine finanzielle Leistung, die durch die Pflegeversicherung erbracht wird. Pflegebedürftige erhalten diese, wenn sie im häuslichen Umfeld von Angehörigen oder einer anderen Person in geeigneter Weise gepflegt werden. Die Höhe der erstatteten Kosten für die selbst beschaffte Pflege ist abhängig von der Pflegestufe.

Pflegehilfsmittel: Pflegehilfsmittel werden von der Pflegeversicherung übernommen, wenn sie die Pflege eines Pflegebedürftigen erleichtern, dessen Beschwerden lindern oder ihm eine selbstständige Lebensführung ermöglichen. Zu den Hilfsmitteln zählen sowohl technische Geräte (Pflegebetten, Notrufsystem) als auch Verbrauchsprodukte (Bettschutzeinlagen, Einmalhandschuhe).

Pflegesachleistung: Pflegesachleistungen werden von professionellen Pflegekräften zugelassener Pflegedienste erbracht und umfassen die Grundpflege sowie die hauswirtschaftliche Versorgung von Pflegebedürftigen in ihrem häuslichen Umfeld.

Pflegestufe: Um als Pflegebedürftiger finanzielle Leistungen der Pflegeversicherung erhalten zu können, muss auf Antragstellung die Pflegebedürftigkeit und deren Umfang festgestellt werden. Das Ausmaß der benötigten Hilfe bestimmt die Zuordnung in eine der drei Pflegestufen. Die Pflegestufen unterscheiden sich in der Höhe der finanziellen Leistungen.

Sedativa: Beruhigungsmittel

Snoezelen: Snoezelen setzt sich zusammen aus den niederländischen Worten »snuffelen« (schnüffeln, schnuppern) und »doezelen« (dösen, entspannen). Speziell eingerichtete Räume sprechen über unterschiedliche Reize (Musik, Lichteffekte, Gerüche und so weiter) die primären Sinne an, sorgen so für Entspannung und Geborgenheit und fördern das Wohlbefinden. Ursprünglich in den 1970er Jahren in den Niederlanden für schwerstbehinderte Menschen entwickelt, findet die Methode in immer mehr therapeutischen und pädagogischen Bereichen Anwendung.

Supervision: Die Supervision ist eine Form der Beratung, bei der die Reflexion (Fragen, Probleme, Fallbeispiele) der Arbeit im Mittelpunkt steht. Dabei übernimmt ein externer und unabhängiger Berater die Anleitung.

Tiergestützte Therapie: In der tiergestützten Therapie werden sowohl bei seelischen als auch bei körperlichen Erkrankungen gezielt Tiere eingesetzt. Dieses Verfahren hat eine nachweisbare positive Wirkung auf den Gesundheitszustand und fördert das Wohlbefinden.

Verhinderungspflege: Wenn ein pflegender Angehöriger durch Krankheit, Urlaub oder aus anderen Gründen an der Pflege gehindert wird, dann hat der Pflegebedürftige Anspruch auf eine Ersatzpflege (maximal 28 Tage). Im Unterschied zur Kurzzeitpflege findet die Verhinderungspflege im häuslichen Bereich Anwendung und der Pflegebedürftige hat erst einen Anspruch, wenn er bereits von einer Pflegeperson gepflegt wird (mindestens sechs Monate).

256 Seiten
ISBN 978-3-938060-35-3
€ 17,95

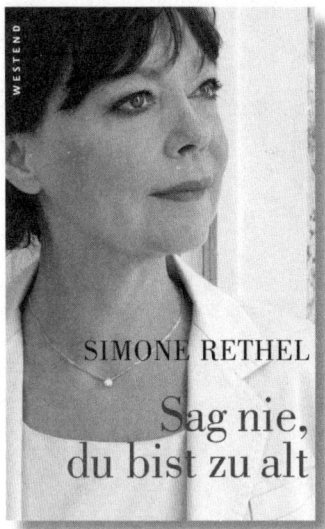

Simone Rethel räumt mit der falschen Vorstellung auf,
Alter bedeute Krankheit, Behinderung, Pflegeheim.
Sie zeigt, dass es wichtig ist, Älterwerden und Alter positiv
zu sehen, und es auf unsere Einstellung ankommt, was
wir aus dieser Lebensphase machen. Wer nur die Schreck-
gespenster des Alters sieht, versinkt schnell in Depressionen. Wer sich dagegen Neugier auf das Leben, Interesse
und Teilnahme am gesellschaftlichen Leben bewahrt,
ist bestens gerüstet für ein zufriedenes und befriedigendes
Altern. Endlich kein Anti-Aging-, sondern ein Pro-Aging-
Buch.

WESTEND

Die 30 wichtigsten Lektionen über das Leben

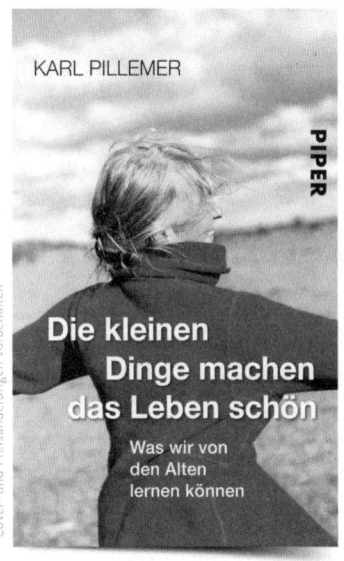

KARL PILLEMER

PIPER

Die kleinen
Dinge machen
das Leben schön

Was von
den Alten
lernen können

Karl Pillemer

**Die kleinen
Dinge machen
das Leben schön**

Was wir von den
Alten lernen können

Piper Taschenbuch, 304 Seiten
€ 9,99 [D], € 10,30 [A], sFr 14,90*
ISBN 978-3-492-30408 5

Was macht ein gutes Leben aus? Welches sind die Geheimnisse der Kindererziehung und einer glücklichen Partnerschaft? Wie wird der Beruf zur Erfüllung? Der Gerontologe Karl Pillemer hat alte Menschen nach ihren Lehren fürs Leben befragt. Denn wie wir schwierige Zeiten meistern, ohne Reue durchs Leben gehen, Glück und Erfüllung finden und dem Alter angstfrei entgegensehen, erfahren wir am besten von jenen, die all dies schon gemeistert haben. Eine ebenso bewegende wie handfeste Anleitung zum Glücklichsein.

PIPER

Leseproben, E-Books und mehr unter **www.piper.de**